（供临床、护理、医学影像、中医、预防医学等专业用）

医用化学学习指导

（第二版）

■ 主　编　杨　峰　孙体健

■ 副主编　杨　旭　赵云洁

编委（以姓氏拼音为序）

包慧敏	复旦大学	陈晓明	温州医科大学
陈志琼	重庆医科大学	郭贝贝	海军军医大学
韩玮娜	山东第二医科大学	贾彦兴	北京大学
李兰兰	陆军军医大学	刘　娜	大连医科大学
罗　俊	海军军医大学	卢　玲	南方医科大学
乔　华	山西医科大学	宋丽英	陆军军医大学士官学校
孙体健	山西医科大学	谭光国	空军军医大学
王海波	空军军医大学	王　津	福建医科大学
杨　超	哈尔滨工业大学（深圳）	杨　峰	海军军医大学
杨　旭	重庆医药高等专科学校	杨宇辉	同济大学
姚秋丽	遵义医科大学	俞世冲	海军军医大学
赵云洁	温州医科大学	朱荣秀	山东大学
朱仙弟	台州学院		

中国教育出版传媒集团

高等教育出版社·北京

内容提要

本书为杨峰、孙体健主编《医用化学》(第二版)的配套学习指导书。全书按照主教材章节顺序编排,分为各章学习指导、综合测试题、主教材习题答案三部分,各章学习指导包括本章提要、难题解析、章节测试题及其答案。

本书可作为临床医学、护理学、医学影像技术、中医学、预防医学、医学检验技术等专业短学制本科、专升本、专科层次的教学指导书和自学用书。

图书在版编目（CIP）数据

医用化学学习指导 / 杨峰,孙体健主编 ；杨旭，赵云洁副主编. -- 2 版. -- 北京 ：高等教育出版社，2024. 12(2025.12 重印). -- ISBN 978-7-04-063149-4

Ⅰ. R313

中国国家版本馆 CIP 数据核字第 20246QM140 号

YIYONG HUAXUE XUEXI ZHIDAO

策划编辑　沈晚晴　　责任编辑　沈晚晴　　封面设计　李树龙　　版式设计　李彩丽
责任绘图　马天驰　　责任校对　窦丽娜　　责任印制　刁　毅

出版发行	高等教育出版社	网　　址	http://www.hep.edu.cn
社　　址	北京市西城区德外大街 4 号		http://www.hep.com.cn
邮政编码	100120	网上订购	http://www.hepmall.com.cn
印　　刷	涿州市京南印刷厂		http://www.hepmall.com
开　　本	787mm×1092mm　1/16		http://www.hepmall.cn
印　　张	16	版　　次	2018 年 3 月第 1 版
字　　数	340 千字		2024 年 12 月第 2 版
购书热线	010-58581118	印　　次	2025 年 12 月第 2 次印刷
咨询电话	400-810-0598	定　　价	32.00 元

物 料 号　63149-00

第二版前言

本书是为配合杨峰、孙体健主编《医用化学》（第二版）教材而编写的学习指导书。针对医学类专业一年级学生的学习需求和主教材的编写特点，本书将基础化学部分和有机化学部分各章节的基本内容和要点进行了归纳总结，并用丰富的习题帮助学生复习和理解理论知识。

为了适应学科知识的发展和更好地满足学生学习的需要，编者结合主教材内容的修订，同步对本书相关内容进行了更新和订正，并补充了新版教材中配套的习题答案。编者希望此次修订工作能使本书更好地为读者学习医用化学课程提供帮助。

由于编者水平所限，难免存在各种疏漏，恳请使用本书的读者和同行不吝指正，我们将在后续工作中不断改进。

编　者

2024 年 7 月

第一版前言

本书是为配合《医用化学》(杨峰、孙体健主编)而编写的学习指导书。针对医学类专业的教学需求和主教材的编写特点,本书将基础化学与有机化学两部分内容进行分类和归纳总结,用丰富的习题帮助学生复习消化理论知识。

编者在编写过程中有针对性地筛选了大量适合军医大学医用化学课程教学的各类习题,并参考了地方院校医用化学的有关内容,本书是多年来医用化学教学经验和智慧的集中体现。

由于编者水平所限,难免各种疏漏,希望使用本书的读者不吝指正。

编　者

2017 年 10 月

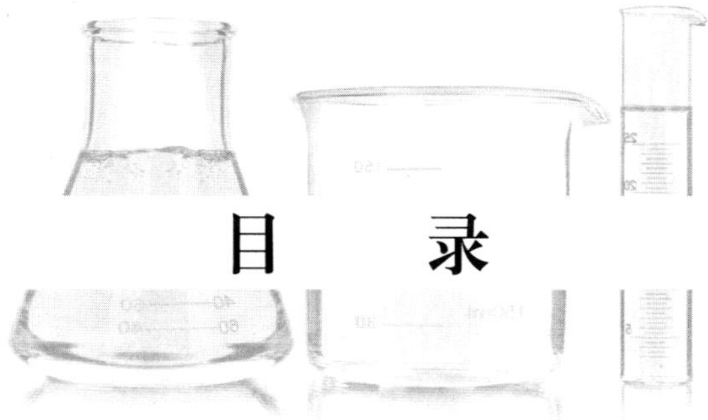

目 录

第一部分

各章学习指导

第一章　溶　　液

本章提要

第一节　溶液组成标度的表示方法

一、物质的量和物质的量浓度

物质的量 n 是表示物质数量的基本物理量，基本单位是摩尔（mole），单位符号为 mol。

物质的量浓度 c_B：物质 B 的物质的量 n_B 除以混合物的体积 V，即

$$c_B \overset{\text{def}}{=} \frac{n_B}{V}$$

物质的量浓度的单位是 $\text{mol}\cdot\text{m}^{-3}$，但常用 $\text{mol}\cdot\text{L}^{-1}$、$\text{mmol}\cdot\text{L}^{-1}$ 及 $\mu\text{mol}\cdot\text{L}^{-1}$。使用物质的量浓度时也必须指明物质的基本单元。

二、质量摩尔浓度

质量摩尔浓度 b_B：溶质 B 的物质的量 n_B 除以溶剂的质量 m_A，单位是 $\text{mol}\cdot\text{kg}^{-1}$，即

$$b_B \overset{\text{def}}{=} \frac{n_B}{m_A}$$

三、质量浓度

质量浓度 ρ_B：物质 B 的质量 m_B 除以混合物的体积 V，单位为 $\text{kg}\cdot\text{L}^{-1}$ 或 $\text{g}\cdot\text{L}^{-1}$ 等，即

$$\rho_B \overset{\text{def}}{=} \frac{m_B}{V}$$

四、质量分数

物质 B 的质量分数 w_B：物质 B 的质量 m_B 除以溶液的质量 m，即

$$w_B \stackrel{\text{def}}{=} \frac{m_B}{m}$$

五、体积分数

物质 B 的体积分数用符号 φ_B 表示,定义为物质 B 的体积 V_B 除以溶液的体积 V,即

$$\varphi_B \stackrel{\text{def}}{=} \frac{V_B}{V}$$

六、溶液组成标度的相互换算

(一) 质量浓度与物质的量浓度之间的换算

物质 B 的质量浓度 ρ_B 与物质的量浓度 c_B 之间的关系为:$\rho_B = c_B M_B$。

(二) 质量分数与其他浓度之间的换算

如果知道了溶液的密度,也可以将质量分数与其他浓度进行换算。

第二节 溶液的渗透压

一、渗透现象和渗透压

溶剂分子通过半透膜进入溶液中的扩散现象,称为**渗透现象**。理想半透膜只允许溶剂分子通过,而溶质分子不能通过。渗透现象的产生是由于膜两侧单位体积内溶剂分子数不相等,单位时间内由纯溶剂进入溶液的溶剂分子数要比由溶液进入纯溶剂的溶剂分子数多,其结果是溶液一侧的液面升高。不同浓度的两种溶液用半透膜隔开,都会发生渗透现象。

渗透现象的产生必须具备两个条件:一是有半透膜存在;二是膜两侧单位体积内溶剂分子数不相等。溶剂分子渗透的方向总是从纯溶剂一方向溶液一方或是从稀溶液一方向浓溶液一方进行。若想阻止渗透的发生,必须在溶液一方施加一份额外的压力。**渗透压**(osmotic pressure)在数值上等于将纯溶剂与溶液以半透膜隔开时,为维持渗透平衡所需要加给溶液的额外压强。渗透压用符号 Π 表示,单位为 Pa 或 kPa。

二、渗透压与溶液浓度及温度的关系

1886 年,荷兰物理化学家 van't Hoff 根据大量实验数据总结得出:理想稀溶液的渗透压与溶液的浓度和温度的关系同理想气体方程式一致,即

$$\Pi V = n_B RT \text{ 或 } \Pi = c_B RT$$

式中 Π 为溶液的渗透压(kPa);n_B 为溶质的物质的量(mol);V 为溶液的体积(L);c_B 为溶液的物质的量浓度($mol \cdot L^{-1}$);T 为热力学温度(K);R 为摩尔气体常数

(kPa · L · K^{-1} · mol^{-1})。

van't Hoff 公式的意义：在一定浓度下，溶液的渗透压与热力学温度成正比；在一定温度下，溶液的渗透压与它的浓度成正比，即稀溶液渗透压的大小仅与单位体积溶液中溶质粒子数的多少有关，而与溶质的本性无关。

van't Hoff 公式只适用于非电解质稀溶液。对于电解质稀溶液来说，由于电解质在水中的解离，van't Hoff 公式应表达为

$$\Pi \approx i c_B R T$$

式中 i 为校正因子，指溶质的一个分子在溶液中产生的粒子数，如 NaCl，$i=2$。

三、渗透浓度

溶液中能产生渗透效应的溶质粒子（分子、离子等）统称为渗透活性物质。渗透活性物质的物质的量除以溶液的体积称为溶液的渗透浓度（osmolarity），用符号 c_{os} 表示，单位为 mol · L^{-1} 或 mmol · L^{-1}。临床上常采用渗透浓度来衡量溶液渗透压的大小。

四、渗透压在医学上的意义

（一）等渗、低渗和高渗溶液

在同一温度下，渗透压相等的溶液互称为等渗溶液（isotonic solution）。渗透压不相等的溶液，相对渗透压高的称为高渗溶液（hypertonic solution），渗透压低的称为低渗溶液（hypotonic solution）。

临床上规定，凡渗透浓度在 280～320 mmol · L^{-1} 范围内的溶液称为等渗溶液；渗透浓度低于 280 mmol · L^{-1} 的溶液称为低渗溶液；渗透浓度高于 320 mmol · L^{-1} 的溶液称为高渗溶液。临床治疗中为患者大量输液时，应用等渗溶液是一个基本的原则，否则可能会导致机体内水分调节失常及细胞的变形和破坏。例如，红细胞置于稀 NaCl 溶液（质量浓度为 3.0 g · L^{-1}）中会出现溶血现象。产生这种现象的原因是细胞内溶液的渗透压高于细胞外液，细胞外液的水向细胞内渗透。若将红细胞置于浓 NaCl 溶液（质量浓度为 15.0 g · L^{-1}）中，会使红细胞产生皱缩，皱缩的红细胞会互相聚结成团。若此现象发生于血管中，将产生“栓塞”。

（二）晶体渗透压和胶体渗透压

在血浆等生物体液中含有电解质（如 NaCl、KCl、$NaHCO_3$ 等）、小分子物质（如葡萄糖、尿素、氨基酸等）以及高分子物质（如蛋白质、核酸等）等。在医学上，电解质和小分子物质统称为晶体物质，所产生的渗透压称为晶体渗透压（crystalloid osmotic pressure）；高分子物质称为胶体物质，所产生的渗透压称为胶体渗透压（colloid osmotic pressure）。晶体渗透压对维持细胞内外的水盐平衡起主要作用。胶体渗透压对维持毛细血管内外的水盐平衡起主要作用。

难题解析

例 1-1 市售过氧化氢（俗称双氧水）含量为 30%，密度为 1.11 kg · L^{-1}。计算该溶液的物质的量浓度、质量摩尔浓度和摩尔分数。

解析思路：市售过氧化氢质量分数为 30%，首先把 H_2O_2 的质量(H_2O_2)转换为物质的量：$n(H_2O_2)=m(H_2O_2)/M(H_2O_2)$，然后除以体积，即得浓度。

求算质量摩尔浓度，需用溶剂的质量作分母。这一步通过密度把溶液的体积转换为溶液质量可以求得，方法是：溶液质量=溶液体积×密度；$m(H_2O)$=溶液质量$-m(H_2O_2)$。

解：$c(H_2O_2)=\dfrac{m(H_2O_2)/M(H_2O_2)}{V}=\dfrac{30\ g/34\ g\cdot mol^{-1}}{100\ mL}\times\dfrac{1\ 000\ mL}{1\ L}=8.8\ mol\cdot L^{-1}$

$$密度=1.11\ kg\cdot L^{-1}=\frac{1.11\ g}{1\ mL}$$

$$b(H_2O_2)=(30\ g/34\ g\cdot mol^{-1})\div\left[\left(100\ mL\times\frac{1.11\ g}{1\ mL}-30\ g\right)\times\frac{1\ kg}{1\ 000\ g}\right]=11\ mol\cdot kg^{-1}$$

$$x(H_2O_2)=\frac{30\ g/34\ g\cdot mol^{-1}}{30\ g/34\ g\cdot mol^{-1}+(100\ mL\times1.11\ g\cdot mL^{-1}-30\ g)/18\ g\cdot mol^{-1}}=0.16$$

例 1-2 将 10 g NaOH、$CaCl_2$、Na_2CO_3 分别溶于水中，然后均配制成 500 mL 溶液，求溶液的物质的量浓度 $c(NaOH)$、$c\left(\frac{1}{2}CaCl_2\right)$、$c\left(\frac{1}{2}Na_2CO_3\right)$。

解析思路：溶液的浓度是用溶质的物质的量除以溶液的体积。溶液的体积都是 500 mL，而物质的量用质量除以摩尔质量求得，题目中已经给出质量都是 10 g，代入公式即可求得。但本题中还要注意基本单元，基本单元系数不同时要以下列关系换算 $c(xB)=\frac{1}{x}c(B)$。

解：NaOH 的摩尔质量 $M(NaOH)=40.0\ g\cdot mol^{-1}$

$CaCl_2$ 的摩尔质量 $M(CaCl_2)=110.9\ g\cdot mol^{-1}$

Na_2CO_3 的摩尔质量 $M(Na_2CO_3)=106.0\ g\cdot mol^{-1}$

则 $c(NaOH)=\dfrac{10\ g/40.0\ g\cdot mol^{-1}}{500\ mL}\times\dfrac{1\ 000\ mL}{1\ L}=0.5\ mol\cdot L^{-1}$

$$c\left(\frac{1}{2}CaCl_2\right)=2c(CaCl_2)=2\times\frac{10\ g/110.9\ g\cdot mol^{-1}}{500\ mL}\times\frac{1\ 000\ mL}{1\ L}=0.36\ mol\cdot L^{-1}$$

$$c\left(\frac{1}{2}Na_2CO_3\right)=2c(Na_2CO_3)=2\times\frac{10\ g/106\ g\cdot mol^{-1}}{500\ mL}\times\frac{1\ 000\ mL}{1\ L}=0.38\ mol\cdot L^{-1}$$

例 1-3 相同温度下，试比较下列四种溶液的渗透压大小的顺序：(1) $0.1\ mol\cdot L^{-1}$ 的葡萄糖($C_6H_{12}O_6$)溶液；(2) $0.1\ mol\cdot L^{-1}$ 的 NaCl 溶液；(3) $0.1\ mol\cdot L^{-1}$ 的 $MgCl_2$ 溶液；(4) $0.1\ mol\cdot L^{-1}$ 的蔗糖($C_{12}H_{22}O_{11}$)溶液；

解析思路：渗透压 $\Pi\approx ic_BRT\approx c_{os}RT$，相同温度下与渗透浓度成正比，因此比较渗透压的大小实际就是比较渗透浓度的大小。题目中给出溶液浓度是相同的，对于非电解质，溶液浓度和渗透浓度是相等的，而对于电解质，应用浓度乘以校正因子 i。

解：四种溶液的渗透浓度分别为 $c_{os}(C_6H_{12}O_6)=0.1\ mol\cdot L^{-1}$；$c_{os}(NaCl)=0.2\ mol\cdot L^{-1}$；$c_{os}(MgCl_2)=0.3\ mol\cdot L^{-1}$；$c_{os}(C_{12}H_{22}O_{11})=0.1\ mol\cdot L^{-1}$。因此渗透压由大到小的顺序为：$MgCl_2$>NaCl>葡萄糖=蔗糖。

章节测试题

一、选择题

1. 人体血浆中平均每 100 mL 含 19 mg K^+，则血浆中 K^+ 的浓度是(　　)$mol\cdot L^{-1}$。

A. 4.75×10^{-1}　　B. 4.75×10^{-2}

C. 4.75×10^{-3}　　D. 4.75×10^{-4}

2. 配制 $1\ g\cdot L^{-1}$ 的新洁尔灭消毒液 1 000 mL，应取 $50\ g\cdot L^{-1}$ 新洁尔灭消毒液（　　）。

A. 100 mL　　B. 80 mL　　C. 50 mL　　D. 20 mL

3. 乙醇燃烧反应为 $\frac{1}{3}CH_3CH_2OH+O_2\longrightarrow\frac{2}{3}CO_2+H_2O$，反应物的基本单元是（　　）。

A. $\frac{1}{3}CH_3CH_2OH+O_2$　　B. $CH_3CH_2OH+O_2$

C. $CH_3CH_2OH+3O_2$　　D. $\frac{1}{3}CH_3CH_2OH+3O_2$

4. 硫酸瓶上的标记是：H_2SO_4 80.0%（质量分数）；密度 $1.727\ g\cdot cm^{-3}$；相对分子质量 98.0。该酸的物质的量浓度是（　　）。

A. $10.2\ mol\cdot L^{-1}$　　B. $14.1\ mol\cdot L^{-1}$

C. $14.1\ mol\cdot kg^{-1}$　　D. $16.6\ mol\cdot L^{-1}$

5. 下列几组用半透膜隔开的溶液，在相同温度下水从右向左渗透的是（　　）。

A. 3% $C_6H_{12}O_6$ 溶液|半透膜|2% NaCl 溶液

B. $0.050\ mol\cdot kg^{-1}$ NaCl 溶液|半透膜|$0.080\ mol\cdot kg^{-1}$ $C_6H_{12}O_6$ 溶液

C. $0.050\ mol\cdot kg^{-1}$ 尿素溶液|半透膜|$0.050\ mol\cdot kg^{-1}$ 蔗糖溶液

D. $0.050\ mol\cdot kg^{-1}$ $MgSO_4$ 溶液|半透膜|$0.050\ mol\cdot kg^{-1}$ $CaCl_2$ 溶液

6. 在四份等量的水中，分别加入相同质量的下列物质，葡萄糖（$M_r=180$）、氯化钠（$M_r=58.5$）、$CaCl_2$（$M_r=111$）、蔗糖（$M_r=342$）其中渗透压最高的为（　　）。

A. 葡萄糖溶液　　B. 氯化钠溶液　　C. 氯化钙溶液　　D. 蔗糖溶液

7. 欲使相同温度的两种稀溶液间不发生渗透现象，应使两溶液（　　）。

A. 质量摩尔浓度相同　　B. 物质的量浓度相同

C. 质量浓度相同　　D. 渗透浓度相同

8. 以任意体积比混合生理盐水和 $50\ g\cdot L^{-1}$ 葡萄糖溶液，红细胞置于其中将（　　）。

A. 皱缩　　B. 先皱缩再膨胀　　C. 形态正常　　D. 无法判断

9. 下列溶液中，会使红细胞发生溶血的是（　　）。

A. $9.0\ g\cdot L^{-1}$ NaCl 溶液　　B. $50\ g\cdot L^{-1}$ 葡萄糖溶液

C. $100\ g\cdot L^{-1}$ 葡萄糖溶液　　D. $0.9\ g\cdot L^{-1}$ NaCl 溶液

10. 下列溶液中，会使红细胞发生皱缩的是（　　）。

A. $112\ g\cdot L^{-1}$ $NaC_3H_5O_3$ 溶液　　B. $5.0\ g\cdot L^{-1}$ NaCl 溶液

C. $12.5g\cdot L^{-1}$ $NaHCO_3$ 溶液　　D. $10.0\ g\cdot L^{-1}$ $CaCl_2$ 溶液

11. 医学上的等渗溶液，其渗透浓度为（　　）。

A. 大于 $280\ mmol\cdot L^{-1}$　　B. 小于 $280\ mmol\cdot L^{-1}$

C. 大于 $320\ mmol\cdot L^{-1}$　　D. $280\sim320\ mmol\cdot L^{-1}$

12. 用理想半透膜将 0.02 mol·L^{-1} 蔗糖溶液和 0.02 mol·L^{-1} NaCl 溶液隔开时，在相同温度下将会发生的现象是(　　)。

A. 蔗糖分子从蔗糖溶液向 NaCl 溶液渗透

B. 水分子从蔗糖溶液向 NaCl 溶液渗透

C. 水分子从 NaCl 溶液向蔗糖溶液渗透

D. 互不渗透

13. 在下列的现象中与水的渗透无关的是(　　)。

A. 人在淡水中游泳，会觉得眼球胀痛

B. 淡水鱼和海水鱼不能互换环境

C. 发蔫的花草，在浇水后又可重新复原

D. 将 0 ℃的冰放在 0 ℃的盐水中会溶解

14. 0.018 2 g 的未知物质样品溶解在 2.135 g 苯(C_6H_6)中，质量摩尔浓度为 0.069 8 mol·kg^{-1}。未知物的摩尔质量为(　　)。

A. 122 g·mol^{-1}　　B. 121 g·mol^{-1}

C. 1.56 g·mol^{-1}　　D. 952 0 g·mol^{-1}

15. 香草醛 $C_8H_8O_3$ 来源于香草的天然提取物，作为调味品使用。将 37.2 mg 香草醛溶解于 168.5 mg 二苯醚($(C_6H_5)_2O$)，香草醛的质量摩尔浓度是(　　)。

A. 2.46 mol·kg^{-1}　　B. 1.46 mol·kg^{-1}

C. 3.46 mol·kg^{-1}　　D. 1.58 mol·kg^{-1}

16. 物质的量浓度是指(　　)。

A. 物质的量与溶液的体积之比

B. 溶液的质量与溶液的体积之比

C. 溶质的质量与溶剂的体积之比

D. 单位体积的溶液中，某组分的物质的量

17. 75%的消毒酒精是指(　　)。

A. 100 mL 水中含 75 mL 酒精　　B. 100 g 水中含 75 mL 酒精

C. 25 mL 水中加入 75 mL 酒精　　D. 100 g 水中含 75 g 酒精

18. 在 250 mL 的 0.1 mol·L^{-1} HCl 溶液中加入 0.05 mol·L^{-1} NaOH 溶液 250 mL，则 c_{HCl} 为(　　)。

A. 0.02 mol·L^{-1}　　B. 0.01 mol·L^{-1}

C. 0.1 mol·L^{-1}　　D. 0.025 mol·L^{-1}

19. 37 ℃时，人体血液的渗透压是 775 kPa，与血液具有相同渗透压的葡萄糖静脉注射液的浓度是(　　)。

A. 400 mmol·L^{-1}　　B. 300 mmol·L^{-1}

C. 775 mmol·L^{-1}　　D. 154 mmol·L^{-1}

20. 维持细胞内外水平衡的主要渗透压是(　　)。

A. 大气压　　B. 胶体渗透压

C. 晶体渗透压　　D. 以上三种

二、判断题

1. 物质的量也就是物质的质量。　（　　）

2. 在使用物质的量及其单位摩尔、物质的量浓度时，都必须同时指明其基本单元。　（　　）

3. 渗透压比较高的溶液，其物质的量浓度也一定比较大。　（　　）

4. 现有蔗糖（$C_{12}H_{22}O_{11}$）、氯化钠、氯化钙三种溶液，它们的浓度均为 0.1 mol · L^{-1}，则渗透压由低到高的顺序是 $C_{12}H_{22}O_{11}$<NaCl<$CaCl_2$。　（　　）

5. 临床上的两种等渗溶液只有以相同的体积混合时，才能得到等渗溶液。　（　　）

6. 生理盐水中，Na^+的渗透浓度是 308 mmol · L^{-1}。　（　　）

7. 渗透压的大小与溶液的浓度和温度有关，与溶质的本性无关。　（　　）

8. 渗透浓度指的是渗透活性物质的质量除以溶液的体积。　（　　）

9. 利用渗透压测定生命大分子蛋白质、血红素等的摩尔质量，其公式为 $M_B=\frac{RT}{m_B\Pi V}$。　（　　）

10. 电解质稀溶液的渗透压的公式应表达为 $\Pi \approx ic_B RT$。　（　　）

三、填空题

1. 物质 B 的质量浓度 ρ_B 与 B 的浓度 c_B 之间的关系为______。

2. 在临床上测得某人在体温 37 ℃时血液的渗透压为 780 kPa，此人的血液的渗透浓度为______。

3. 产生渗透现象的两个必要条件是______和______。

4. 渗透方向总是______________________________。

5. 在一定温度下，非电解质稀溶液的渗透压与______成正比，而与______无关。

6. 25 g · L^{-1} 碳酸氢钠（$M_r=84$）溶液的渗透浓度是______ mmol · L^{-1}，其渗透压比血浆的渗透压______，将红细胞置于其中，红细胞会______。

7. 将相同质量的 A、B 两物质（均为难挥发的非电解质）分别溶于水配成 1 L 溶液，在同一温度下，测得 A 溶液的渗透压大于 B 溶液，则 A 物质的相对分子质量____B 物质的相对分子质量。

8. 将红细胞放置于 NaCl 水溶液中，于显微镜下观察出现溶血现象，则该 NaCl 溶液相对于红细胞内液来说是________。

9. 渗透浓度的含义是______，单位是______。

10. 咖啡因的分子式为 $C_8H_{10}N_4O_2$，将 0.826 g 咖啡因样品溶于 45.0 g 氯仿（$CHCl_3$）中，得到的溶液的质量摩尔浓度为__________。

四、简答题

1. 农田施肥太浓时植物会被烧死，造成盐碱地的农作物长势不好甚至枯萎。试解释原因。

2. 在临床补液时为什么一般要输等渗溶液？

3. 为什么生活在海水中的鱼类不能在淡水中生存？

4. 为什么人在淡水中游泳会感觉眼球胀痛，而在海水中游泳却不会有此感觉？

5. 分析用半透膜将 0.10 mol·L^{-1} Na_2SO_4 溶液与 0.10 mol·L^{-1} NaCl 溶液隔开时水分子的渗透方向。

五、计算题

1. 1.000 L 硫酸铝钾溶液含 118.6 mg 的十二水合硫酸铝钾（$KAl(SO_4)_2\cdot 12H_2O$）。计算 $KAl(SO_4)_2$ 的物质的量浓度。

2. 临床上用来治疗碱中毒的针剂 NH_4Cl（M_r=53.48），其规格为 20.00 mL 一支，每支含 0.160 0 g NH_4Cl，计算该针剂的物质的量浓度及该溶液的渗透浓度。在此溶液中红细胞的行为如何？

3. 10.0 g 某高分子化合物溶于 1 L 水中所配制成的溶液在 27 ℃时的渗透压为 0.432 kPa，计算此高分子化合物的相对分子质量。

4. 取 100 mL 0.3 mol·L^{-1} 和 300 mL 0.25 mol·L^{-1} 的硫酸注入 500 mL 容量瓶中，加水稀释至刻度线，计算该混合溶液中 H^+ 的物质的量浓度。

5. 有 K_2SO_4 和 $Al_2(SO_4)_3$ 的混合溶液，已知其中 Al^{3+} 的物质的量浓度为 0.4 mol·L^{-1}，SO_4^{2-} 的物质的量浓度为 0.7 mol·L^{-1}，求溶液中 K^+ 的物质的量浓度。

6. 配制 800 mL 63%的硝酸（密度 1.4 kg·L^{-1}）需质量分数为 96%的硝酸（密度 1.5 kg·L^{-1}）的体积是多少？

7. 将 13 g NaCl 溶于 150 g 水中配成溶液，计算此溶液中 NaCl 的质量分数。

8. 计算 10.0 g·L^{-1} 蔗糖（$C_{12}H_{22}O_{11}$）溶液在 37 ℃时的渗透压。（蔗糖摩尔质量 M=324 g·mol^{-1}）

9. 计算 15.0 g·L^{-1} $CaCl_2$ 溶液的渗透浓度。（$CaCl_2$ 的摩尔质量 M=110 g·mol^{-1}）

10. 已知将某物质 0.110 7 g 溶于 25.0 g 水中得到的溶液的质量摩尔浓度为 0.048 1 mol·kg^{-1}，求该物质的摩尔质量。

11. 在 300 K 时，4.0 g·L^{-1} 聚氯乙烯溶液的渗透压为 6.5×10^{-2} kPa，计算聚氯乙烯的摩尔质量。

12. 在 37 ℃时，人体血液渗透压约为 780 kPa。现需要配制与人体血液渗透压相等的葡萄糖盐水溶液供静脉注射。若已知上述 1.0 L 葡萄糖盐水溶液含 22 g 葡萄糖，问其中应含食盐多少克？（葡萄糖相对分子质量为 180；食盐的相对分子质量为 58.5；假定该条件下食盐完全解离。）

13. 将 100 g 质量分数为 95.0%的浓硫酸缓缓加入 400 g 水中，配制成溶液。测得此溶液的密度为 1.13 g·cm^{-3}，计算溶液的质量摩尔浓度。（H_2SO_4 的相对分子质量为 98）

14. 1946 年，科学家用溶液的渗透压测定了牛血清蛋白的相对分子质量，操作方法是将 9.63 g 蛋白质配成 1.00 L 水溶液，测得该溶液在 25 ℃时的渗透压为 0.353 kPa，计算牛血清蛋白的相对分子质量。

15. 人类血浆的渗透压在 310 K（37 ℃）时约为 730 kPa，试计算葡萄糖等渗溶液的质量分数。（设血浆密度为 1.0 g·cm^{-3}，葡萄糖的摩尔质量为 180 g·mol^{-1}）

章节测试题答案

一、选择题

1. C　2. D　3. A　4. B　5. B　6. B　7. D　8. C　9. D　10. A　11. D
12. B　13. D　14. A　15. B　16. D　17. C　18. D　19. D　20. C

二、判断题

1. ×　2. √　3. ×　4. √　5. ×　6. ×　7. √　8. ×　9. ×　10. √

三、填空题

1. $\rho_B = c_B M_B$
2. 303 mmol·L^{-1}
3. 有半透膜;膜两侧单位体积内溶剂分子数不相等
4. 从纯溶剂到溶液或从稀溶液到浓溶液
5. 溶液的物质的量浓度;溶质的本性
6. 595.2;高;皱缩
7. 小于
8. 低渗溶液
9. 单位体积溶液所含渗透活性物质总的物质的量;mol·L^{-1} 或 mmol·L^{-1}
10. 0.094 6 mol·kg^{-1}

四、简答题

1. 正常情况下,土壤溶液的渗透压低于植物细胞的渗透压,土壤中水分通过细胞膜向植物的根渗透。农田施肥太浓时土壤溶液的渗透压高于植物细胞的渗透压,使植物失去水分而枯死。盐碱地的土壤溶液渗透压也高于植物细胞的渗透压,导致植物中水分外渗,因此长势不好甚至枯萎。

2. 在临床上给患者补液时,液体要与患者血液渗透压相等,这样才能使体内水分调节正常并维持细胞的正常形态和功能。

3. 海水的渗透压高于淡水的渗透压,在海水中生活的鱼类,其体液的渗透压与海水的渗透压相适应,而不适于淡水的渗透压,所以不能在淡水中生存。

4. 人在游泳池或河水中游泳时,眼睛组织的细胞渗透压要高于淡水的渗透压,液体会渗透进入细胞而扩张,引起眼球胀痛;而海水的浓度很接近眼睛组织的细胞液浓度,因此不会产生渗透现象,也就不会有不适感。

5. 0.10 mol·L^{-1} Na_2SO_4 溶液与 0.10 mol·L^{-1} NaCl 溶液,虽然浓度相同,但是计算渗透浓度时 Na_2SO_4 溶液要乘以渗透活性粒子数 3,而 NaCl 溶液要乘以渗透活性粒子数 2,Na_2SO_4 溶液的渗透浓度要大于 NaCl 溶液,因此水分子会从 NaCl 溶液向 Na_2SO_4 溶液渗透。

五、计算题

1. 解:$c[KAl(SO_4)_2] = \dfrac{0.118\,6\ g}{(258.2+12\times18.01)\ g\cdot mol^{-1}\times1.000\ L} = 2.500\times10^{-4}\ mol\cdot L^{-1}$

2. 解:$c(NH_4Cl) = \dfrac{0.160\,0\ g}{0.020\,00\ L\times53.48\ g\cdot mol^{-1}} = 0.149\,6\ mol\cdot L^{-1}$

$c_{os}(NH_4Cl)=0.149\,6\ mol\cdot L^{-1}\times2\times1\,000\ mmol\cdot mol^{-1}=299.2\ mmol\cdot L^{-1}$
红细胞行为正常。

3. 解：$\Pi V=nRT=\dfrac{m_B}{M_B}RT$

$$M_B=\frac{m_BRT}{\Pi V}=\frac{10.0\ g\times8.314\ kPa\cdot L\cdot K^{-1}\cdot mol^{-1}\times(273+27)\ K}{0.432\ kPa\times1.00\ L}=5.77\times10^4\ g\cdot mol^{-1}$$

该高分子化合物的相对分子质量是 5.77×10^4。

4. 解：$c(H^+)=\dfrac{(100\ mL\times0.3\ mol\cdot L^{-1}+300\ mL\times0.25\ mol\cdot L^{-1})\times2}{500\ mL}=0.42\ mol\cdot L^{-1}$

5. 解：$Al_2(SO_4)_3$ 溶液中的 $c(SO_4^{2-})=0.4\ mol\cdot L^{-1}\times\dfrac{3}{2}=0.6\ mol\cdot L^{-1}$

K_2SO_4 溶液中的 $c(SO_4^{2-})=0.7\ mol\cdot L^{-1}-0.6\ mol\cdot L^{-1}=0.1\ mol\cdot L^{-1}$
则 $c(K^+)=0.1\ mol\cdot L^{-1}\times2=0.2\ mol\cdot L^{-1}$

6. 解：$V=\dfrac{800\ mL\times1.4\ kg\cdot L^{-1}\times63\%}{1.5\ kg\cdot L^{-1}\times96\%}=490\ mL$

7. 解：$m(NaCl)=13\ g$，则溶液总质量 $m=13\ g+150\ g=163\ g$

$$w(NaCl)=\frac{m(NaCl)}{m}=\frac{13\ g}{163\ g}=0.079\,75$$

8. 解：$c(C_{12}H_{22}O_{11})=\dfrac{\rho}{M}=\dfrac{10.0\ g\cdot L^{-1}}{324\ g\cdot mol^{-1}}=0.029\,4\ mol\cdot L^{-1}$

$$\Pi=c_BRT=0.029\,4\ mol\cdot L^{-1}\times8.314\ kPa\cdot L\cdot K^{-1}\cdot mol^{-1}\times(273+37)\ K=75.8\ kPa$$

9. 解：$c(CaCl_2)=\dfrac{\rho}{M}=\dfrac{15.0\ g\cdot L^{-1}}{110\ g\cdot mol^{-1}}=0.136\,4\ mol\cdot L^{-1}$

$$c_{os}=ic(CaCl_2)=3\times0.136\,4\ mol\cdot L^{-1}=0.409\,2\ mol\cdot L^{-1}$$

10. 解：由 $b_B=\dfrac{n_B}{m_A}=\dfrac{m_B/M_B}{m_A}$，得 $M_B=\dfrac{m_B}{m_A\cdot b_B}$

$$M_B=\frac{0.110\,7\ g}{25.0\ g\times0.048\,1\ mol\cdot kg^{-1}}=0.092\,06\ kg\cdot mol^{-1}=92.06\ g\cdot mol^{-1}$$

11. 解：由 $\Pi=c_BRT=\dfrac{\rho_B}{M_B}RT$

得 $M_B=\dfrac{\rho_B}{\Pi}RT=\dfrac{4.0\ g\cdot L^{-1}\times8.314\ kPa\cdot L\cdot K^{-1}\cdot mol^{-1}\times300\ K}{6.5\times10^{-2}\ kPa}=1.535\times10^5\ g\cdot mol^{-1}$

12. 解：由 $\Pi=c_BRT$，得 $c_B=\Pi/RT$，
又 $c_B=n_B/V$，则 $n_B/V=\Pi/RT$

即 $\dfrac{\dfrac{22\ g}{180\ g\cdot mol^{-1}}+2\times\dfrac{m(NaCl)}{58.5\ g\cdot mol^{-1}}}{1.0\ L}=\dfrac{780\ kPa}{8.314\ kPa\cdot L\cdot K^{-1}\cdot mol^{-1}\times(273+37)\ K}$

$m(NaCl)=5.28\ g$

13. 解：由 $b_B=\frac{n_B}{m_A}$，得

则 $b(H_2SO_4)=\frac{\frac{100\ g\times 95.0\%}{98\ g\cdot mol^{-1}}}{100\ g\times(1-95.0\%)+400\ g}=0.002\ 39\ mol\cdot g^{-1}=2.39\ mol\cdot kg^{-1}$

14. 解：由 $\Pi=c_BRT=\frac{n_B}{V}RT=\frac{m_B}{M_B\cdot V}RT$，得 $M_B=\frac{m_B}{\Pi\cdot V}RT$，

即 $M_B=\frac{9.63\ g\times 8.314\ kPa\cdot L\cdot K^{-1}\cdot mol^{-1}\times(273+25)\ K}{0.353\ kPa\times 1.00\ L}=675\ 89\ g\cdot mol^{-1}$

15. 解：$\Pi=c_BRT=\frac{n_B}{V}RT=\frac{m_B}{M_B\cdot V}RT$，得 $m_B=\frac{M_B}{RT}\Pi V$，

$w_B=\frac{m_B}{m}=\frac{M_B}{RTm}\Pi V=\frac{180\ g\cdot mol^{-1}\times 730\ kPa\times 1\ L}{8.314\ kPa\cdot L\cdot K^{-1}\cdot mol^{-1}\times 310\ K\times 1.0\ g\cdot cm^{-3}\times 10^3\ cm^3\cdot L^{-1}\times 1\ L}$

$=0.051$

第二章　电解质溶液

本章提要

第一节　弱电解质溶液

一、弱电解质的解离平衡和标准解离常数

弱电解质 AB 在水溶液中部分解离，存在解离平衡，$AB \rightleftharpoons A^+ + B^-$。当解离达到平衡时，存在如下关系式：

$$K^{\ominus}=\frac{[A^+][B^-]}{[AB]}$$

$K^{\ominus}$为标准解离平衡常数。习惯上，用 $K_a^{\ominus}$ 表示弱酸的解离平衡常数，用 $K_b^{\ominus}$ 表示弱碱的解离平衡常数。

弱电解质 AB 在水中的解离程度还可用解离度来表示：

$$解离度(\alpha)=\frac{已解离的弱电解质的分子数}{溶液中原有弱电解质分子总数}\times 100\%$$

二、影响弱电解质解离平衡的因素

影响解离平衡的因素主要有弱电解质的浓度、温度及溶液中的共存离子。在一定温度下，同一弱电解质的解离度与其浓度的平方根成反比，这就是稀释定律。对于同一弱电解质，溶液浓度越小，解离度越大。

$$\alpha=\sqrt{\frac{K^{\ominus}}{c}}$$

共存的离子对弱电解质解离平衡的影响主要用同离子效应和盐效应来描述。在弱电解质溶液中加入与弱电解质具有相同离子的强电解质，可使弱电解质的解离度降低，这种现象称为同离子效应（common ion effect）。在弱电解质溶液中，加入不含与弱电解质离子相同的离子的强电解质，使弱电解质的解离度略微增大的现象，称为盐效应（salt effect）。

发生同离子效应时，必然伴随着盐效应，但同离子效应对解离度的影响远超过盐效应，因此在讨论同离子效应时，常忽略盐效应的影响。

第二节　酸碱质子理论

一、酸碱的概念

酸碱质子理论认为：凡是能给出质子（H^+）的物质都是酸，凡是能接受质子的物质都是碱。

$$\text{酸} \rightleftharpoons H^+ + \text{碱}$$

酸给出一个质子后就变成了碱，而碱得到质子也就变成了酸；酸和碱是相互依存、相互转化的。酸和碱之间的这种相互对应关系称为共轭关系。把组成上只相差一个质子的一对酸碱称为共轭酸碱对。

既能给出质子又能结合质子的物质称为两性物质，如 HCO_3^-。

二、酸碱反应的实质

酸碱反应的实质是两对共轭酸碱对之间的质子传递。

第三节　水的离子积和溶液的 pH

一、水的离子积

根据酸碱质子理论，水分子之间可以发生质子自递反应，反应达平衡时水的离子积 $K_w^\ominus = [H^+][OH^-]$。

二、溶液的 pH 和 pOH

$pH = -\lg[H^+]$，$pOH = -\lg[OH^-]$。常温下（298 K），由于 $[H^+][OH^-] = 1.0\times10^{-14}$，故 $pH + pOH = 14$。

三、共轭酸碱对 $K_a^\ominus$ 和 $K_b^\ominus$ 的关系

共轭酸碱对的 $K_a^\ominus$ 和 $K_b^\ominus$ 的关系为：$K_a^\ominus \cdot K_b^\ominus = K_w^\ominus$。酸越强，其共轭碱越弱；碱越强，其共轭酸越弱。

四、弱酸弱碱溶液 pH 的计算

计算弱酸弱碱溶液 pH，关键是计算溶液中的 $[H^+]$ 或 $[OH^-]$。

当 $K_a^\ominus \cdot c \geqslant 20K_w^\ominus$，且 $c/K_a^\ominus \geqslant 500$ 时，一元弱酸溶液中的 $[H^+]$ 可用最简式 $[H^+] = c\alpha = \sqrt{cK_a^\ominus}$ 计算。当 $K_b^\ominus \cdot c \geqslant 20K_w^\ominus$，且 $c/K_b^\ominus \geqslant 500$ 时，一元弱碱溶液中的 $[OH^-]$ 可用最简式 $[OH^-] = \sqrt{cK_b^\ominus}$ 计算。

第四节　缓冲溶液

一、缓冲溶液的组成及作用原理

缓冲作用是指能够抵抗外加少量强酸或强碱，而溶液 pH 不发生明显改变的作用。具有缓冲作用的溶液称为缓冲溶液。缓冲溶液是由一定浓度的弱酸和它的共轭碱组成的。

当向缓冲溶液中加入少量强酸时，共轭碱与强酸解离出的 H^+ 结合生成弱酸，消耗掉外来的 H^+，使平衡向生成弱酸的方向移动，溶液中 H^+ 浓度没有明显地升高，溶液的 pH 基本保持不变。共轭碱起到抵抗少量强酸的作用，称为缓冲溶液的抗酸成分。

当向缓冲溶液中加入少量强碱时，强碱解离产生的 OH^- 与溶液中 H^+ 结合生成 H_2O，使得弱酸的解离平衡向解离方向移动，补充消耗掉的 H^+，使溶液中 H^+ 浓度不会明显地降低，溶液的 pH 基本保持不变。弱酸起到抵抗少量强碱的作用，称为缓冲溶液的抗碱成分。

二、缓冲溶液 pH 的计算

缓冲溶液的 pH 可用 Henderson-Hasselbach 方程式计算：

$$pH = pK_a^\ominus + \lg \frac{[B^-]}{[HB]}$$

在 $HB-B^-$ 缓冲溶液中，B^- 的同离子效应使得 HB 的解离度很小，故上式中的平衡浓度可近似用初始浓度代替，表示为

$$pH = pK_a^\ominus + \lg \frac{c(B^-)}{c(HB)}$$

用共轭酸碱两种溶液混合配制缓冲溶液时，若共轭酸碱的浓度相同，则

$$pH = pK_a^\ominus + \lg \frac{V(B^-)}{V(HB)}$$

由 Henderson-Hasselbach 方程式可知，缓冲溶液的 pH 取决于弱酸的 $pK_a^\ominus$ 与缓冲比。向缓冲溶液中加水稀释时，弱酸及其共轭碱的浓度同等程度减小，pH 不发生改变。因此缓冲溶液除能抵抗少量强酸、强碱外，也具有抗稀释作用。

三、缓冲容量及其影响因素

（一）缓冲容量的概念

缓冲容量用符号 β 表示，是指使单位体积（如 1 L 或 1 mL）缓冲溶液 pH 改变 1 个

单位时,所需加入强酸或强碱的物质的量。它能定量表示缓冲溶液的缓冲能力。

(二)影响缓冲容量的因素

(1)缓冲溶液的总浓度:当缓冲比相同时,缓冲溶液的总浓度越大,缓冲容量越大。

(2)缓冲比:当缓冲溶液的总浓度相同时,缓冲比越接近于1,缓冲容量越大。

四、缓冲溶液的选择与配制

为使缓冲溶液在所选择缓冲对的缓冲范围内并具有较大的缓冲容量,所选缓冲对中弱酸的 $pK_a^{\ominus}$ 与欲配制缓冲溶液的 pH 越接近越好,且所选择的缓冲对不能与反应物或产物发生作用。为保证缓冲溶液有适当的总浓度,计算所需缓冲对的用量,然后按照用量进行配制。

五、缓冲溶液在医学上的意义

缓冲溶液在医学上有着非常重要的应用。例如,正常人血液的 pH 保持在 7.35~7.45。血液的 pH 能维持在这一狭小的范围内,是血液中各种缓冲对的缓冲作用和人体中肺、肾的调节功能共同作用的结果。

第五节 难溶强电解质的沉淀-溶解平衡

一、溶度积

一定温度下,当难溶强电解质 M_mN_n 在水中的沉淀-溶解反应达到平衡时,即形成该难溶强电解质的饱和溶液,溶液中各离子浓度幂之积称为溶度积常数,简称溶度积。

$$K_{sp}^{\ominus}=[M^{n+}]^m[N^{m-}]^n$$

溶度积的大小与溶解度有关,难溶强电解质的溶度积与溶解度(s)之间的换算关系为

$$s=\sqrt[m+n]{\frac{K_{sp}^{\ominus}}{m^m\cdot n^n}}$$

二、溶度积规则

在一定条件下,溶液中构成难溶强电解质的各离子浓度幂的乘积称为离子积 I_p。根据离子积与溶度积的相对大小,可以判断沉淀的生成或溶解。

(1) $I_p=K_{sp}^{\ominus}$ 时,溶液是饱和的。这时溶液中的沉淀与溶解达到动态平衡。

(2) $I_p<K_{sp}^{\ominus}$ 时,溶液是不饱和的。若加入难溶电解质,则会继续溶解。

(3) $I_p>K_{sp}^{\ominus}$ 时,溶液过饱和。溶液中会有沉淀析出。

三、影响难溶强电解质溶解度的因素

难溶强电解质的溶解度除与其本性和温度有关外，还受外界因素的影响，主要的影响因素有同离子效应、盐效应、酸碱效应和配位效应等。

难题解析

例 2-1 正常成人胃液的 pH 为 1.4，婴儿胃液的 pH 为 5.0，成人胃液的$[H^+]$是婴儿胃液的多少倍？

解析思路：先根据 $pH=-\lg[H^+]$分别计算成人和婴儿胃液的$[H^+]$，再计算二者$[H^+]$之比。

解：根据题意，正常成人胃液：pH = 1.4

$$[H^+]=10^{-1.4}$$

婴儿胃液：pH = 5.0

$$[H^+]=10^{-5.0}$$

成人胃液$[H^+]$与婴儿胃液$[H^+]$之比为：$\dfrac{10^{-1.4}}{10^{-5.0}}=10^{3.6}=3\ 981$

所以，成人胃液的$[H^+]$是婴儿胃液的 3 981 倍。

例 2-2 将 250 mL 0.40 $mol\cdot L^{-1}$ 乳酸（$K_a^\ominus=1.37\times10^{-4}$）溶液，加水稀释至 500 mL，求稀释后溶液的 pH。

解析思路：乳酸是一元弱酸，$K_a^\ominus=1.37\times10^{-4}$，稀释后的浓度为 0.20 $mol\cdot L^{-1}$。先判断$[H^+]$是否可以用最简式计算，计算出$[H^+]$，再计算 pH。

解：稀释后乳酸溶液的浓度为 0.20 $mol\cdot L^{-1}$

$$K_a^\ominus\cdot c=1.37\times10^{-4}\times0.20=2.74\times10^{-5}>20K_w^\ominus$$

$$\frac{c}{K_a^\ominus}=\frac{0.20}{1.37\times10^{-4}}=1\ 460>500$$

故 $[H^+]=\sqrt{K_a^\ominus\cdot c}=\sqrt{0.20\times1.37\times10^{-4}}=5.23\times10^{-3}$

$$pH=-\lg(5.23\times10^{-3})=2.28$$

例 2-3 欲配制 pH = 9.8 的缓冲溶液，应选取下列哪个缓冲系，并说明选择理由。

A. $H_3PO_4-H_2PO_4^-$（$pK_{a1}^\ominus=2.12$） B. $HAc-Ac^-$（$pK_a^\ominus=4.75$）

C. $NH_3-NH_4^+$（$pK_b^\ominus=4.75$） D. $HCO_3^--CO_3^{2-}$（$pK_{a2}^\ominus=10.25$）

解析思路：配制缓冲溶液时，所选缓冲对中弱酸的 $pK_a^\ominus$ 与欲配制缓冲溶液的 pH 越接近越好。所以先找出每个缓冲系中弱酸的 $pK_a^\ominus$，然后和 pH = 9.8 比较。$NH_3-NH_4^+$ 缓冲系中已知的是共轭碱的 $pK_b^\ominus$，可以根据共轭酸碱对 K_a 与 K_b 的关系计算出弱酸的 $pK_a^\ominus$，再进行比较。

解：A 中 $pK_{a1}^\ominus=2.12$，$9.8-2.12=7.68$

B 中 $pK_a^\ominus=4.75$，$9.8-4.75=5.05$

C 中 $pK_b^\ominus=4.75$，$pK_a^\ominus=14-4.75=9.25$，$9.8-9.25=0.55$

D 中 $pK_{a2}^\ominus=10.25$，$9.8-10.25=0.45$

因为 $HCO_3^--CO_3^{2-}$ 缓冲系的 $pK_{a2}^\ominus$ 与欲配制缓冲溶液的 pH 最接近，所以应选 D。

例 2-4 用浓度均为 0.10 $mol\cdot L^{-1}$ 的弱酸和其共轭碱溶液配制 100 mL pH 为 5.00 的缓冲溶液，试选择相应溶液并计算其体积。

解析思路：先选择缓冲对。已知缓冲溶液的总体积和共轭酸碱的浓度，假设共轭碱的体积，则弱酸的体积为总体积减去共轭碱的体积，代入缓冲公式，可以计算出配制缓冲溶液的酸碱的体积。

解： 根据表 2-1 知，HAc 的 $pK_a=4.75$ 与欲配制缓冲溶液的 pH 接近，故选 HAc—NaAc 缓冲对配制缓冲溶液。

假设 NaAc 溶液的体积为 V_b mL，则 HAc 溶液的体积为 $(100-V_b)$ mL，代入缓冲公式：

$$5.00=4.75+\lg\frac{V_b}{100-V_b}$$

解得：$V_b=64.5$，$100-V_b=35.5$

因此，将 35.5 mL HAc 与 64.5 mL NaAc 混合，可以得到 100 mL pH 为 5.00 的缓冲溶液。

例 2-5　通过计算说明下列情况有无沉淀生成：

(1) 2 mL 0.010 $mol\cdot L^{-1}$ $BaCl_2$ 溶液和 3 mL 0.10 $mol\cdot L^{-1}$ K_2SO_4 溶液混合，已知 $K_{sp}^{\ominus}(BaSO_4)=1.1\times10^{-10}$；

(2) 1 mL 0.000 1 $mol\cdot L^{-1}$ 的 $AgNO_3$ 溶液与 2 mL 0.000 6 $mol\cdot L^{-1}$ 的 K_2CrO_4 混合，已知 $K_{sp}^{\ominus}(Ag_2CrO_4)=1.1\times10^{-12}$。

解析思路： 先分别求出构成难溶强电解质 $BaSO_4$ 和 Ag_2CrO_4 各离子浓度，分别计算离子积，然后再利用溶度积规则判断有无沉淀生成。

解： (1) 混合后溶液中 $[Ba^{2+}]=0.010\times\frac{2}{2+3}=0.0040$

$$[SO_4^{2-}]=0.10\times\frac{3}{2+3}=0.060$$

$$I_p=[Ba^{2+}]\cdot[SO_4^{2-}]=0.0040\times0.060=2.4\times10^{-4}$$

$I_p>K_{sp}^{\ominus}(BaSO_4)$，所以有 $BaSO_4$ 沉淀生成。

(2) 混合后溶液中 $[Ag^+]=0.0001\times\frac{1}{1+2}=3.3\times10^{-5}$

$$[CrO_4^{2-}]=0.0006\times\frac{2}{1+2}=4.0\times10^{-4}$$

$$I_p=[Ag^+]^2\cdot[CrO_4^{2-}]=(3.3\times10^{-5})^2\times4.0\times10^{-4}=4.4\times10^{-13}$$

$I_p<K_{sp}^{\ominus}(Ag_2CrO_4)$，所以无 Ag_2CrO_4 沉淀生成。

章节测试题

一、选择题

1. 同离子效应可以使得(　　)。

A. 弱酸的解离度减小　　B. 弱酸的解离度增大

C. 弱碱的 $K_b^{\ominus}$ 值减小　　D. 难溶强电解质的溶解度增大

2. 在稀 HAc 溶液中，加入一定量的固态 NaAc，混合溶液中不变的量是(　　)。

A. pH　　B. 解离度　　C. 解离常数　　D. H^+浓度

3. 在 HAc 溶液中，加入下列物质，会使 HAc 的解离度减小的是(　　)。

A. NaCl　　B. HCl　　C. KNO_3　　D. $CaCl_2$

4. 在 NH_3 的水溶液中，欲使 NH_3 的解离度减小而溶液的 pH 增大，应加入(　　)。

A. NaOH　　B. HCl　　C. H_2O　　D. NH_4Cl

5. 下列物质的水溶液酸性最强的是(　　)。

A. HAc [$pK_a^\ominus(HAc) = 4.75$]　　B. HF[$pK_a^\ominus(HF) = 3.45$]

C. NH_4^+[$pK_a^\ominus(NH_4^+) = 9.25$]　　D. HCN [$pK_a^\ominus(HCN) = 9.31$]

6. 下列物质的水溶液碱性最强的是(　　)。

A. NaAc [$pK_a^\ominus(HAc) = 4.75$]　　B. NaF[$pK_a^\ominus(HF) = 3.45$]

C. NH_4Cl [$pK_b^\ominus(NH_3) = 4.75$]　　D. NaCN [$pK_a^\ominus(HCN) = 9.31$]

7. 根据酸碱质子理论,下列物质中属于弱酸的是(　　)。

A. NO_3^-　　B. ClO_4^-　　C. NH_4^+　　D. CO_3^{2-}

8. 根据酸碱质子理论,下列物质中既是酸又是碱的是(　　)。

A. CN^-　　B. SO_4^{2-}　　C. NO_3^-　　D. HCO_3^-

9. 下列各组物质中,不属于共轭酸碱对的是(　　)。

A. HCl 和 Cl^-　　B. H_2CO_3 和 CO_3^{2-}

C. NH_4^+ 和 NH_3　　D. H_2O 和 OH^-

10. NH_3 的共轭酸是(　　)。

A. NH_3　　B. NH_2^-

C. NH_4^+　　D. NH_2OH

11. 甘氨酸 $NH_3^+-CH_2-COO^-$ 的共轭碱是(　　)。

A. $NH_2-CH_2-COO^-$　　B. NH_2-CH_2-COOH

C. $NH_3^+-CH_2-COOH$　　D. $NH_3^+-CH_2-COO^-$

12. $K_a^\ominus \cdot K_b^\ominus = K_w^\ominus$ 体现了共轭酸碱之间的强度关系,下列说法正确的是(　　)。

A. 共轭酸越强,其共轭碱越强

B. 共轭酸越强,其共轭碱越弱

C. 共轭酸越弱,其共轭碱越弱

D. 共轭酸碱强度无法判断

13. 根据酸碱质子理论,下列叙述中不正确的是(　　)。

A. 强酸和强碱反应生成弱酸和弱碱

B. 化合物中没有盐的概念

C. 酸越强,其共轭碱也越强

D. 水的解离也是质子自递过程

14. 将 $0.1\ mol \cdot L^{-1}$ 的 HCl 溶液和 $0.1\ mol \cdot L^{-1}$ 的 HAc 溶液分别稀释 1 倍,它们的[H^+](　　)。

A. 均减半　　B. 仅 HAc 溶液减半

C. 仅 HCl 溶液减半　　D. 无法判断

15. 将 pH = 1.00 的 HCl 溶液和 pH = 13.00 的 NaOH 溶液等体积混合,溶液的 pH 为(　　)。

A. 1.30　　B. 7.00　　C. 12.70　　D. 6.00

16. A 溶液 pH = 2,B 溶液 pH = 6,则两种溶液的酸性(　　)。

A. A 比 B 强 3 倍　　B. A 比 B 强 4 倍

C. A 比 B 强 40 倍　　D. A 比 B 强 10 000 倍

17. 室温下 1.0×10^{-4} mol · L^{-1} 的氨水溶液，$[H^+]\cdot[OH^-]$ =(　　)。

A. 1.0×10^{-10}　　B. 1.0×10^{-4}

C. 1.0×10^{-14}　　D. 1.0×10^{-8}

18. 某温度时，纯水的 pH 为 6.5，则其 pOH 为(　　)。

A. 7.5　　B. 6.5　　C. 7.0　　D. 不确定

19. 下列各物质可以构成缓冲系的是(　　)。

A. H_2SO_4 和 $NaHSO_4$　　B. HCl 和 HAc

C. NaH_2PO_4 和 Na_2HPO_4　　D. HAc 和 NaCl

20. 下列混合溶液中，不具有缓冲作用的是(　　)。

A. 30 mL 0.10 mol · L^{-1} KH_2PO_4 与 20 mL 0.15 mol · L^{-1} Na_2HPO_4 溶液

B. 30 mL 0.10 mol · L^{-1} HAc 与 20 mL 0.15 mol · L^{-1} NaOH 溶液

C. 30 mL 0.10 mol · L^{-1} NH_3 与 30 mL 0.05 mol · L^{-1} HCl 溶液

D. 30 mL 0.10 mol · L^{-1} $NaHCO_3$ 与 30 mL 0.05 mol · L^{-1} HCl 溶液

21. 下列溶液中，缓冲能力最大的是(　　)。

A. 50 mL 0.10 mol · L^{-1} HAc 与 50 mL 0.10 mol · L^{-1} NaAc 的混合溶液

B. 50 mL 0.40 mol · L^{-1} HAc 与 50 mL 0.20 mol · L^{-1} NaOH 的混合溶液

C. 50 mL 0.40 mol · L^{-1} NaOH 与 50 mL 0.20 mol · L^{-1} HAc 的混合溶液

D. 75 mL 0.20 mol · L^{-1} HAc 与 50 mL 0.20 mol · L^{-1} NaAc 的混合溶液

22. 用 $NaHCO_3$ 溶液和 Na_2CO_3 溶液配制的缓冲溶液，其有效缓冲范围是(　　)。(已知 H_2CO_3 的 $pK_{a1}^{\ominus}=6.35$，$pK_{a2}^{\ominus}=10.33$)

A. 5.35~7.35　　B. 6.35~8.35

C. 9.33~11.33　　D. 10.0~11.0

23. 已知某缓冲溶液共轭碱的 $K_b^{\ominus}=1.0\times10^{-6}$，该缓冲溶液的缓冲范围是(　　)。

A. 6~8　　B. 7~9　　C. 5~7　　D. 5~6

24. 无论食用酸性物质(如醋酸)还是碱性物质(如苏打)，人体血液的 pH 总是维持在 7.35~7.45 的狭小范围内，这是由于血液是一种缓冲溶液，存在着几对共轭酸碱对的共同作用，其中起主要作用的是(　　)。

A. $H_2PO_4^- - HPO_4^{2-}$　　B. $H_nP - H_{n-1}P^-$

C. $H_2CO_3 - HCO_3^-$　　D. $CH_3COOH - CH_3COO^-$

25. 人体中最重要的缓冲对中的抗酸成分的共轭碱是(　　)。

A. HCO_3^-　　B. CO_3^{2-}

C. $H_2PO_4^-$　　D. HPO_4^{2-}

26. HA 的 $K_a^{\ominus}=6.0\times10^{-7}$，在 0.6 mol · L^{-1} 的 HA 和 0.9 mol · L^{-1} 的 NaA 溶液中，其$[H^+]$近似为(　　)。

A. 4×10^{-7} mol · L^{-1}　　B. 4×10^{-8} mol · L^{-1}

C. 9×10^{-7} mol · L^{-1}　　D. 2×10^{-4} mol · L^{-1}

27. 50 mL 0.10 mol · L^{-1} HAc（$pK_a^{\ominus}=4.75$）溶液与 25 mL 0.10 mol · L^{-1} NaOH 溶液混合后，溶液的 pH 为（　　）。

A. 3.17　　B. 4.75

C. 2.18　　D. 6.29

28. 若要配制 pH=9 的缓冲溶液，较为合适的缓冲对是（　　）。

A. HCOOH–HCOONa（$K_a^{\ominus}=1.8\times10^{-4}$）

B. HAc–NaAc（$K_a^{\ominus}=1.8\times10^{-5}$）

C. NH_4Cl–NH_3（$K_b^{\ominus}=1.8\times10^{-5}$）

D. NaH_2PO_4–Na_2HPO_4（$K_a^{\ominus}=6.3\times10^{-6}$）

29. 欲配制 pH=4.5 缓冲溶液，若用 HAc 和 NaAc 溶液，则缓冲比为（　　）。

A. 1∶1.8　　B. 3.2∶36

C. 1.8∶1　　D. 8∶9

30. 已知 H_3PO_4 的 $pK_{a1}^{\ominus}=2.12$，$pK_{a2}^{\ominus}=7.21$，$pK_{a3}^{\ominus}=12.67$，若配制 pH=7.0 的缓冲溶液，应选择的缓冲系为（　　）。

A. $H_2PO_4^-$–HPO_4^{2-}　　B. H_3PO_4–$H_2PO_4^-$

C. HPO_4^{2-}–PO_4^{3-}　　D. 纯水

31. 已知 $K_{sp}^{\ominus}(AgCl)=1.77\times10^{-10}$，则 25 ℃时在 0.10 mol · L^{-1} $AgNO_3$ 溶液中 AgCl 的溶解度为（　　）。

A. 1.33×10^{-5} mol · L^{-1}　　B. 1.77×10^{-10} mol · L^{-1}

C. 1.77×10^{-9} mol · L^{-1}　　D. 1.377×10^{-11} mol · L^{-1}

32. 某温度下，CaF_2 饱和溶液的浓度为 1.0×10^{-4} mol · L^{-1}，它的溶度积常数是（　　）。

A. 4.0×10^{-8}　　B. 8.0×10^{-12}

C. 8.0×10^{-8}　　D. 4.0×10^{-12}

33. $CaCO_3$ 在（　　）溶液中的溶解度最大。

A. H_2O　　B. Na_2CO_3　　C. KNO_3　　D. $CaCl_2$

34. 已知 $K_{sp}^{\ominus}[Mg(OH)_2]=5.6\times10^{-12}$，0.01 mol $MgCl_2$ 固体溶于 1 L pH=10 的溶液中，则下列说法正确的是（　　）。

A. 溶液刚好饱和，无 $Mg(OH)_2$ 沉淀生成

B. 溶液未达到饱和，无 $Mg(OH)_2$ 沉淀生成

C. 有 $Mg(OH)_2$ 沉淀生成

D. 与溶液 pH 无关，无 $Mg(OH)_2$ 沉淀生成

35. 当 AgI 溶液达到沉淀–溶解平衡时，下列说法正确的是（　　）。

A. AgI 沉淀生成和沉淀溶解仍在进行，只是速率相同

B. AgI 难溶于水，溶液中没有 Ag^+ 和 I^-

C. 向 AgI 沉淀中加入固体 $NaNO_3$，AgI 沉淀的溶解度不变

D. 向 AgI 沉淀中加入固体 NaI，AgI 沉淀的溶解度不变

二、判断题

1. 根据酸碱质子理论，任何酸失去质子后就成为碱。（　）

2. 在水溶液中，任何共轭酸碱对的酸解离常数 $K_a^\ominus$ 与碱解离常数 $K_b^\ominus$ 之积，一定等于水的离子积，即 $K_a^\ominus \cdot K_b^\ominus = K_w^\ominus$。（　）

3. 解离度大的酸溶液中 H^+ 浓度一定大。（　）

4. 同一种物质不能同时起酸和碱的作用。（　）

5. 根据质子理论，H^+、HCl、NH_3、NH_4^+、HPO_4^{2-} 都可以看作酸。（　）

6. 水的解离，是质子从一个水分子转移给另一个水分子形成 H_3O^+ 和 OH^- 的过程。（　）

7. 稀释某弱酸溶液时，弱酸的解离度增大，溶液的酸度也增大。（　）

8. 由共轭酸碱对的 $K_a^\ominus$ 和 $K_b^\ominus$ 关系可知，酸的强度越大，其共轭碱的强度越弱。（　）

9. 任何一元弱酸的 $[H^+]$ 都等于 $\sqrt{cK_a^\ominus}$。（　）

10. 同离子效应不仅能降低弱电解质的解离度，而且也能改变弱电解质的解离常数。（　）

11. 两种难溶强电解质中，溶解度大的溶度积也大。（　）

12. 难溶电解质的溶度积 $K_{sp}^\ominus$ 与离子积 I_p 的表达式一样，它们所表达的意义是相同的。（　）

13. 在 $BaSO_4$ 饱和溶液中加入少量 NaCl 可增加 $BaSO_4$ 的溶解度。（　）

14. 在水溶液中 HAc 解离生成 Ac^-，即在 HAc 溶液也存在缓冲系 HAc−Ac^-，故纯 HAc 溶液也具有缓冲能力。（　）

15. 由 HA 和 NaA 组成的缓冲溶液，HA 和 A^- 的平衡浓度近似等于 c(HA) 和 c(NaA)。（　）

16. 缓冲溶液的缓冲比越大，其缓冲容量就越大。（　）

17. 缓冲溶液的缓冲容量越大，缓冲能力越强。（　）

18. 缓冲比一定时，总浓度越大，缓冲能力越强。（　）

19. 缓冲溶液加水稀释，缓冲比的比值不变，pH 不变，故 β 不变。（　）

20. 缓冲溶液的有效缓冲范围是 $pK_a^\ominus \pm 1$。（　）

三、填空题

1. 已知 $NH_3 \cdot H_2O$ 的解离常数为 1.76×10^{-5}，则 NH_4^+ 的解离常数为________。

2. 某溶液的 pH = 5.24，该溶液的 $[H^+]$ = __________。

3. 弱电解质的解离常数与弱电解质的本性和温度________，与浓度________。

4. 在 NH_3 水溶液中加少量 NaOH 固体，溶液中 NH_4^+ 浓度______，OH^- 浓度______，NH_3 的解离度______，这种作用称为__________。

5. 在醋酸溶液中加入 NaCl，此时醋酸的解离度会______，这种现象称为______。

6. 溶度积规则可以用于判断__________、__________、__________。

7. 能抵抗外加的少量______、______或______，而保持溶液______基本不变的溶液称为缓冲溶液。

8. 缓冲溶液是由浓度较大的______和______组成的。

9. 决定缓冲溶液的缓冲容量的主要因素有______和______。

10. 正常人血浆 pH 范围为______。现有 HAc($pK_a^{\ominus}=4.75$),$H_2PO_4^-$($pK_a^{\ominus}=7.21$),NH_4^+($pK_a^{\ominus}=9.25$)和 NaOH,可选择______和______混合以配制与血浆 pH 相同的缓冲溶液,其中抗酸成分是______。

四、简答题

1. 简述酸碱质子理论要点。

2. 简述溶度积规则要点。

五、计算题

1. 已知浓度为 $0.010\ mol \cdot L^{-1}$ 的弱酸 HA 溶液的 pH=4.55,试计算弱酸 HA 的 $K_a^{\ominus}$。

2. 已知乳酸的 $K_a^{\ominus}=1.37\times10^{-4}$,测得某酸牛奶试样的 pH 为 2.43,试计算酸牛奶中乳酸的浓度。

3. 将 10 mL $0.20\ mol \cdot L^{-1}$ NaOH 溶液与 40 mL $0.10\ mol \cdot L^{-1}$ HAc 溶液相混合,求所得溶液的 pH。(已知 HAc 的 $pK_a^{\ominus}=4.75$)

4. 血浆中有 $H_2PO_4^-$-HPO_4^{2-} 缓冲对,已知正常血浆中 HPO_4^{2-} 与 $H_2PO_4^-$ 的比值为 4,试计算血浆的 pH(已知 $H_2PO_4^-$ 的 $pK_a^{\ominus}=7.21$)。在尿液中也有这一缓冲对,但在尿液中 $HPO_4^{2-}/H_2PO_4^-=1:9$,试计算尿液的 pH。

5. 分别计算 $0.01\ mol \cdot L^{-1}$ HCN 溶液、$0.01\ mol \cdot L^{-1}$ $NH_3 \cdot H_2O$ 溶液的 pH。

已知 $K_a^{\ominus}(HCN)=4.93\times10^{-10}$,$K_b^{\ominus}(NH_3 \cdot H_2O)=1.79\times10^{-5}$

章节测试题答案

一、选择题

1. A 2. C 3. B 4. A 5. B 6. D 7. C 8. D 9. B 10. C 11. A
12. B 13. C 14. C 15. B 16. D 17. C 18. B 19. C 20. B 21. B
22. C 23. B 24. C 25. B 26. A 27. B 28. C 29. C 30. A 31. A
32. D 33. C 34. C 35. A

二、判断题

1. × 2. √ 3. × 4. × 5. × 6. √ 7. × 8. √ 9. × 10. × 11. ×
12. × 13. √ 14. × 15. √ 16. × 17. √ 18. √ 19. × 20. √

三、填空题

1. 5.68×10^{-10}

2. 5.8×10^{-6}

3. 有关;无关

4. 减小;增大;减小;同离子效应

5. 增大;盐效应

6. 沉淀的生成;沉淀的溶解;分级沉淀

7. 强酸，强碱，稀释，pH

8. 弱酸或弱碱，弱酸的共轭碱或弱碱的共轭酸

9. 缓冲溶液总浓度，缓冲比

10. 7.35~7.45；NaH_2PO_4；NaOH；$NaHPO_4$

四、简答题

1. 酸碱质子理论认为：凡是能给出质子（H^+）的物质都是酸，凡是能接受质子的物质都是碱。酸碱反应的实质是酸碱之间的质子传递。

2. 溶度积规则要点为：(1) $I_p = K_{sp}^{\ominus}$ 时，溶液是饱和的。这时溶液中的沉淀与溶解达到动态平衡。(2) $I_p < K_{sp}^{\ominus}$ 时，溶液是不饱和的。溶液中无沉淀析出，若加入难溶电解质，则会继续溶解。(3) $I_p > K_{sp}^{\ominus}$ 时，溶液过饱和。溶液中会有沉淀析出，直至溶液处于饱和。

五、计算题

1. 解：pH = 4.55

故 $[H^+] = 2.8\times10^{-5}$

根据 $HA \rightleftharpoons H^+ + A^-$

溶液中 $[HA] \approx 0.010\ mol\cdot L^{-1}$，$[H^+] = [A^-] = 2.8\times10^{-5}$

$$K_a^{\ominus} = \frac{2.8\times10^{-5}\times2.8\times10^{-5}}{0.010} = 7.8\times10^{-8}$$

2. 解：pH = 2.43

故 $[H^+] = 3.72\times10^{-3}$

根据 $[H^+] = \sqrt{cK_a^{\ominus}}$ 得

$$c = \frac{[H^+]^2}{K_a^{\ominus}} = \frac{(3.72\times10^{-3})^2}{1.37\times10^{-4}} = 0.10$$

所以酸牛奶中乳酸的浓度为 $0.10\ mol\cdot L^{-1}$

3. 解：混合液中 NaAc 的浓度和 HAc 的浓度可通过以下方程式计算

$$NaOH \quad + \quad HAc = NaAc \quad + \quad H_2O$$

浓度/($mol\cdot L^{-1}$)　10×0.20　40×0.10

经计算得：[NaAc] = 2/50，[HAc] = (40×0.10−10×0.20)/50 = 2/50

代入缓冲公式 $pH = pK_a + lg$(共轭碱/共轭酸)，得 pH = 4.75 + lg(2/50)/(2/50) = 4.75

4. 解：pH（血浆）= 7.21 + lg4 = 7.21 + 0.60 = 7.81

pH（尿液）= 7.21 + lg1/9 = 7.21 − 0.95 = 6.26

5. 解：$0.01\ mol\cdot L^{-1}$ HCN 溶液中，已知 $c = 0.01\ mol\cdot L^{-1}$，$K_a^{\ominus} = 4.93\times10^{-10}$

$$K_a^{\ominus}c > 20K_w,\ c/K_a^{\ominus} = 0.01/4.93\times10^{-10} > 500$$

故 $[H^+] = \sqrt{K_a^{\ominus}\cdot c}$

$= \sqrt{4.93\times10^{-10}\times0.01} = 2.22\times10^{-6}$

$pH = -lg(2.22\times10^{-6}) = 5.65$

$0.01\ \text{mol}\cdot\text{L}^{-1}\ NH_3\cdot H_2O$ 溶液中，已知 $c=0.01\ \text{mol}\cdot\text{L}^{-1}$，$K_b^{\ominus}=1.79\times10^{-5}$

$$K_b^{\ominus}c>20K_w^{\ominus},\ c/K_b^{\ominus}=0.01/1.79\times10^{-5}>500$$

故 $[OH^-]=\sqrt{1.79\times10^{-5}\times0.01}$

$=4.23\times10^{-4}$

$$pOH=-\lg(4.23\times10^{-4})=3.37$$

$$pH=14-pOH=14-3.37=10.63$$

第三章　胶体分散系

本章提要

第一节　分　散　系

一、分散系的基本概念

一种或多种物质分散在另一种介质中形成的体系称为分散系，其中被分散的物质称为分散相，分散相所处的介质称为分散介质。当分散相粒子以单个分子（或离子）分散在分散介质中时，分散相与分散介质间没有相界面，属于均相分散系。当分散相粒子由许多原子、离子或分子聚集而成时，分散相和分散介质间有相界面，该分散系属于非均相体系。

二、分散系的分类

分散系按分散相粒子的大小可分为三类：低分子分散系（分散相粒子直径 $d<1$ nm）、胶体分散系（1 nm $<d<100$ nm）和粗分散系（$d>100$ nm）。

胶体分散系又可分为溶胶和高分子化合物溶液两大类。溶胶的分散相粒子由许多原子、离子或分子聚集而成，与分散介质间存在相界面；溶胶属于非均相分散体系。高分子溶液的分散相粒子是单个高分子，其分子尺寸属于胶体分散系的范围；高分子溶液为稳定的均相体系。

三、溶胶的分类

根据胶体分散系中分散相和分散介质的聚集状态不同，溶胶可分为液溶胶、固溶胶和气溶胶。

第二节 表面现象

一、表面张力与表面能

液体与其气相所形成界面时,液体表面分子有向内部移动使液体表面积自动缩小的趋势,即表面有一种抵抗面积扩张的恒力,为表面张力,用符号 σ 表示,单位为 $N \cdot m^{-1}$。其物理意义为:恒温恒压下,与表面相切、垂直作用于单位长度上的表面收缩力。物质表面层分子比内部分子多出的能量称为表面能 E。表面能(E)等于液体的表面张力(σ)和表面积(A)的乘积,即 $E=\sigma \cdot A$。

二、表面吸附

固体或液体表面吸引其他物质的原子、离子或分子聚集在其表面的过程称为表面吸附。固体表面吸附中,具有吸附作用的物质称为吸附剂,被吸附的物质称为吸附质。

三、表面活性剂

能显著降低相间表面张力的物质称为表面活性剂。表面活性剂一般含有两类基团:一类是亲水性极性基团;另一类是疏水性非极性基团。

当少量表面活性剂溶于水时,亲水性基团进入水中,疏水性基团则力图离开水相,在水的表面定向排列,从而降低水的表面张力和表面能。随着进入水中的表面活性剂浓度增大,在分子表面膜形成的同时,表面活性剂也逐渐聚集,疏水基互相靠拢,形成亲水基朝向水相而疏水基在内的、直径在胶体范围的胶束。胶束的形成减小了疏水基与水的接触面积,使系统更加稳定。

四、乳化作用和乳状液

一种液体分散在另一种不相溶(或部分互溶)的液体中,形成高度分散体系的过程称为乳化,生成的分散系称为乳状液。

向乳状液中加入适当的表面活性剂(乳化剂),表面活性剂的亲水基会朝向水相,亲油基会朝向油相,在两相界面上定向排列,形成一层把油相液滴包裹起来的薄膜,阻止了油相液滴间的聚集,从而能使乳状液稳定。

乳状液的类型有两种:油相分散在水相介质中形成的是水包油型(O/W)乳状液;水相分散在油相介质中形成的则为油包水型(W/O)乳状液。一般亲水性强的乳化剂易形成 O/W 型乳状液,而亲油性强的乳化剂则易形成 W/O 型乳状液。

第三节　溶　　胶

一、溶胶的性质

溶胶在光学、动力学和电学等方面具有一系列独特的性质。在暗室中让一束会聚的光通过溶胶，如果分散相粒径接近或稍小于入射光的波长，则主要发生光的散射，这时可在与光束垂直的方向观察到光通过路径上产生的显著的散射光，即一条明亮的圆锥形光柱，称为 Tyndall 现象。利用 Tyndall 现象常可以鉴别溶胶。

悬浮于介质中的胶粒不断受到周围的分散介质分子的无规则撞击，胶粒在瞬间受到的合力未能完全抵消，引起胶粒时刻向不同的方向、以不同的速率做不规则运动，即为 Brown 运动。Brown 运动可以使胶粒抵抗在重力作用下的沉降，是保持溶胶相对稳定的因素之一。

在外加电场作用下，带电胶粒在介质中的定向移动现象称为电泳。根据电泳的方向可以判断胶粒所带电荷的种类。在外电场作用下，液体介质向与介质电荷相反的电极方向移动的现象称为电渗。

胶粒带电荷主要有两种原因：① 胶粒中的胶核总是选择性地吸附与其组成相似的离子而导致胶粒带电荷；② 胶核和分散介质接触后，表层上的分子可与介质作用而解离，被解离的离子进入到介质中，胶体粒子带有与进入介质的离子符号相反的电荷。

二、溶胶的胶团结构

溶胶的形成过程中，大量的分子聚集成胶核，胶核吸附与自身组成相似的离子（即吸附离子），吸附离子与反离子共同形成吸附层。吸附层和胶核合称为胶粒。胶粒是带电荷的。分布在胶粒外围的其他反离子形成扩散层，扩散层与胶粒总称为胶团。整个胶团总是呈电中性的。由吸附层和扩散层构成的电性相反的双层结构叫作双电层。

三、溶胶的稳定性和聚沉

溶胶是高度分散的多相亚稳定体系，胶粒之间有相互聚集而聚沉的趋势。但溶胶又可在一定条件下长期稳定存在不聚沉，其主要原因有三点：胶粒因带相同电荷有相斥作用，溶胶表面溶剂化膜的保护作用以及 Brown 运动作用。

溶胶分散度降低，分散相颗粒变大，最后从介质中沉淀析出的现象称为聚沉。加热、加入电解质或将两种带相反电荷的溶胶混合，都可以引起溶胶的聚沉，其中电解质对溶胶的聚沉作用最为重要。电解质聚沉能力的大小通常用聚沉值来衡量。聚沉值是指使一定量的溶胶在一定时间内完全聚沉所需电解质的最小浓度。聚沉值越小，该电解质的聚沉能力越大。带相反电荷的溶胶有相互聚沉的能力，当正、负溶胶按适当比例混合致使胶粒所带电荷恰好被中和时，就发生了完全聚沉。

第四节　高分子化合物溶液

一、高分子化合物的概念

高分子化合物是指相对分子质量大于 10 000 的化合物。高分子化合物由一种或多种小的结构单位交联而成，每个结构单位称为链节，链节重复的次数叫作聚合度，以 n 表示。按照分子链的长度及链节的连接方式不相同，高分子化合物的结构分为线型、支链型和体型等，形成高分子化合物溶液的主要是线型高分子。

二、高分子化合物溶液的特性

在合适的介质中，高分子化合物能自动分散形成均匀的溶液，其分散质和分散介质之间没有界面存在，是均相体系，属于热力学稳定体系。高分子化合物溶液的本质是真溶液，但与小分子溶液有所区别。因为分散质粒子的大小在胶体分散系的范围之内，其动力学性质与溶胶相似。高分子化合物溶液有溶胶特有的某些性质，如颗粒扩散慢、不能透过半透膜等；又具有自身的特性，如溶液非常稳定、黏度大。

三、高分子化合物溶液对溶胶的保护作用

在溶胶中加入足量的高分子溶液，能显著地增强溶胶的稳定性，这种现象称为高分子化合物对溶胶的保护作用。保护作用的原理是高分子化合物吸附在溶胶胶粒的表面，将胶粒包裹起来形成一层水化膜，阻止了溶胶粒子的聚集，增加了溶胶的稳定性。足量的高分子化合物才有保护作用，若量不足，不但起不到保护作用，反而会降低溶胶的稳定性。

四、高分子化合物的电泳和盐析

蛋白质和核酸等大分子电解质是生命科学中有重要意义的高分子化合物，在一定 pH 的溶液中通常以带电离子的状态存在。若将一定 pH 的蛋白质（或核酸）溶液加上外电场，则蛋白质（或核酸）分子会因自身所带的电荷向一极移动，发生电泳现象。在蛋白质溶液中加入大量无机强电解质以破坏水化膜，可使其在水中的溶解度降低乃至大量聚集沉淀的过程称为盐析，其实质是蛋白质的脱水过程。利用电泳和盐析作用可以达到分离和提纯多种蛋白质的目的。

第五节　凝　　胶

在一定条件下，高分子化合物或溶胶粒子相互连接，最后失去流动性，形成具有空

间网状结构的半固态凝胶，这种过程称为胶凝。

一、凝胶的分类

凝胶可分为弹性凝胶和刚性凝胶两大类。弹性凝胶由柔性的线型高分子形成，具有弹性，变形后能恢复原状。刚性凝胶粒子间交联强，网状骨架坚固，凝胶吸收或释放液体时自身体积变化很小。根据凝胶中含液量的多少，凝胶也可分为冻胶与干凝胶。

二、凝胶的性质

弹性凝胶与适当溶剂接触后，会自动吸收溶剂使体积增大，这种现象称为溶胀。新制备的凝胶放置一段时间后，一部分液体将自动从凝胶分离出来，凝胶体积缩小，这种现象称为离浆。可以认为离浆是溶胀的逆过程。

难题解析

例 3-1　喷洒农药的水溶液时，为什么要在农药中加入表面活性剂？

解析思路：加入表面活性剂可使表面张力降低。由于叶子表面有蜡质物，若将农药的水溶液喷洒在叶子上，不能润湿叶子，只会形成水滴流下，达不到杀虫效果；而加入表面活性剂之后，农药的表面张力下降，能较好地润湿叶子，从而提高杀虫效果。

答：植物的叶子表面有蜡质物，可使叶子不被雨水润湿，防止茎叶折断。如果将农药的水溶液喷洒在植物上不能润湿叶子，接触角大于 90°，会形成水滴流下，达不到杀虫作用。加入表面活性剂后，农药的表面张力降低，接触角小于 90°，能润湿叶子，提高杀虫效果。现今，通常会在农药的水溶液中加入表面活性剂制成乳剂，使其可以很好地润湿植物的茎叶。

例 3-2　为什么晴天的天空呈蓝色？为什么日出、日落时云彩特别红？

解析思路：本题属于粒子对光的散射问题，即空气中灰尘微粒和小水滴的 Tyndall 现象。

答：空气中有灰尘颗粒和小水滴，它们的尺寸与阳光中蓝光、紫光的波长相近。当阳光照射这些微粒时，波长较短的蓝光、紫光将发生散射，因此看到的天空呈蓝色（这与在外层空间看到的漆黑一片不同）。在日出、日落时，太阳接近地平线时，阳光穿过厚厚的大气层，大气层中的灰尘微粒和小水滴的尺寸也与阳光中蓝光、紫光的波长相近，因此在大气层中也主要发生蓝光、紫光的散射，而大气层下的则是透射光——散射较弱的红色和橙色光，所以日出、日落时云彩特别红。

例 3-3　以 Na_2SO_4 和 $BaCl_2$ 为原料制备 $BaSO_4$ 溶胶时，使 $BaCl_2$ 过量，写出所制得的 $BaSO_4$ 溶胶的胶团结构，标出胶核、胶粒、胶团，并指出电泳时，胶粒向哪一极运动。

解析思路：本题属于胶团结构和胶粒带电荷的问题。溶胶的形成过程中，大量的分子聚集成 $BaSO_4$ 胶核，胶核吸附与自身组成相似的离子 Ba^{2+}（即吸附离子），吸附离子 Ba^{2+} 与同时紧密吸附的部分反离子 Cl^- 共同形成吸附层。吸附层和胶核合称为胶粒，胶粒是带正电荷的。分布在胶粒外围的剩余反离子 Cl^- 形成扩散层。扩散层与胶粒总称为胶团，整个胶团总是呈电中性的。胶粒带正电荷，所以电泳时向负极运动。

解：胶团结构如下图，胶粒带正电荷，所以电泳时向负极运动。

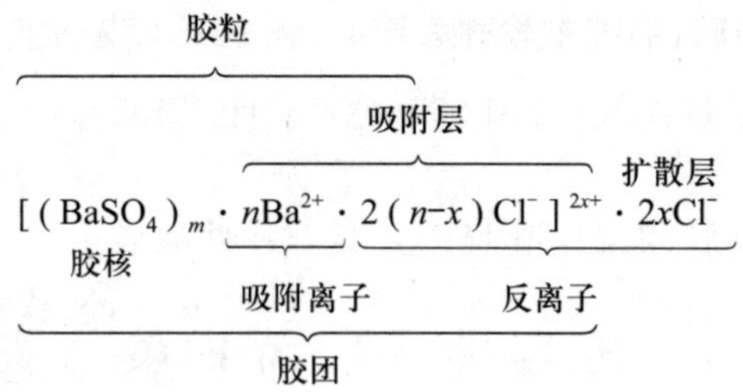

例 3-4　江河入海处为什么易形成三角洲？

解析思路：本题属于电解质对溶胶的聚沉问题。江河水含有大量的泥土，可以看成含泥土的浑浊溶胶。根据溶胶的相关知识可以知道这些溶胶的胶粒是带电荷的。而海水含有大量的电解质，如 NaCl、$MgCl_2$ 等。当含泥土的江河水溶胶的胶粒在入海处与海水电解质相遇时，胶粒可吸附海水中带相反符号电荷的离子，使胶粒原来所带电荷数量减少或被完全中和，胶粒表面的溶剂化膜也随之变薄，胶粒聚沉析出，久而久之，在江河入海处就形成了三角洲。

答：含有大量泥土胶粒的江河水在入海口处与海水相遇时，海水中的电解质会对江河水中的泥土胶粒产生聚沉作用，长期积累就形成了三角洲。

章节测试题

一、选择题

1. 分散相粒子能透过滤纸，但不能透过半透膜的是(　　)。

A. 分子分散系　　B. 高分子溶液

C. 溶胶和分子分散系　　D. 粗分散系和溶胶

2. 泥浆属于(　　)。

A. 分子分散系　　B. 高分子溶液

C. 溶胶　　D. 粗分散系

3. 溶胶属于(　　)。

A. 热力学和动力学上皆属稳定的体系

B. 热力学和动力学上皆属不稳定的体系

C. 热力学上不稳定而动力学上稳定的体系

D. 热力学上稳定而动力学上不稳定的体系

4. 表面活性物质是(　　)。

A. 能形成负吸附的物质　　B. 能增加体系表面能的物质

C. 能降低体系内部能量的物质　　D. 能降低溶剂表面张力的物质

5. 向含色素的水溶液加入活性炭后，溶液的颜色变浅，这种现象为(　　)。

A. 乳化　　B. 吸附

C. 聚沉　　D. 透析

6. 下列物质中，(　　)属于表面活性剂。

A. NaCl　　B. 蔗糖

C. 十二烷基硫酸钠　　D. KNO_3

7. 杀菌用的药剂可以制成乳剂，其优点不包括(　　)。

A. 可大大提高其效力　　B. 制备过程更简便

C. 降低其毒副作用　　D. 具有缓释性

8. 利用 Tyndall 现象可快速区别(　　)。

A. 溶胶和高分子溶液　　B. 溶胶和分子分散系

C. 分子分散系和粗分散系　　D. 粗分散系和乳状液

9. 溶胶粒子在电场中定向移动,这种现象被称为(　　)。

A. Brown 运动　　B. Tyndall 现象

C. 电泳　　D. 电渗

10. 关于胶团$[(AgCl)_m \cdot nCl^- \cdot (n-x)K^+]^{x-} \cdot xK^+$,下列说法不正确的是(　　)。

A. 胶粒是$[(AgCl)_m \cdot nCl^- \cdot (n-x)K^+]^{x-}$

B. $m=n+x$

C. 在电场中胶粒向正极移动

D. 胶核是$(AgCl)_m$

11. 对于胶团$[(AgI)_m \cdot nAg^+ \cdot (n-x)NO_3^-]^{x+} \cdot xNO_3^-$,在外电场作用下,发生电泳现象的是(　　)。

A. $(AgI)_m$

B. $(AgI)_m \cdot nAg^+$

C. $(AgI)_m \cdot nAg^+ \cdot (n-x)NO_3^-$

D. $[(AgI)_m \cdot nAg^+ \cdot (n-x)NO_3^-]^{x+} \cdot xNO_3^-$

12. 将 50 mL 0. 002 mol·L^{-1} $AgNO_3$ 溶液和 50 mL 0. 001 5 mol·L^{-1} KI 溶液混合制备 AgI 溶胶,下列推论中正确的是(　　)。

A. 胶核选择吸附 I^-　　B. 胶粒带负电荷

C. 电泳时胶粒向正极移动　　D. 胶粒带正电荷

13. 胶粒带电的原因主要有(　　)。

A. 胶核选择性吸附和表面分子的解离

B. 胶核表面的吸附和存在水化膜

C. Brown 运动和表面分子的解离

D. 表面存在水化膜和 Brown 运动

14. 某一溶胶电泳时胶粒向负极移动。用下列电解质聚沉该溶胶,其中(　　)聚沉能力最小。

A. K_3PO_4　　B. Na_2SO_4

C. Na_2CO_3　　D. $AlCl_3$

15. 对于 As_2S_3 负溶胶,下列电解质中聚沉能力最强的是(　　)。

A. NaCl　　B. $MgCl_2$

C. $AlCl_3$　　D. $CaSO_4$

16. 下列电解质对负溶胶的聚沉能力递增的是(　　)。

A. KCl、$CaCl_2$、$AlCl_3$　　B. $AlCl_3$、KCl、$CaCl_2$

C. $AlCl_3$、$CaCl_2$、KCl　　D. KCl、$AlCl_3$、$CaCl_2$

17. 欲使溶胶稳定存在，可向其中加入(　　)。

A. 少量高分子溶液　　B. 与胶粒带相反电荷的溶胶

C. 足量高分子溶液　　D. 电解质溶液

18. 高分子溶液与溶胶的共同点是(　　)。

A. 都是多相体系　　B. 都是热力学不稳定体系

C. 都对电解质很敏感　　D. 分散相粒子直径都在 1~100 nm

19. 下列物质中，盐析能力最强的是(　　)。

A. $(NH_4)_2SO_4$　　B. $Na_2C_2O_4$　　C. LiBr　　D. KCNS

20. 血液凝固的过程属于(　　)。

A. 聚沉　　B. 胶凝　　C. 凝胶　　D. 盐析

二、判断题

1. 分散相粒子直径大于 100 nm 的分散系称为胶体分散系。(　　)
2. 蛋白质水溶液属于稳定的非均相体系。(　　)
3. 肥皂和洗衣粉的去污作用是依靠胶束的形成完成的。(　　)
4. 乳化剂的作用是降低液液界面上的张力，形成保护膜。(　　)
5. 利用 Tyndall 现象可以区别溶胶和高分子化合物溶液。(　　)
6. 溶胶能稳定存在的主要原因是胶粒的 Brown 运动。(　　)
7. 在外电场作用下，分散介质的定向移动现象称为电泳。(　　)
8. 胶核和吸附层合称为胶粒，胶粒和扩散层合称为胶团。胶粒带电而胶团不带电。(　　)
9. 电解质对溶胶的聚沉能力与电解质中反离子所带的电荷数成反比。(　　)
10. 加入少量电解质盐类，引起胶粒聚结沉降的现象叫作盐析。(　　)

三、填空题

1. 按照分散相粒子的大小可以把分散系分为三类：________、________、________。

2. 溶胶和高分子溶液的分散相粒子的直径都在________ nm 范围内；能透过滤纸，____(填“能”或“不能”)透过半透膜；与溶胶相比，高分子化合物溶液具有________和________等特性。

3. 乳状液是液体以小液滴的形式分散于另一种________的液体中所形成的分散系；悬浊液是不溶性的________分散在液体中所形成的分散系。

4. 从结构上分析，表面活性剂同时具有________和________。

5. 要获得稳定的乳状液，一定要有____的存在，使液液界面的表面张力____，同时，在被分散的液滴的周围形成一层______。

6. 若溶胶的分散相粒子的直径略小于可见光的波长，当光照射溶胶时，会发生______作用，产生______现象。

7. 使溶胶稳定的因素是________、________和________。

8. 在溶胶中加入________，能显著地增强溶胶的稳定性，使溶胶在受到外界电解质作用时，不易发生________，这种现象称为________________________。

9. 高分子化合物溶液在一定条件下，形成具有网状结构的半固态物质，这一过程称为________。形成的立体网状结构物质叫作__________。

10. 凝胶分为__________和__________两大类。

四、简答题

1. 什么是表面活性剂？试从其结构特点说明它能降低溶剂表面张力的原因。

2. 用实验的方法怎样鉴别溶液和溶胶？怎样鉴别溶胶和悬浊液？

3. 溶胶与高分子溶液具有稳定性的原因是什么？可以分别用什么方法破坏它们的稳定性？

4. 向 0.002 $mol \cdot L^{-1}$ 的 Na_2SO_4 溶液中加入等体积的 0.001 8 $mol \cdot L^{-1}$ 的 $Ba(NO_3)_2$ 溶液来制备 $BaSO_4$ 溶胶，这种溶胶在电泳时的运动方向如何？

5. 凝胶的定义是什么？凝胶的结构和性质有哪些？

五、计算题

1. 将 50.00 mL 0.008 $mol \cdot L^{-1}$ 的 KBr 溶液和 30.00 mL 0.020 $mol \cdot L^{-1}$ 的 $AgNO_3$ 溶液混合以制备 AgBr 溶胶，试写出 AgBr 溶胶的胶团结构，并指出胶粒在电场中的运动方向。判断 $MgSO_4$、$K_3[Fe(CN)_6]$ 和 $AlCl_3$ 对此溶胶聚沉能力的大小顺序。

2. 为使 10.0 mL 某溶胶聚沉，需加入 $AlCl_3$ 10.5 mmol，或 $MgSO_4$ 0.031 mmol，或 Na_3PO_4 0.001 2 mmol。(1) 计算各电解质的聚沉值；(2) 指出哪种电解质的聚沉能力最大，哪种最小；(3) 指出该溶胶胶粒所带电荷的符号。

章节测试题答案

一、选择题

1. B　2. D　3. C　4. D　5. B　6. C　7. B　8. B　9. C　10. B　11. C
12. D　13. A　14. D　15. C　16. A　17. C　18. D　19. A　20. B

二、判断题

1. ×　2. ×　3. √　4. √　5. √　6. ×　7. ×　8. √　9. ×　10. ×

三、填空题

1. 低分子分散系；胶体分散系；粗分散系
2. 1~100；不能；黏度大；稳定性高
3. 不相溶；固体颗粒
4. 亲水的极性基团；疏水的非极性基团
5. 乳化剂；降低；保护膜
6. 散射；Tyndall
7. 溶胶粒子带电荷；溶胶表面溶剂化膜的保护作用；布朗运动作用
8. 足量的高分子溶液；聚沉；高分子化合物对溶胶的保护作用
9. 胶凝；凝胶
10. 刚性凝胶；弹性凝胶

四、简答题

1. 能显著降低相间表面张力的物质称为表面活性剂。表面活性剂的一端是亲水的极性基团，另一端是疏水的非极性基团。亲水的极性基团朝向水相，疏水的非极性基团朝向油相，在油和水两相界面上作定向排列，形成一层把分散液滴包裹起来的薄膜。这些定向排列的表面活性剂分子，降低了两相界面的张力，且形成了一层有机械强度的膜层，阻止分子在相互碰撞时的聚集，使得形成的乳状液较为稳定。

2. 在一束会聚的光照射下，与光束垂直的方向观察到一条明亮的光路，这种现象叫作 Tyndall 现象。可以观察到 Tyndall 现象的是溶胶，反之则为溶液。溶胶外观不浑浊，能透过滤纸；悬浊液外观浑浊，不能透过滤纸。可以用过滤的方法鉴别溶胶和悬浊液。

3. 溶胶具有亚稳定性的主要原因是胶粒带有电荷。当胶粒相互接近时，相同性质电荷的排斥作用使其不能聚集。此外，溶胶表面溶剂化膜的保护作用也阻碍了胶粒碰撞聚集；胶粒剧烈的布朗运动也使其不易在重力作用下沉降。加入少量强电解质或带相反电荷的溶胶以及加热都可使溶胶发生聚沉。高分子化合物表面形成的水化膜是高分子化合物溶液具有稳定性的主要原因。加入一定量的易溶强电解质，或可与水强烈结合的有机溶剂，可使水化膜受破坏而聚集沉淀。

4. 向 0.002 mol · L^{-1} Na_2SO_4 溶液中加入等体积的 0.001 8 mol · L^{-1} $Ba(NO_3)_2$ 溶液制备 $BaSO_4$ 溶胶，由于 Na_2SO_4 过量，胶团的结构为

$$\underbrace{\overbrace{[\underbrace{(BaSO_4)_m}_{\text{胶核}} \cdot \overbrace{\underbrace{nSO_4^{2-}}_{\text{吸附离子}} \cdot \underbrace{2(n-x)Na^+]^{2x-} \cdot \overbrace{2xNa^+}^{\text{扩散层}}}_{\text{反离子}}}^{\text{吸附层}}}^{\text{胶粒}}}_{\text{胶团}}$$

胶粒带负电荷，该溶胶在电泳时向正极运动。

5. 在一定条件下，高分子化合物或溶胶粒子分别相互连接，失去流动性而成为半固体状态，形成的物质称为凝胶。由于分子的相互交联，凝胶具有立体空间网状结构，溶剂小分子充满在网状结构的空隙中。弹性凝胶可以自动吸收溶剂而膨胀，称为溶胀；静置后部分溶液会自动从凝胶分离出来，称为离浆。

五、计算题

1. 解：KBr 的物质的量为 0.008 mol · L^{-1} × 0.050 L = 4.0×10^{-4} mol；$AgNO_3$ 的物质的量为 0.020 mol · L^{-1} × 0.030 L = 6.0×10^{-4} mol。胶核优先吸附与它组成类似的离子而带电荷。$AgNO_3$ 溶液过量，因此胶团的结构式如下：

胶粒

吸附层

扩散层

$$[(AgBr)_m \cdot nAg^+ \cdot (n-x)NO_3^-]^{x+} \cdot xNO_3^-$$

胶核　　吸附离子　　反离子

胶团

由于胶粒带正电荷，所以电泳时向负极运动。对于胶粒带正电荷的溶胶，电解质中反离子（即负离子）所带的电荷数越高，聚沉能力就越强，所以电解质聚沉能力强弱的顺序为 $K_3[Fe(CN)_6] > MgSO_4 > AlCl_3$。

2. 解：(1) 使一定量的溶胶在一定时间内完全聚沉所需电解质的最小浓度称为该电解质的聚沉值。各电解质的聚沉值分别为 $AlCl_3$ $\frac{10.5}{1\,000}\times\frac{1\,000}{10}$ mol·L^{-1} = 1.05 mol·L^{-1}，$MgSO_4$ $\frac{0.031}{1\,000}\times\frac{1\,000}{10}$ mol·L^{-1} = 3.1×10^{-3} mol·L^{-1}，Na_3PO_4 $\frac{0.001\,2}{1\,000}\times\frac{1\,000}{10}$ mol·L^{-1} = 1.2×10^{-4} mol·L^{-1}。

(2) 电解质的聚沉值越小，其聚沉能力越大，因此，三者中 Na_3PO_4 的聚沉能力最大，$AlCl_3$ 的聚沉能力最小。

(3) 根据计算的聚沉值，可知 PO_4^{3-} 聚沉能力最大，SO_4^{2-} 次之，Cl^- 聚沉能力最小。根据电解质中反离子所带的电荷数越高，其聚沉能力越强的规律，可以推断该溶胶的胶粒带正电荷。

第四章　原子结构和分子结构

本章提要

第一节　原 子 结 构

一、原子核外电子运动状态

（一）原子的组成和同位素

原子由原子核和核外电子组成。原子核带正电荷，核外电子带负电荷，一个电子带一个单位负电荷。原子核由质子和中子组成，一个质子带一个单位正电荷，质子数等于原子核所带电荷数；中子不带电。若两个原子质子数相同，而中子数不同，则互称为同位素（isotope）。

（二）原子结构的认识历程和玻尔原子理论

1913 年，丹麦科学家 N. Bohr 提出了玻尔原子结构理论。

（1）氢原子核外的电子只能在特定的符合一定量子化条件的轨道运动。在这些轨道上运动时电子不吸收也不辐射能量，这种状态称为基态（stationary state）。

（2）氢原子核外的电子通常处于基态。当氢原子从外界获得能量时，电子会跃迁到能量较高的激发态。由于激发态不稳定，电子会自发地返回能量较低的基态，同时能量以线状光谱的形式发射出来。

（三）电子的波粒二象性与电子云

电子是一种极微小的粒子，其运动具有微粒性和波动性的双重性质。对于质量为 m，运动速度为 v 的电子，其动量为

$$P = mv$$

其相应的波长为

$$\lambda = \frac{h}{P} = \frac{h}{mv}$$

对于具有波动性的微粒来说，不能同时确定它在空间的位置和动量（或运动速度）。也就是说电子的位置测得越准时，它的动量（或运动速度）就越不确定，反之亦

然。这是微观世界电子运动的特殊性。只能用统计的方法，来描述电子在原子中某一区域内出现的概率。

（四）原子核外电子运动状态的描述

原子核外电子运动状态可以用 n,l,m,m_s 四个量子数来描述。

主量子数 $\boldsymbol{n}$=1,2,3,…，反映了电子在核外空间出现概率最大的区域离核的远近，是决定多电子原子中电子能量的主要因素。n 越大，电子出现概率最大的区域距核越远，能量越高。对于单电子原子来说，n 是决定电子能量的唯一因素。n 俗称为电子层数，但并不表示电子就固定在该层。在某个瞬间，n 小的电子也可能比 n 大的电子离核更远。

角量子数 $\boldsymbol{l}$=0,1,2,3,…,$(n-1)$，共可取 n 个值。l 决定了原子轨道（或电子云）的形状，并在多电子原子中与主量子数 n 一起决定电子的能量。$l=0,1,2,3$ 分别称为 s,p,d,f 亚层。

磁量子数 $\boldsymbol{m}$=0,±1,±2,±3,…,±l，共 $(2l+1)$ 个数值，它决定了原子轨道在空间的伸展方向，故 s,p,d,f 轨道依次有 1,3,5,7 种不同的伸展方向。

自旋量子数 $\boldsymbol{m_s}$=+1/2 或-1/2，分别表示电子的两种状态，也可分别用符号“↑”和“↓”表示。

n,l,m 三个量子数的合理组合决定了原子轨道，n,l,m,m_s 四个量子数可以描述电子的运动状态。因此四个量子数确定之后，电子在核外空间的运动状态也就确定了。

（五）原子轨道的近似能级

我国科学家，北京大学教授、中国科学院资深院士徐光宪提出了判断基态多电子原子轨道能级高低的依据，即 $(n+0.7l)$ 值越大，轨道能级越高，$(n+0.7l)$ 值整数部分相同的能级为同一能级组。

Pauling 原子轨道近似能级图显示了电子填充原子轨道的顺序，如图 4-1 所示。

二、原子核外电子的排布规则

原子核外电子排布遵循能量最低原理、Pauli 不相容原理和 Hund 规则：电子优先填入能量最低的轨道；一个原子轨道最多只能容纳 2 个自旋方向相反的电子；在能级相同的等价轨道（或简并轨道）上排布时，总是尽可能以自旋平行的方式分占不同的轨道。

补充规则：等价轨道处于全充满（p^6、d^{10}、f^{14}）、半充满（p^3、d^5、f^7）或全空（p^0、d^0、f^0）的状态是能量较低的稳定状态。例如，$_{29}Cu$ 的电子排布式（又称为电子组态）为 $1s^22s^22p^63s^23p^63d^{10}4s^1$，而不是 $1s^22s^22p^63s^23p^63d^94s^2$。电子填充时先填充 4s 后填充 3d，但书写时需要先写 3d 后写 4s。若用原子实写法：$_{29}Cu$　$[Ar]3d^{10}4s^1$。

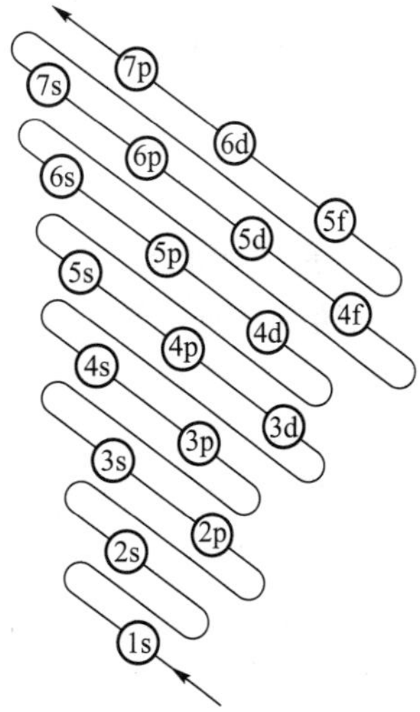

图 4-1　电子填充原子轨道顺序图

三、元素周期表与元素基本性质

元素周期表中共有七个横行，每一横行称为一个周期(period)，共有七个周期。其中第一至第三周期称为短周期，其余称为长周期。在周期表中将元素原子的外层电子排布相同或相近的元素排成一个纵行，称为族。元素周期表中的16个族分为7个主族，7个副族，1个0族和1个Ⅷ族。根据元素原子的外层电子组态，可将周期表中的元素分为s区、p区、d区、ds区和f区共5个区。

元素性质有原子半径、电负性、金属性和非金属性等。在元素周期表中，从左到右随着原子序数的递增，原子半径逐渐变小，最后是原子半径突然增大的稀有气体。从上到下原子半径依次增大。元素的电负性越大，表示原子吸引电子的能力越强，非金属性越强；电负性越小，表示原子吸引电子的能力越弱，金属性越强。在元素周期表中(惰性气体除外)，从左到右金属性越来越弱，非金属性越来越强；从上到下，金属性越来越强，非金属性越来越弱。

第二节 分子结构

一、化学键的概念

化学键是纯净物分子内或晶体内相邻两个或多个原子(或离子)间强烈的相互作用力的统称。化学键的基本类型有离子键、共价键和金属键等。

离子键是以阳离子和阴离子之间静电引力形成的化学键。共价键是分子中原子间通过共用电子对形成的化学键。配位键是一种特殊的共价键。金属键是通过自由电子和金属离子之间的相互作用形成化学键。

二、价键理论

共价键形成的前提条件：一是成键两原子具有自旋相反的单电子，可互相配对形成共价键；二是成键的电子所处的两原子轨道互相重叠，两核之间电子云密集，系统能量降低，形成共价键。

共价键具有饱和性和方向性。共价键的饱和性由原子的单电子的数目决定，即一个原子有多少个单电子，就只能配对形成多少个共价键。共价键的方向性由原子轨道最大重叠原理决定。

共价键的类型按原子轨道重叠方式不同分为σ键和π键，二者对比见表4-1。

表4-1 σ键和π键的对比

类型	σ键	π键
重叠轨道	$s-s, s-p_x, p_x-p_x$	p_y-p_y, p_z-p_z
分子举例	H—H, H—Cl, Cl—Cl	O=O, N≡N

续表

类型	σ 键	π 键
形成方式	沿键轴“头碰头”重叠	沿键轴“肩并肩”重叠
对称性	重叠部分沿键轴呈圆柱形对称	重叠部分垂直于键轴呈镜面反对称
存在	可单独存在，分子的“骨架”键	不能单独存在，与 σ 键共存于共价双键、三键
稳定性	重叠程度大，比较牢固	比较活泼，容易断裂

常见的共价键参数有键能、键长、键角和键的极性等。共价键又可分为极性共价键和非极性键共价键。极性键构成的分子未必是极性分子，如 CCl_4，非极性键构成的分子未必是非极性分子。化合物分子的极性不仅与化学键的极性有关，也与分子的几何结构有关。

三、杂化轨道理论

形成分子时，因原子之间的相互影响，中心原子的能量相近的不同类型的 n 个价原子轨道混合，重新分配能量和确定空间方向，形成 n 个新原子轨道，这一过程称为杂化。杂化形成的新的原子轨道称为杂化轨道。杂化轨道形状不同于杂化前原子轨道的形状，空间取向为最大夹角，更有利于最大重叠，成键能力增强。sp^3 杂化分为等性杂化和不等性杂化。一般同一主族的元素，杂化类型相同，所以 $SnCl_4$ 和 CH_4 的杂化类型一样，PH_3 和 NH_3 一样，H_2S 和 H_2O 一样。典型的键角有：sp 杂化 180°，sp^2 杂化 120°，等性 sp^3 杂化 109°28′。不等性 sp^3 杂化中有孤电子对，键角被压缩。中心原子的 σ 键数目：一般有 2 个 σ 键为 sp 杂化，有 3 个 σ 键为 sp^2 杂化，有 4 个 σ 键为 sp^3 杂化。如甲醛 HCHO，中心原子 C 有 3 个 σ 键为 sp^2 杂化。

烷烃（碳碳单键中的 C）为 sp^3 杂化，烯烃（碳碳双键中的 C）为 sp^2 杂化，炔烃（碳碳三键中的 C）为 sp 杂化。注意乙烯和乙炔的中心原子有 2 个，是多中心，二者杂化类型一样。

第三节　分子间作用力

一、分子的极性和偶极矩

分子分为极性分子和非极性分子。偶极矩 μ 是分子中正、负电荷中心的距离 d 与正电荷或负电荷中心上的电荷量 q 的乘积，即 $\mu = q \cdot d$。$\mu = 0$ 的分子为非极性分子。$\mu \neq 0$ 的分子为极性分子。μ 越大，分子极性越大。

二、van der Waals 力

van der Waals 力主要有三种形式：取向力、诱导力和色散力。取向力存在于极性分子之间；诱导力存在于极性分子与非极性分子之间，也存在于极性分子之间。色散

力指分子的瞬时偶极间相互作用产生的引力。虽然瞬时偶极存在时间极短，但不断重复发生、不断互相诱导和吸引，因此各种分子间始终存在着色散力。色散力是分子间广泛存在的一种力。

van der Waals 力作用能很小，一般比化学键低 1~2 个数量级；作用的范围为几十到几百皮米，作用力的大小随分子间距离增大而迅速减弱，不具有方向性和饱和性。

三、氢键

与电负性很大、原子半径很小的原子以共价键相结合的氢原子，还可以再与另一个电负性很大、半径很小的原子相结合，这种结合力叫氢键。氢键不是化学键。

氢键一般分为两大类，分子间氢键和分子内氢键。氢键的键能一般小于 42 $kJ \cdot mol^{-1}$，比 van der Waals 力稍强，但仍比化学键弱得多。氢键具有饱和性和方向性。氢键的形成对物质的物理和化学性质都有很大影响。结构相似的同系物质，若存在分子间氢键，熔点、沸点会显著升高。若存在分子内氢键，熔点、沸点相对较低。例如，邻硝基苯酚有分子内氢键，熔点为 45 ℃，而有分子间氢键的间位和对位硝基苯酚的熔点分别为 96 ℃和 114 ℃。能与 H_2O 形成氢键的有机物，如 ROH、RCOOH 等，在水中的溶解度就较大。而烷烃、烯烃和环烷烃等有机物不能与 H_2O 形成氢键，在水中的溶解度就非常小。若溶质形成分子内氢键，如邻硝基苯酚，则与水难形成分子间氢键，所以邻硝基苯酚在水中的溶解度小于在苯中的溶解度，而对硝基苯酚则相反。氢键的存在直接影响分子的结构、构象、性质与功能。氢键是稳定生物高分子物质的空间结构的一个重要因素。

难题解析

例 4-1 氮的价电子层排布为 $2s^22p^3$，试用四个量子数描述每个电子的运动状态。

解析思路：主量子数 n 的取值为 1,2,3,4,…，角量子数 l 的取值为 0,1,2,3,…,$(n-1)$，磁量子数 m 的取值为 0,±1,±2,±3,…,±l，自旋量子数 m_s 的取值为 +1/2 和 −1/2。

解：$n=2, l=0, m=0, m_s=+1/2$；$n=2, l=0, m=0, m_s=-1/2$；

$n=2, l=1, m=-1, m_s=+1/2$；$n=2, l=1, m=0, m_s=+1/2$；

$n=2, l=1, m=1, m_s=+1/2$。

例 4-2 已知 Cr 元素的原子序数为 24，试写出其基态原子的核外电子排布式。

解析思路：原子的核外电子总数等于原子序数，所以 Cr 原子核外电子数为 24。按照核外电子的排布规律可以写出其电子排布式，特别要注意的是 Hund 规则的特例情况。即价电子组态为 $3d^54s^1$，而不是 $3d^44s^2$。

解：Cr 元素的电子排布式为 $1s^22s^22p^63s^23p^63d^54s^1$。

例 4-3 试解释乙烯分子的构型。

解析思路：乙烯分子的化学式为 C_2H_4。分子结构呈平面构型，6 个原子在一个平面上，分子中的每个 C 原子形成 3 个 σ 键和 1 个 π 键。可以用 sp^2 杂化解释。

解： C_2H_4 分子，中心原子 C 的价层电子构型为 $2s^22p^2$。在形成 C_2H_4 分子的过程中，每个 C 原子采用 sp^2 杂化，形成 3 个处于同一个平面、彼此间夹角为 120°的 sp^2 杂化轨道，每个杂化轨道上有 1 个单电子。未参与杂化的 2p 轨道与 sp^2 杂化轨道平面垂直。

每个 C 原子的 2 个 sp^2 杂化轨道与 2 个 H 原子的 1s 轨道重叠，形成 2 个 C—H σ 键。剩下的 1 个 sp^2 杂化轨道与另一个 C 原子的 sp^2 杂化轨道互相重叠，形成 1 个 C—C σ 键。2 个 C 原子共形成 5 个 σ 键且处于同一平面上，未参与杂化的 2 个 2p 轨道垂直于该平面，以肩并肩方式相互重叠形成 π 键。因此 C_2H_4 分子呈平面构型。

例 4-4　CH_4 的空间构型是正四面体形，键角为 109°28′；NH_3 的空间构型为三角锥形，键角略小于 109°28′。试用杂化轨道理论加以解释。

解析思路：解题的关键是掌握杂化轨道理论、轨道杂化和分子空间构型的关系。杂化的轨道在空间达到最大方向的伸展，使形成的共价键更稳定。轨道杂化的类型不同，分子的空间构型不同。

解：CH_4 中 C 原子的外层电子构型为 $2s^22p^2$，与 H 成键时，形成 4 个 sp^3 杂化轨道，分子构型为正四面体形，键角为 109°28′。NH_3 中的 N 原子的外层电子构型为 $2s^22p^3$，与 H 原子成键时，形成 4 个不等性 sp^3 杂化轨道，其中 3 个 sp^3 杂化轨道与 H 原子形成共价键，1 个 sp^3 杂化轨道中有 1 对孤对电子。孤对电子对邻近的 N—H 共价键产生排斥作用，使共价键的键角略小于 109°28′。

例 4-5　指出物质(1) I_2　(2) H_2S　(3) H_2O 中分子间作用力的类型。

解析思路：分子化合物之间存在着分子间作用力。分子间作用力的类型决定于分子内共价键的极性和分子化合物的极性。极性分子因存在永久偶极而产生分子间的取向力；极性分子与非极性分子、极性分子与极性分子之间因存在诱导偶极而产生诱导力；极性分子与极性分子、非极性分子与极性分子、非极性分子与非极性分子之间都存在着色散力。

解：(1) I_2 是非极性分子，I_2 分子之间只存在着色散力。色散力随着物质相对分子质量的增加而增大。在卤素分子中，I_2 的色散力较大，熔点、沸点最高。

(2) H_2S 是极性分子，分子间存在着色散力、诱导力和取向力。由于 H_2S 分子的极性较小，其分子间的取向力和诱导力较小，以色散力为主。

(3) H_2O 也是极性分子，H_2O 之间存在着色散力、诱导力和取向力。由于 H_2O 的极性较大，其分子之间的取向力较大。同时，H_2O 分子间能产生氢键，氢键的能量比取向力的能量大很多。

章节测试题

一、选择题

1. 波函数 ψ 用来描述(　　)。

A. 电子运动的轨迹　　B. 电子在空间的运动状态

C. 电子的运动速度　　D. 电子出现的概率密度

2. 多电子原子中，决定核外电子运动状态的量子数是(　　)。

A. n　　B. n,l　　C. n,l,m　　D. n,l,m,m_s

3. 对于基态原子中的电子来说，下列组合的量子数中不可能存在的是(　　)。

A. 3,1,1,-1/2　　B. 2,1,-1,+1/2

C. 3,3,0,+1/2　　D. 4,3,-3,-1/2

4. 基态 Na 原子(z=11)最外层有一个电子，描述这个电子运动状态的四个量子数是(　　)。

A. 3,0,0,+1/2　　B. 3,1,0,+1/2

C. 3,1,0,-1/2　　D. 3,1,-1,-1/2

5. 基态 B 原子的电子排布式若写成 $1s^22s^3$，则违背了(　　)。

A. Pauli 不相容原理　　B. Bohr 理论
C. 能量最低原理　　D. Hund 规则

6. 在一多电子原子中,各电子具有如下量子数。其中,能量最高的电子是(　　)。
A. 3,2,0,-1/2　　B. 2,0,0,+1/2
C. 3,1,1,-1/2　　D. 2,1,1,+1/2

7. 下列电子亚层中,可容纳的电子数最多的是(　　)。
A. $n=2,l=1$　　B. $n=3,l=2$　　C. $n=4,l=3$　　D. $n=5,l=2$

8. 在具有下列外层电子构型的原子中,电负性最小的是(　　)。
A. $4s^1$　　B. $3s^1$　　C. $3s^23p^5$　　D. $4s^24p^5$

9. 元素周期表中各元素的物理性质及化学性质呈现周期性的变化,其根本原因是(　　)。
A. 原子半径发生周期性变化
B. 元素电负性发生周期性变化
C. 核外电子排布发生周期性变化
D. 金属性和非金属性发生周期性变化

10. 下列各组物质沸点的高低顺序正确的是 (　　)。
A. $CH_4>SiH_4>GeH_4$　　B. $NH_3>AsH_3>PH_3$
C. $H_2Se>H_2S>H_2O$　　D. HBr>HCl>HF

11. N_2 分子中存在的化学键为(　　)。
A. 三个 σ 键　　B. 一个 σ 键、两个 π 键
C. 两个 σ 键、一个 π 键　　D. 三个 π 键

12. 下列分子中,中心原子采取 sp^3 不等性杂化,分子的空间构型为三角锥形的是(　　)。
A. H_2O　　B. CH_4　　C. NF_3　　D. BF_3

13. 下列分子中,同时存在离子键、共价键和配位键的是(　　)。
A. NH_4Cl　　B. NaOH　　C. CO　　D. KCl

14. 下列分子中,属于极性分子的是(　　)。
A. H_2O　　B. CO_2　　C. BF_3　　D. CH_4

15. 下列化合物中,不能形成氢键的是(　　)。
A. HF　　B. CH_3CH_2OH　　C. H_3BO_3　　D. CH_3F

16. 若键轴为 x 轴,下列 2 个原子轨道重叠不能形成 σ 键的是(　　)。
A. s-s　　B. s-p_x　　C. p_x-p_x　　D. p_z-p_z

17. C_6H_6 分子与 CCl_4 分子之间存在的作用力是(　　)。
A. 色散力　　B. 取向力　　C. 诱导力　　D. 氢键

18. 下列分子中,共价键有极性,分子也有极性的是(　　)。
A. CCl_4　　B. $BeCl_2$　　C. BF_3　　D. CH_3Cl

19. 有关杂化轨道理论的下述说法中,正确的是(　　)。
A. 参加杂化的各原子轨道中必须有未成对电子存在

B. 原子轨道杂化后形成的轨道数目比杂化前更多

C. 原子轨道杂化后形成的轨道成键能力更强

D. 中心原子在形成分子时采取的杂化方式总是相同的

20. 下列各组分子之间既存在取向力、诱导力和色散力，又存在氢键的是（　　）。

A. H_2-N_2　　B. $CO-CO_2$

C. CH_3Cl-H_2O　　D. $C_2H_5OH-H_2O$

21. H_2O 和 HBr 之间存在的作用力是（　　）。

A. 色散力　　B. 诱导力

C. 取向力　　D. van der Waals 力

22. $n=3$ 时，l 的取值可以有（　　）。

A. 3 个　　B. 2 个　　C. 1 个　　D. 4 个

23. 某元素基态原子的最外层电子排布为 ns^2，则该元素（　　）。

A. 一定是ⅡA 族元素

B. 一定是金属元素

C. 不是ⅡA 族元素，就是副族元素

D. 可能是金属元素，也可能是稀有气体元素

24. 已知某元素的正三价离子的电子排布式为 $1s^22s^22p^63s^23p^63d^54s^0$，该元素在周期表中属于（　　）。

A. ⅤB 族　　B. ⅢB 族　　C. Ⅷ族　　D. ⅣB 族

25. 已知某元素原子的价层电子构型是 $3d^{10}4s^1$，则此元素是（　　）。

A. 原子序数为 39 的元素　　B. s 区ⅠA 族元素

C. d 区ⅠB 族元素　　D. ds 区ⅠB 族元素

26. PH_3 分子空间构型为三角锥形，则 P 原子的杂化轨道类型为（　　）。

A. sp 等性杂化轨道　　B. sp^2 等性杂化轨道

C. sp^3 等性杂化轨道　　D. sp^3 不等性杂化轨道

27. sp^3 等性杂化轨道形成的分子空间构型是（　　）。

A. 平面正方形　　B. 平面三角形

C. 正四面体形　　D. 正八面体形

28. CO_2 分子和 SO_2 分子间存在（　　）。

A. 色散力　　B. 色散力、诱导力

C. 色散力、诱导力、取向力　　D. 色散力、取向力

二、判断题

1. 同一原子中，不可能有两个电子的运动状态完全相同。（　　）

2. 对电子云而言，概率密度越大时，概率也一定越大。（　　）

3. s 电子在球面轨道上运动，p 电子在双球面轨道上运动。（　　）

4. 最外层电子构型为 ns^1 或 ns^2 的元素，都属于 s 区元素。（　　）

5. 主量子数为 3 时，有 3s，3p，3d 三条原子轨道。（　　）

6. 要确定电子的运动状态需要 n,l,m 和 m_s 4 个量子数。（　　）

7. 在所有原子中，4s 轨道的能量总高于 3d 轨道的能量。 (　　)

8. 每一周期中包含的元素数目等于相应能级组中容纳的最多电子数。 (　　)

9. 角量子数 l 决定原子轨道的形状。 (　　)

10. 电负性越小的金属元素，其金属性越强。 (　　)

11. 只有 s 轨道与 s 轨道重叠才能形成 σ 键。 (　　)

12. 按现代价键理论，σ 键比 π 键稳定。 (　　)

13. 按杂化轨道理论，杂化轨道不能形成 π 键。 (　　)

14. π 键只能与 σ 键共存，在共价三键中只能有一个 σ 键。 (　　)

15. sp^2 杂化轨道是由中心原子的 1s 轨道和 2p 轨道杂化而成的。 (　　)

16. 极性分子之间存在取向力和诱导力，但不存在色散力。 (　　)

17. 由极性共价键形成的分子一定是极性分子。 (　　)

18. 分子中只要有氢原子就可形成氢键。 (　　)

19. BCl_3 和 NCl_3 都属于 AB_3 型分子，因此中心原子均采取 sp^2 杂化。 (　　)

20. 氢键的键能与 van der Waals 力相近，因此没有方向性和饱和性。 (　　)

三、填空题

1. 现代价键理论认为电子既具有________性，又具有________性，即电子具有__________性。

2. 原子中一个电子的运动状态要用________个量子数描述，它们的符号是__________。

3. $n=3, l=2$ 的原子轨道属于____电子层，____能级，它们在空间有____种伸展方向，若该能级全充满时，应有____个电子。

4. 核外电子的排布应遵循的三条规则分别是________、________和________。

5. 对于主族元素，同一周期元素从左到右，原子半径________；同族元素从上至下，原子半径________。

6. 元素周期表中 24 号元素原子基态时核外电子排布式为______________________，该元素位于周期表第______周期、______族，是________区元素。

7. 氢原子的原子轨道的能量由量子数________决定；在多电子原子中，原子轨道的能量由量子数________决定。

8. 在元素周期表中，s 区元素的价电子构型为__________，p 区元素的价电子构型为__________，ds 区元素的价电子构型为__________。

9. 电负性最大的元素是__________，它是__________最强的元素。电负性最小的元素是__________，它是__________最强的元素。

10. 在第四周期元素中，基态原子的 4p 轨道半充满的元素是________，3d 轨道半充满的元素是________，4s 电子与 3d 电子数目相等的元素是________。

11. 按原子轨道重叠的方式不同，共价键可分为________键和________键，其中________键不能单独存在。

12. 当原子轨道以“______”的方式成共价键时，形成的是______键。当原子轨道以“______”的方式成共价键时，形成的为______键。

13. BF_3 的空间构型为________，中心原子采取________杂化。PCl_3 的空间构型为________，中心原子采取________杂化。

14. 配位键是由一个成键原子单独提供______，而另一个原子提供______形成的共价键。

15. I_2 的 CCl_4 溶液中，I_2 和 CCl_4 分子间的作用力是______。

16. van der Waals 力包括________、________和________，其中在分子间普遍存在的是________。

17. 氢键一般具有________性和________性。相似的化合物中，存在分子间氢键的物质的熔沸点较存在分子内氢键的物质________。

18. 邻硝基苯酚的熔点比对硝基苯酚的熔点______，在水中的溶解度前者比后者______。这是由于邻硝基苯酚存在______，而对硝基苯酚存在______。

19. 在 CCl_4 分子中，C 原子用______轨道与 Cl 原子的______轨道，以“______”的方式重叠形成共价键。

20. 键的极性可以用成键原子的__________来判断，而分子的极性常用物理量__________来判断。当该物理量__________0 时，分子无极性，当该物理量__________0 时，分子有极性。

四、简答题

1. 什么叫元素的电负性？试说明主族元素的电负性在同一周期和同一族中的变化规律。

2. 已知某元素基态原子的价层电子组态为 $3d^5 4s^2$，试写出该原子的电子排布式和原子序数。并指出该元素在周期表中所在的周期、族和区。

3. 某元素的基态原子有 6 个电子处于 $n=3, l=2$ 的能级上，推测该元素的原子序数，其基态原子有几个未成对电子？

4. 请列出硫的四个 3p 电子所有可能的量子数。

5. 基态原子的价层电子构型满足下列条件的是哪一族元素或哪一种元素？

(1) p 能级上有 3 个电子。

(2) 4s 能级和 3d 能级全充满，4p 能级半充满。

(3) $n=4$、$l=0$ 的能级上有 2 个电子，$n=3$、$l=2$ 的能级全充满。

6. 简述现代价键理论的要点。

7. 试用杂化轨道理论说明，当 H_2O 分子转变为 H_3O^+ 离子时，分子的几何构型发生了怎样的变化？

8. 预测 PF_3 分子和 NH_4^+ 的空间构型和偶极矩大小，并指出各中心原子杂化类型。

9. 指出下列各组分子间存在的分子间作用力的类型：(1) CO_2 和 N_2 (2) CO 和 CO_2 (3) $CHCl_3$ 和 H_2O (4) C_2H_5OH 和 H_2O

10. 指明下列化合物中的氢键类型：(1) NH_3 (2) 对羟基苯甲酸 (3) 邻羟基苯甲酸

11. 稀有气体 He、Ne、Ar、Kr、Xe 的沸点依次升高，请解释原因。

章节测试题答案

一、选择题

1. B 2. D 3. C 4. A 5. A 6. A 7. C 8. A 9. C 10. B 11. B
12. C 13. A 14. A 15. D 16. D 17. A 18. D 19. C 20. D 21. D
22. A 23. D 24. C 25. D 26. D 27. C 28. B

二、判断题

1. √ 2. × 3. × 4. × 5. × 6. √ 7. × 8. √ 9. √ 10. √
11. × 12. √ 13. √ 14. √ 15. × 16. × 17. × 18. × 19. × 20. ×

三、填空题

1. 波动,粒子,波粒二象
2. 4,n、l、m、m_s
3. 第三,3d,5,10
4. 能量最低原理,Pauli 不相容原理,Hund 规则
5. 逐渐减小,逐渐增大
6. $1s^2 2s^2 2p^6 3s^2 3p^6 3d^5 4s^1$,四,ⅥB,d
7. n,n 和 l
8. $ns^{1\sim2}$,$ns^2np^{1\sim6}$,$(n-1)d^{10}ns^{1\sim2}$
9. F,非金属性,Fr,金属性
10. As,Cr 和 Mn,Ti
11. σ,π,π
12. 头碰头,σ,肩并肩,π
13. 平面三角形,sp^2,三角锥形,sp^3 不等性
14. 电子对,空轨道
15. 色散力
16. 取向力、诱导力、色散力,色散力
17. 饱和,方向,高
18. 低,小,分子内氢键,分子间氢键
19. sp^3,3p,头碰头
20. 电负性,偶极矩,等于,大于

四、简答题

1. 元素的电负性是指元素的原子在分子中吸引成键电子的能力。同一周期的主族元素,从左到右,随着原子序数的增加,元素的电负性依次增大。同一族的主族元素,从上到下,随着电子层的增加,元素的电负性依次减小。

2. 该元素基态原子的电子排布式是 $1s^2 2s^2 2p^6 3s^2 3p^6 3d^5 4s^2$,核外共有 25 个电子,故该元素的原子序数为 25。该元素在周期表中位于第四周期ⅦB 族,属于 d 区元素。

3. 可知该元素基态原子的 3d 轨道上有 6 个电子,而其 4s 轨道上有 2 个电子,故该元素基态原子的电子排布式是 $1s^2 2s^2 2p^6 3s^2 3p^6 3d^6 4s^2$。根据 Hund 规则,在等价轨

道上,电子尽量分占轨道且自旋平行,所以6个电子分占5个轨道,其中一个轨道上的电子是成对的,4个轨道上的电子分占4个轨道,即基态原子有4个未成对电子。

4. 硫的四个3p电子所有可能的量子数为:(1) $n=3, l=1, m=1, m_s=+1/2$;(2) $n=3, l=1, m=1, m_s=-1/2$;(3) $n=3, l=1, m=0, m_s=+1/2$;(4) $n=3, l=1, m=0, m_s=-1/2$;(5) $n=3, l=1, m=-1, m_s=+1/2$;(6) $n=3, l=1, m=-1, m_s=-1/2$。

5. (1) 价层电子构型为 ns^2np^3,属于ⅤA族元素。(2) 价层电子构型为 $4s^24p^3$,为As元素。(3) 价层电子构型为 $3d^{10}4s^2$,为Zn元素。

6. (1) 两个原子互相接近时,自旋方向相反的两个未成对电子可以相互配对,所在原子轨道有效重叠,使核间电子云密度增大,形成稳定的共价键;(2) 单电子配对形成共价键后,不能再与其他单电子配对,共价键的形成数目受到原子内未成对电子数的限制,这就是共价键的饱和性;(3) 成键时,原子轨道重叠程度越大,所形成的共价键越牢固,这就是原子轨道最大重叠原理,决定共价键的方向性。

7. H_2O 分子中O原子采取 sp^3 不等性杂化轨道成键,因有两对孤对电子占据 sp^3 的两个杂化轨道,分子构型为V形。当转变为 H_3O^+ 离子时,中心O原子仍采取 sp^3 不等性杂化,其中一对孤对电子与 H^+ 形成配位键,另一对孤对电子仍占据一个杂化轨道,分子构型转变为三角锥形。

8. PF_3 为三角锥形,电偶极矩大于零,中心P原子采取不等性 sp^3 杂化。NH_4^+ 离子为正四面体,电偶极矩等于零,中心N原子采取等性 sp^3 杂化。

9. (1) 色散力 (2) 色散力和诱导力 (3) 色散力、诱导力和取向力 (4) 色散力、诱导力、取向力和氢键

10. (1) 分子间氢键 (2) 分子间氢键 (3) 分子内氢键

11. 稀有气体He、Ne、Ar、Kr、Xe的分子为单原子分子,都是非极性分子,分子间作用力为色散力。He、Ne、Ar、Kr、Xe原子序数依次升高,核外电子总数增多,原子半径逐渐增大,由原子核和电子云的相对位移产生的瞬间偶极极性增大,色散力依次增大,因此沸点依次升高。

第五章　配位化合物

本章提要

第一节　配合物的基本概念

一、配合物的定义

由简单阳离子(或原子)与一定数目的中性分子或阴离子通过配位键结合所形成的复杂离子称为配离子。若形成的不是复杂离子而是复杂分子,这类分子称为配位分子。含有配离子的化合物和配位分子统称为配位化合物,简称配合物。

二、配合物的组成

大多数配合物由内界和外界两部分组成,内界与外界之间常以离子键结合。中心原子与配体之间以配位键相结合。配体中能提供孤对电子的原子称为配位原子。只含一个配位原子的配体叫作单齿配体,含有两个或两个以上配位原子的配体称为多齿配体。配合物中直接与中心原子以配位键结合的配位原子总数叫作该中心原子的配位数。常见的配位数为2、4和6。配离子的电荷数等于中心原子和配体总电荷的代数和。由于配合物是电中性的,配离子的电荷数常根据外界离子的电荷数来确定。

三、配合物的命名

内界的命名顺序:

(1) 先配体后中心原子,配体与中心原子之间加“合”字。

(2) 相同配体前用中文数词(二、三、四等)表示配体个数;不同配体之间以中圆点“·”分开。

(3) 中心原子后面加括号,内写罗马数字表示中心原子的氧化数。

配体的命名顺序:

(1) 先无机配体后有机配体,有机配体名称一般加括号。

$[Fe(NH_3)_2(en)_2]^{3+}$　　二氨·二(乙二胺)合铁(Ⅲ)配离子

(2) 先阴离子配体,后分子配体。

$[CoCl_2(NH_3)_4]^+$　　二氯·四氨合钴(Ⅲ)配离子

(3) 同类配体的名称按键合原子元素符号英文字母顺序排列。

$[Cr(NH_3)_5H_2O]^{3+}$　五氨·一水合铬(Ⅲ)配离子

配合物的命名:先阴离子,后阳离子,阴阳离子之间加"化"字或"酸"字,配阴离子看成是酸根。与一般无机化合物的命名规则类似。

第二节　配位平衡

一、配位平衡常数

通常利用配离子的标准稳定常数($K_s^\ominus$)或标准不稳定常数($K_{is}^\ominus$)表示配离子在水溶液中的稳定性。$K_s^\ominus$ 越大或 $K_{is}^\ominus$ 越小,配离子越稳定。对于配体数目相同的同种类型的配合物,可以直接根据标准稳定常数数值的大小来比较其稳定性。但对于不同类型的配合物,其稳定性的大小必须通过计算中心原子平衡浓度的方法进行比较。

二、配位平衡的移动

配位平衡是一种动态平衡。改变平衡体系的条件,如溶液的 pH,加入可发生沉淀反应、氧化还原反应或其他配位反应的物质,都会使平衡发生移动。

配位平衡与其他平衡的关系(竞争平衡):配位平衡与解离平衡、氧化还原平衡、其他配位平衡等的竞争,都会影响反应进行的方向。平衡总是向着生成物更稳定的方向进行。

第三节　螯合物及生物配体

一、螯合物及螯合效应

由中心原子与多齿配体形成的环状结构的配合物称为螯合物。能与中心原子形成环状螯合物的多齿配体叫作螯合剂。最常见的螯合剂是氨羧类化合物,即含有 $-N(CH_2COOH)_2$(氨基二乙酸)基团的有机化合物。螯合剂应具备以下两个条件:

(1) 每个配体必须含有两个或两个以上能提供孤对电子的配位原子;

(2) 配体的配位原子之间应该相隔 2~3 个其他原子,以便形成稳定的五元环或六元环结构。

螯合物的特殊稳定性源于它的环状结构,环越多越稳定。由于生成螯合环,配合物的稳定性大大增加,这种作用叫作螯合效应。

二、生物配体

生物体内能与金属元素配位形成稳定的配合物的离子和分子称为生物配体，通常包括卟啉类化合物、氨基酸、蛋白质、核苷酸、各种酶等生物大分子(离子)配体。

难题解析

例 5-1 向 0.10 mol·L^{-1} 的 $CuSO_4$ 溶液中加入足量氨水，使溶液中游离氨浓度 $c(NH_3)$ = 1.0 mol·L^{-1}，此时溶液中 Cu^{2+} 的浓度为多少？

解析思路： 向 $CuSO_4$ 溶液中加入足量氨水，发生了下列配位反应

$$Cu^{2+}+4NH_3 \rightleftharpoons [Cu(NH_3)_4]^{2+}$$

生成的 $[Cu(NH_3)_4]^{2+}$ 在溶液中建立解离平衡：

$$[Cu(NH_3)_4]^{2+} \rightleftharpoons Cu^{2+}+4NH_3$$

解： 平衡浓度/(mol·L^{-1}) $[Cu(NH_3)_4]^{2+} \rightleftharpoons Cu^{2+}+4NH_3$

$0.1-[Cu^{2+}]$ $[Cu^{2+}]$ 1.0

查表得 $[Cu(NH_3)_4]^{2+}$ 的 $K_s^{\ominus}=4.8\times10^{12}$

$$K_s^{\ominus}=\frac{[Cu(NH_3)_4^{2+}]}{[Cu^{2+}]\cdot[NH_3]^4}$$

$$[Cu^{2+}]=\frac{[Cu(NH_3)_4^{2+}]}{K_s^{\ominus}\cdot[NH_3]^4}=\frac{0.1-[Cu^{2+}]}{4.8\times10^{12}\times[1.0]^4}$$

由于 $[Cu(NH_3)_4]^{2+}$ 的 $K_s^{\ominus}$ 较大，配离子很稳定，解离程度低，所以平衡时

$$0.1-[Cu^{2+}]\approx0.1$$

$$[Cu^{2+}]=\frac{0.10}{4.8\times10^{12}\times(1.0)^4}=2.1\times10^{-14}$$

即 Cu^{2+} 的浓度为 2.1×10^{-14} mol·L^{-1}。

例 5-2 试通过计算比较浓度为 0.10 mol·L^{-1} 的 $[Cu(NH_3)_4]^{2+}$ 和 $[Cu(C_2O_4)_2]^{2-}$ 的稳定性。

解析思路： 在比较配合物的稳定性时，对于配体数相同的同种类型的配合物，可以直接通过标准稳定常数数值大小来比较，但是对于配体数不同的要通过计算解离出来的中心原子浓度来进行比较。解离出的中心原子浓度越低，配合物越稳定。

解： 因为它们的配体数不同，所以要先计算出配离子解离平衡时中心原子的浓度。查表得

$[Cu(NH_3)_4]^{2+}$ 的 $K_s^{\ominus}=4.8\times10^{12}$

$[Cu(C_2O_4)_2]^{2-}$ 的 $K_s^{\ominus}=3.2\times10^{8}$

设平衡时 $[Cu(NH_3)_4]^{2+}$ 溶液中 $[Cu^{2+}]=x$

$[Cu(C_2O_4)_2]^{2-}$ 溶液中 $[Cu^{2+}]=y$

则 $[Cu(NH_3)_4]^{2+} \rightleftharpoons Cu^{2+}+4NH_3$

初始浓度/(mol·L^{-1}) 0.10 0 0

平衡浓度/(mol·L^{-1}) $0.10-x$ x $4x$

$$K_s^{\ominus}=\frac{0.10-x}{x(4x)^4}=4.8\times10^{12}$$

解得

$$x=6.1\times10^{-4}$$

$$[Cu(C_2O_4)_2]^{2-} \rightleftharpoons Cu^{2+} + 2C_2O_4^{2-}$$

初始浓度/$(mol \cdot L^{-1})$	0.10	0	0
平衡浓度/$(mol \cdot L^{-1})$	$0.10-y$	y	$2y$

$$K_s^{\ominus}=\frac{0.10-y}{y(2y)^2}=3.2\times10^8$$

$$y=4.3\times10^{-4}$$

计算结果表明，后者溶液中 Cu^{2+}浓度较低，所以$[Cu(NH_3)_4]^{2+}$比$[Cu(C_2O_4)_2]^{2-}$稳定。

例 5-3　计算 $0.10\ mol \cdot L^{-1}$ $[Ag(NH_3)_2]^+$溶液中 Ag^+、NH_3 和$[Ag(NH_3)_2]^+$的平衡浓度。已知：$K_s^{\ominus}[Ag(NH_3)_2]^+=1.1\times10^7$。

解析思路：$[Ag(NH_3)_2]^+$在溶液中比较稳定，但也有不同程度的解离。Ag^+ 与 NH_3 的比为 1∶2。

解：设溶液中 Ag^+浓度为 $x\ mol \cdot L^{-1}$，则有

$$[Ag(NH_3)_2]^+ \rightleftharpoons Ag^+ + 2NH_3$$

初始浓度/$(mol \cdot L^{-1})$	0.10	0	0
平衡浓度/$(mol \cdot L^{-1})$	$0.10-x$	x	$2x$

该反应的标准不稳定常数为

$$K_{is}^{\ominus}=\frac{[Ag^+]\cdot[NH_3]^2}{[Ag(NH_3)_2^+]}=\frac{1}{K_s^{\ominus}}$$

$$\frac{x\cdot[2x]^2}{0.10-x}=\frac{1}{1.1\times10^7}$$

解方程得 $x=1.3\times10^{-3}$

即$c(Ag^+)=1.3\times10^{-3}\ mol \cdot L^{-1}$

$c(NH_3)=2\times1.3\times10^{-3}\ mol \cdot L^{-1}=2.6\times10^{-3}\ mol \cdot L^{-1}$

$c[Ag(NH_3)_2^+]=(0.10-1.3\times10^{-3})\ mol \cdot L^{-1}\approx0.10\ mol \cdot L^{-1}$

章节测试题

一、选择题

1. 在配合物中，中心原子与配位原子通过(　　)相结合。

A. 离子键　　B. 配位键　　C. 氢键　　D. 金属键

2. 下列化合物中属于配合物的是(　　)。

A. $NaNO_3$　　B. H_2O_2

C. NH_4Cl　　D. $[Ag(NH_3)_2]Cl$

3. $[Cr(NH_3)_5(H_2O)]Cl_3$ 的正确命名是(　　)。

A. 三氯·五氨·水合铬(Ⅲ)　　B. 三氯·一水·五氨合铬(Ⅲ)

C. 三氯化一水·五氨合铬(Ⅲ)　　D. 三氯化五氨·水合铬(Ⅲ)

4. 在配合物$[Cu(en)_2](OH)_2$ 中，中心原子的电荷数及配位数分别是(　　)。

A. +2、2　　B. +2、4　　C. +1、2　　D. +1、4

5. 在配位平衡$[Ag(CN)_2]^- \rightleftharpoons Ag^+ + 2CN^-$中，若分别加入下列物质，平衡向左移动的是(　　)。

A. H_2SO_4　　B. NaOH　　C. $NH_3 \cdot H_2O$　　D. NaI

6. 下列各物质,可做螯合剂的是(　　)。

A. H_2N-OH　　B. $HO-OH$

C. $NH_2-CH_2-CH_2-NH_2$　　D. H_2O

7. 六氟合铂(Ⅳ)酸的化学式为(　　)。

A. $H[PtF_6]$　　B. $H_2[PtF_6]$　　C. $H_3[PtF_6]$　　D. $[PtF_6]H_2$

8. 下列说法中不正确的是(　　)。

A. 配合物的内界与外界之间主要以共价键结合

B. 内界的配体中,也可能存在共价键

C. 内界可以是离子,也可以是分子

D. 由多齿配体形成的具有环状结构的配合物称为螯合物

9. 配离子的标准稳定常数与标准不稳定常数之间的关系为(　　)。

A. $K_s^\ominus = -K_{is}^\ominus$　　B. $K_s^\ominus \times K_{is}^\ominus = K_w^\ominus$

C. $K_s^\ominus \times K_{is}^\ominus = 1$　　D. $K_s^\ominus = K_{is}^\ominus$

10. 下列关于配合物 $K_4[Fe(CN)_6]$ 的说法,不正确的是(　　)。

A. $[Fe(CN)_6]^{4-}$ 为内界

B. Fe^{4+} 为中心原子

C. 中心原子的配位数为 6

D. $[Fe(CN)_6]^{4-}$ 与 K^+ 之间的化学键是配位键

11. 下列配体中,能与中心原子形成六元环螯合物的是(　　)。

A. $^-OOC-COO^-$　　B. $NH_2-CH_2-CH_2-NH_2$

C. EDTA　　D. $NH_2-CH_2-CH_2-CH_2-NH_2$

12. 利用生成配离子而使难溶强电解质沉淀溶解时,下列条件中,不利于沉淀溶解的是(　　)。

A. $K_s^\ominus$ 越大,$K_{sp}^\ominus$ 越小　　B. $K_s^\ominus$ 越小,$K_{sp}^\ominus$ 越小

C. $K_s^\ominus$ 越小,$K_{sp}^\ominus$ 越大　　D. $K_s^\ominus$ 越大,$K_{sp}^\ominus$ 越大

13. 下列配离子中,属于螯合物的是(　　)。

A. $[FeF_6]^{3-}$　　B. $[Co(en)_3]^{3+}$　　C. $[MnCl_4]^{2-}$　　D. $[HgCl_4]^{2-}$

14. 已知 298 K 时,$K_s^\ominus\{[Zn(NH_3)_4]^{2+}\} = 2.9\times10^9$,$K_s^\ominus\{[Zn(CN)_4]^{2-}\} = 5.8\times10^{16}$。则反应 $[Zn(NH_3)_4]^{2+} + 4CN^- \rightleftharpoons [Zn(CN)_4]^{2-} + 4NH_3$ 在 298 K 时的标准平衡常数 $K^\ominus$ 为(　　)。

A. 2.0×10^7　　B. 2.0×10^{25}

C. 5.0×10^{-8}　　D. 5.0×10^{-26}

15. 临床上常用 EDTA(H_4Y)治疗重金属中毒,通常选择(　　)化合物作为药物。

A. Na_2H_2Y　　B. $Na_2[CuY]$　　C. $Na_2[CaY]$　　D. H_4Y

二、判断题

1. 配合物的中心原子可以是阳离子,也可以是金属原子。(　　)

2. 配合物均由内界和外界两部分组成。（　）
3. 配合物中配体的数目就是中心原子的配位数。（　）
4. 配离子的电荷数就是中心原子的氧化数。（　）
5. 根据标准稳定常数的大小可直接比较配合物的稳定性。（　）
6. 螯合物较具有相同配位原子的简单配合物稳定。（　）
7. 配位体可以是阴离子也可以是分子。（　）
8. 五元环和六元环结构的螯合物较稳定。（　）
9. 溶液的 pH 越大，配合物的酸效应越明显。（　）
10. 一般配离子在水溶液中较稳定，不易解离，因此 $H_2[Pt(Cl)_6]$ 是一种弱酸。（　）

三、填空题

1. 由阳离子(或原子)与一定数目的中性分子或阴离子通过______结合成的复杂离子(或分子)称为____________。

2. 配合物 $K[PtCl_3(NH_3)]$ 命名为____________________，其内界是________，中心原子是________，配体是________，配位原子是________，中心原子的配位数为__________。

3. 单齿配体是指____________的配体，如__________、__________，多齿配体是指________的配体，如____________、____________。

4. 配合物的标准稳定常数越大，表示形成配离子的倾向________，则配离子________。

5. 配合物的酸效应是指____________，水解效应是指____________。

6. 已知 NH_3 与 Ag^+ 的结合能力大于 Cl^- 和 Ag^+ 的结合能力，在 AgCl 沉淀中加入浓氨水，会引起__________。

7. 螯合物是指中心原子与________结合形成的具有________的配合物。

8. 形成螯合物应具备的条件是____________和____________。

9. 乙二胺是常见的多齿配体，其化学式的缩写为______。一个乙二胺配体含有______个配位原子。

10. 配合物碳酸二氯·四氨合铂(Ⅳ)的化学式为____________。

11. 配位反应 $[Cu(NH_3)_4]^{2+}+Cd^{2+} \rightleftharpoons [Cd(NH_3)_4]^{2+}+Cu^{2+}$ 自发进行的方向为________。已知 $K_s^\ominus\{[Cu(NH_3)_4]^{2+}\}=4.8\times10^{12}$，$K_s^\ominus\{[Cd(NH_3)_4]^{2+}\}=1.0\times10^{7}$。

12. 在 $[Zn(NH_3)_4]SO_4$ 溶液中，浓度最大的是______，浓度最小的是______。

13. 影响螯合物稳定性的主要因素有____________和____________。

14. 生物配合物是指__________，如________、________、________等。

15. 顺铂 $[PtCl_2(NH_3)_2]$ 是临床常见的一种抗癌药物，其名称为____________，中心原子的配位数为____________。

四、简答题

1. 形成配合物的条件是什么？
2. 说明配合物的 $K_s^\ominus$ 和 $K_{is}^\ominus$ 的意义及二者的关系。

3. 什么是螯合物？在结构上有何特征？

五、计算题

1. 0.01 $mol \cdot L^{-1}$ 的 $[Ag(CN)_2]^-$ 溶液中，含有 0.10 $mol \cdot L^{-1}$ CN^-，计算溶液中 Ag^+ 的浓度。

2. 298 K 时，在 $CuSO_4$ 溶液中滴加氨水。平衡时溶液中有 50% 的 Cu^{2+} 与 NH_3 形成配离子，此时溶液中 NH_3 浓度为 6.75×10^{-4} $mol \cdot L^{-1}$。试计算 298 K 时配离子 $[Cu(NH_3)_4]^{2+}$ 的标准稳定常数。

章节测试题答案

一、选择题

1. B　2. D　3. D　4. B　5. C　6. C　7. B　8. A　9. C　10. D　11. D　12. B　13. B　14. A　15. C

二、判断题

1. √　2. ×　3. ×　4. ×　5. ×　6. √　7. √　8. √　9. ×　10. ×

三、填空题

1. 配位键；配离子（或配位分子）

2. 三氯·氨合铂（Ⅱ）酸钾；$[PtCl_3(NH_3)]^-$；Pt^{2+}；NH_3、Cl^-；N、Cl；4

3. 只含一个配位原子；H_2O；Cl^-；含两个或两个以上配位原子；en；EDTA

4. 越大；越稳定

5. 溶液酸度增大导致配合物稳定性降低的现象；金属离子与溶液中 OH^- 结合导致配合物稳定性降低的现象。

6. 沉淀溶解

7. 多齿配体；环状结构

8. 每个配体必须含有两个或两个以上能提供孤对电子的配位原子；配体的配位原子之间应相隔两到三个其他原子

9. en；2

10. $[Pt(NH_3)_4Cl_2]CO_3$

11. 逆向

12. SO_4^{2-}；Zn^{2+}

13. 螯合环的大小；螯合环的数目

14. 生物体内金属离子和生物配体形成的配位化合物；卟啉类配合物；核苷酸类配合物；金属酶

15. 二氯·二氨合铂（Ⅱ）；4

四、简答题

1. 答：配合物的形成主要是内界的形成。内界中心原子与配体之间以配位键相结合。因此，内界形成的条件是中心原子的价层具有空的轨道，配体中配位原子的最外层含有孤对电子。

2. 答：$K_s^\ominus$ 为配合物的标准稳定常数，是中心原子与配体生成配离子的化学反应的平衡常数。对于配体数目相同的同种类型的配离子，$K_s^\ominus$ 越大，配离子越稳定。$K_{is}^\ominus$ 为配合物的标准不稳定常数，是配离子解离为中心原子与配体的化学反应的平衡常数。对于配体数目相同的同种类型的配离子，$K_{is}^\ominus$ 越大，说明配离子越容易解离，配离子越不稳定。

二者的关系为 $K_s^\ominus=1/K_{is}^\ominus$

3. 答：螯合物是指由中心原子与多齿配体形成的具有环状结构的配合物。

螯合物含有环状结构，又叫螯合环，以五元环和六元环的结构最稳定。螯合环数目越多，螯合物越稳定。

五、计算题

1. 解：$[Ag(CN)_2]^- \rightleftharpoons Ag^+ + 2CN^-$

$0.01-x \qquad x \qquad 0.1$

$$K_s^\ominus=\frac{[Ag(CN)_2^-]}{[Ag^+][CN^-]^2}$$

$$[Ag^+]=\frac{[Ag(CN)_2^-]}{K_s^\ominus[CN^-]^2}=\frac{0.01-[Ag^+]}{1.3\times10^{21}\times(0.1)^2}\approx\frac{0.01}{1.3\times10^{21}\times(0.1)^2}=7.69\times10^{-22}$$

2. 解：设溶液中 $CuSO_4$ 的初始浓度为 c mol·L^{-1}

$$Cu^{2+}+4NH_3 \rightleftharpoons [Cu(NH_3)_4]^{2+}$$

平衡浓度/(mol·L^{-1}) $0.5c \quad 6.75\times10^{-4} \qquad 0.5c$

$$K_s^\ominus=\frac{[Cu(NH_3)_4^{2+}]}{[Cu^{2+}]\cdot[NH_3]^4}$$

$$=\frac{0.5c}{0.5c\cdot[6.75\times10^{-4}]^4}=4.8\times10^{12}$$

第六章　氧化还原与电极电势

本章提要

第一节　氧化还原的基本概念

一、氧化数

氧化数是某元素一个原子的电荷数，这种电荷数是假设把每个化学键中的电子指定给电负性更大的原子而求得的。

确定氧化数有如下规则：

（1）在单质中，元素的氧化数为零。

（2）在单原子离子中，元素的氧化数等于离子所带的电荷数。

（3）在大多数化合物中，氢的氧化数为+1，只有在活泼金属的氢化物（如 NaH，CaH_2）中，氢的氧化数为-1。

（4）通常，在化合物中氧的氧化数为-2；但在过氧化物（如 H_2O_2、Na_2O_2、BaO_2）中氧的氧化数为-1；而在 OF_2 和 O_2F_2 中，氧的氧化数分别为 +2 和 +1。

（5）在所有氟化物中，氟的氧化数为 -1。

（6）碱金属和碱土金属在化合物中的氧化数分别为 +1 和 +2。

（7）在中性分子中，各元素氧化数的代数和为 0。

二、氧化剂和还原剂

反应物之间有电子转移的化学反应称为氧化还原反应。在氧化还原反应中，元素氧化数升高的物质是还原剂，元素氧化数降低的物质是氧化剂。

三、氧化还原电对

氧化还原半反应中，同一元素的两种不同氧化数的物态构成氧化还原电对，即氧化型/还原型（Ox/Red）。其中，氧化数大的物质为氧化型物质，氧化数小的物质为还原型物质。

第二节　原　电　池

一、原电池的组成和工作原理

原电池是利用氧化还原反应把化学能转变成电能，产生电流的装置。原电池分两部分：两个半电池（电极）和连接部分（导线和盐桥）。其实质是两个电极之间存在电势差导致电子定向移动。

输出电子的电极称负极，发生氧化反应；接受电子的电极称正极，发生还原反应。两电极反应之和即电池反应。

二、原电池的表示方法

原电池的组成可用符号表示。遵循的规则有：负左正右，标明物质状态（液体浓度或气体分压），"｜"表示相界面，"，"表示同相中不同组分，"‖"表示盐桥，若无金属电极需加入惰性电极导电。

第三节　电 极 电 势

一、电极电势的产生

金属与其盐溶液之间因形成双电层而产生的稳定电势差称为电极电势，以符号 $\varphi_{M^{n+}/M}$ 表示。电极电势表示电极得失电子的能力，其大小主要取决于金属的本性，并受温度、压力和溶液中金属离子的浓度等因素的影响。

二、标准电极电势

由于电极电势绝对值无法测定，IUPAC 选定标准氢电极（standard hydrogen electrode，SHE）作为电极电势的共同参照标准，并规定标准氢电极的电极电势为零。在标准状态下，将标准氢电极作为负极，待测电极作为正极组成原电池，测得该电池的电动势，即可得出待测电极的标准电极电势，用符号 $\varphi^{\ominus}_{Ox/Red}$ 表示。标准电极电势是一个相对值。

三、影响电极电势的因素

（一）Nernst 方程

标准电极电势是在标准状态下测定的，绝大多数氧化还原反应都是在非标准态下进行的。非标准态下电对的电极电势可以利用 Nernst 方程计算

$$\varphi=\varphi^{\ominus}+\frac{RT}{nF}\ln\frac{[\mathrm{Ox}]^{a}}{[\mathrm{Red}]^{b}}$$

当温度为 298 K 时,则上式可简化为

$$\varphi=\varphi^{\ominus}+\frac{0.059\ 16\ \mathrm{V}}{n}\lg\frac{[\mathrm{Ox}]^{a}}{[\mathrm{Red}]^{b}}$$

当$[\mathrm{Ox}]=[\mathrm{Red}]=1\ \mathrm{mol\cdot L^{-1}}$时,$\varphi=\varphi^{\ominus}$。也就是说,标准电极电势是在 298 K,氧化型和还原型浓度均为 $1\ \mathrm{mol\cdot L^{-1}}$ 时的电极电势。

(二) 影响电极电势的因素

电极本性、温度、反应物浓度、溶液的 pH 均对电极电势有影响。若有气体参与反应,气体分压对电极电势也有影响。

第四节　电极电势的应用

一、判断氧化剂和还原剂的强弱以及氧化还原反应进行的方向

(一) 比较氧化剂和还原剂的强弱

$\varphi^{\ominus}$值较大的电对中的氧化型物质的氧化能力强于 $\varphi^{\ominus}$值较小的电对中的氧化型物质。同理,$\varphi^{\ominus}$值较小的电对中的还原型物质的还原能力强于 $\varphi^{\ominus}$值较大的电对中的还原型物质的还原能力。

(二) 判断氧化还原反应进行的方向

反应总是从强氧化剂和强还原剂反应向生成较弱的氧化剂和较弱的还原剂的方向进行。

1. 标准状态下氧化还原反应方向的判断

氧化还原反应必须有两个以上的电对参与反应。如果知道了电对中氧化态物质的氧化能力和还原态物质的还原能力,就可以判断氧化还原进行的方向。氧化还原反应一般情况下是较强的氧化剂和较强的还原剂作用,向生成较弱的还原剂和较弱的氧化剂的方向进行。

2. 非标准状态下氧化还原反应进行方向的判断

在非标准状态下,则需要用 Nernst 方程来计算电对的电极电势,再根据电极电势来判断氧化还原进行的方向。

二、判断氧化还原反应进行的程度

对于一个给定的氧化还原反应,反应平衡常数为

$$\lg K^{\ominus}=\frac{nFE^{\ominus}}{RT}=\frac{nF(\varphi^{\ominus}_{氧}-\varphi^{\ominus}_{还})}{RT}$$

在 298 K 时

$$\lg K^{\ominus}=\frac{nE^{\ominus}}{0.059\ 16\ \mathrm{V}}=\frac{n(\varphi^{\ominus}_{氧}-\varphi^{\ominus}_{还})}{0.059\ 16\ \mathrm{V}}$$

一般认为当 $K^{\ominus}>10^6$ 时，反应已进行完全。

三、电势法测定溶液的 pH

电势法测定溶液的 pH，是将饱和甘汞电极作参比电极，玻璃电极作指示电极，置于待测溶液中，组成如下电池，测定电动势 E，

(-)玻璃电极 | 待测 pH 溶液 ‖ 饱和甘汞电极(+)

再将电池装置中的待测溶液换成已知 pH 为 pH_s 的标准缓冲溶液，测出电动势 E_s，待测溶液的 pH 计算公式为

$$pH=pH_s+\frac{(E-E_s)F}{2.303RT}$$

实际测量时常用酸度计测定溶液的 pH。先用已知 pH 的标准缓冲溶液进行定位后，再将电极置于待测溶液中，此时酸度计的读数即为待测溶液的 pH。

难题解析

例 6-1　计算 Fe_3O_4 中 Fe 元素的氧化数。

解析思路：判断化合物或离子中元素的氧化数，先根据电负性大小来判断电子的偏向或偏离，从而确定常见元素（如 O、H、碱金属等）的氧化数，再根据化合物氧化数代数和为零，离子的氧化数代数和为所带电荷来计算其他元素的氧化数。因此，该题中首先确定氧元素的氧化数为-2，然后根据整个分子为中性分子，氧化数代数和为零，求得 Fe 的氧化数。

解：设 Fe_3O_4 中 Fe 元素的氧化数为 x，已知 O 的氧化数为-2，则有

$$3x+4\times(-2)=0, x=+8/3。$$

例 6-2　求电极反应 $MnO_4^-+8H^++5e^- \rightleftharpoons Mn^{2+}+4H_2O$ 在 pH=7 时的电极电势，其他条件与标准状态相同。

解析思路：首先根据题意找出已知条件，在标准状态下 MnO_4^- 和 Mn^{2+} 的浓度为 1 mol · L^{-1}，然后再根据[H^+]和转移的电子数，以及 $\varphi^{\ominus}(MnO_4^-/Mn^{2+})$，建立 Nernst 方程，可求出其电极电势。

解：已知 pH=7，即 $[H^+]=1.0\times10^{-7}$ mol · L^{-1}，$c(MnO_4^-)=c(Mn^{2+})=1$ mol · L^{-1}，转移了 $n=5$ 个电子，查表得到 $\varphi^{\ominus}(MnO_4^-/Mn^{2+})=1.507$ V。

根据 Nernst 方程

$$\begin{aligned}\varphi&=\varphi^{\ominus}+\frac{0.059\ 16\ \text{V}}{n}\lg\frac{c_r^a(\text{氧化态})}{c_r^b(\text{还原态})}\\&=\varphi^{\ominus}+\frac{0.059\ 16\ \text{V}}{n}\lg\frac{c_r(MnO_4^-)\cdot c_r^8(H^+)}{c_r(Mn^{2+})}\\&=1.507\ \text{V}+\frac{0.059\ 16\ \text{V}}{5}\lg\frac{1\times(1.0\times10^{-7})^8}{1}\\&=0.844\ 4\ \text{V}\end{aligned}$$

例 6-3　电极反应 $Ag^++e^- \rightleftharpoons Ag$，$\varphi^{\ominus}_{Ag^+/Ag}=0.799\ 6$ V，若在此电极溶液中加入 NaCl，使其生成 AgCl 沉淀。已知 298 K 反应达到平衡时溶液的[Cl^-]=1 mol · L^{-1}，求此时的电极电势。（已知 AgCl 的 $K_{sp}^{\ominus}=1.78\times10^{-10}$）。

解析思路：已知标准电极电势和电子转移数、温度等条件，要求电极电势，则还需要知道[Ag^+]。在反应液中加入了 NaCl，且反应达到平衡时溶液的[Cl^-]=1 mol · L^{-1}，那么根据 $K_{sp}^{\ominus}$ 即可求出反应

达平衡时$[Ag^+]$，从而根据 Nernst 方程求出电极电势。

解：$Ag^+ + Cl^- \rightleftharpoons AgCl$　　$[Ag^+]\cdot[Cl^-] = K_{sp}^{\ominus} = 1.78\times10^{-10}$

$$[Ag^+] = \frac{K_{sp}^{\ominus}}{[Cl^-]} = 1.78\times10^{-10}$$

故 $\varphi = \varphi^{\ominus} + \frac{0.059\ 16\ V}{1}\lg[Ag^+] = 0.799\ 6\ V + 0.059\ 16\ V\lg(1.78\times10^{-10}) = 0.223\ V$

例 6-4　判断标准状态下，下列氧化还原反应进行的方向

$$2Fe^{3+}(aq) + Sn^{2+}(aq) \rightleftharpoons 2Fe^{2+}(aq) + Sn^{4+}(aq)$$

解析思路：要判断该反应进行的方向，需比较它们的电极电势，确定氧化剂和还原剂的强弱，再判断反应向哪个方向进行。因为氧化还原反应进行的方向，总是电极电势高的氧化型与电极电势低的还原型进行反应。

解：查表得　$Fe^{3+}(aq) + e^- \rightleftharpoons Fe^{2+}(aq)$　　$\varphi^{\ominus} = +0.771\ V$

$Sn^{4+}(aq) + 2e^- \rightleftharpoons Sn^{2+}(aq)$　　$\varphi^{\ominus} = +0.151\ V$

所以 $2Fe^{3+}(aq) + Sn^{2+}(aq) \longrightarrow 2Fe^{2+}(aq) + Sn^{4+}(aq)$反应向正向进行

例 6-5　298 K 时，判断反应 $Pb^{2+}(aq) + Sn(s) \rightleftharpoons Pb(s) + Sn^{2+}(aq)$在下列条件下进行的方向。

(1) $[Pb^{2+}] = [Sn^{2+}] = 1.0\ mol\cdot L^{-1}$

(2) $[Pb^{2+}] = 0.1\ mol\cdot L^{-1}$；$[Sn^{2+}] = 2.0\ mol\cdot L^{-1}$

解析思路：该题为判断在标准状态和非标准状态下反应进行的方向。在标准状态下，直接比较$\varphi^{\ominus}$即可进行判断。在非标准状态下，需要用 Nernst 公式算出 φ 值，再根据 φ 值的大小来判断反应进行的方向。

解：查表得　$Pb^{2+}(aq) + 2e^- \rightleftharpoons Pb(s)$　　$\varphi^{\ominus} = -0.126\ 2\ V$

$Sn(s) \rightleftharpoons Sn^{2+}(aq) + 2e^-$　　$\varphi^{\ominus} = -0.137\ 5\ V$

(1) $\varphi^{\ominus}(Pb^{2+}/Pb) > \varphi^{\ominus}(Sn^{2+}/Sn)$，因此该反应在标准状态下正向进行。

(2) 在非标准状态下，两个电对的电极电势分别为

$$\begin{aligned}\varphi(Pb^{2+}/Pb) &= \varphi^{\ominus}(Pb^{2+}/Pb) + \frac{0.059\ 16\ V}{2}\lg[Pb^{2+}] \\ &= -0.126\ 2\ V + \frac{0.059\ 16\ V}{2}\lg 0.1 \\ &= -0.155\ 88\ V\end{aligned}$$

$$\begin{aligned}\varphi(Sn^{2+}/Sn) &= \varphi^{\ominus}(Sn^{2+}/Sn) + \frac{0.059\ 16\ V}{2}\lg[Sn^{2+}] \\ &= -0.137\ 5\ V + \frac{0.059\ 16\ V}{2}\lg 2.0 \\ &= -0.127\ 5\ V\end{aligned}$$

由于 $\varphi^{\ominus}(Sn^{2+}/Sn) > \varphi^{\ominus}(Pb^{2+}/Pb)$，故该反应向逆向进行。

例 6-6　判断标准状态下反应 $MnO_4^- + 5Fe^{2+} + 8H^+ \rightleftharpoons Mn^{2+} + 5Fe^{3+} + 4H_2O$ 进行的程度。

解析思路：要判断该反应进行到何种程度，需要计算出反应平衡常数 K。可以查出氧化还原电对在标准状态下的标准电极电势，然后利用公式，即可求出 $K^{\ominus}$。

解：查表 $\varphi^{\ominus}(MnO_4^-/Mn^{2+}) = 1.507\ V$，$\varphi^{\ominus}(Fe^{3+}/Fe^{2+}) = 0.771\ V$

$$\lg K^{\ominus} = \frac{n(\varphi_{氧}^{\ominus} - \varphi_{还}^{\ominus})}{0.059\ 16\ V} = \frac{5\times(1.507\ V - 0.771\ V)}{0.059\ 16\ V} = 62.37$$

$$K^{\ominus} = 2.34\times10^{62}$$

$K^{\ominus}$值很大,表明该化学反应进行得很完全。

章节测试题

一、选择题

1. 关于氧化数叙述正确的是(　　)。

A. 单质的氧化数总是0　　B. 氢的氧化数总是+1

C. 氧化数只能是整数　　D. 非金属元素的氧化数是负数

2. 下列物质既有氧化性又有还原性的是(　　)。

A. H_2O_2　　B. H_2S

C. HNO_3　　D. $K_2Cr_2O_7$

3. 在氧化还原反应中,氧化剂是(　　)。

A. φ 值较大的电对中的氧化型物质

B. φ 值较大的电对中的还原型物质

C. φ 值较小的电对中的氧化型物质

D. φ 值较小的电对中的还原型物质

4. 将下列电极反应的离子浓度减半(其他条件不变),电极电势增大的是(　　)。

A. $Zn^{2+}+2e^-=\!=\!=Zn$　　B. $Cl_2+2e^-=\!=\!=2Cl^-$

C. $Fe^{3+}+e^-=\!=\!=Fe^{2+}$　　D. $Sn^{4+}+2e^-=\!=\!=Sn^{2+}$

5. 在下列电对中,增大 H^+浓度,电对的电极电势不变的是(　　)。

A. O_2/H_2O　　B. MnO_4^-/Mn^{2+}

C. $Fe(OH)_3/Fe(OH)_2$　　D. Cl_2/Cl^-

6. 电对的 $\varphi^{\ominus}$值相差越大,则它们之间的氧化还原反应(　　)。

A. 速率越快　　B. 进行得越完全

C. 越容易达到平衡　　D. 受外界的影响越大

7. 关于利用标准电极电势表判断氧化还原反应进行的方向,正确的说法是(　　)。

A. 氧化型物质与还原型物质进行反应

B. 电极电势较大的电对的氧化型物质与电极电势较小的电对的还原型物质进行反应

C. 氧化性强的物质与氧化性弱的物质进行反应

D. 还原性强的物质与还原性弱的物质进行反应

8. 已知 $\varphi^{\ominus}(Ni^{2+}/Ni)=-0.246\ V$,$\varphi^{\ominus}(Pb^{2+}/Pb)=-0.126\ V$,则在标准状态下,氧化还原反应的方向是(　　)。

A. Ni^{2+}氧化 Pb　　B. Pb 还原 Ni^{2+}

C. Pb^{2+}氧化 Ni　　D. 反应不能进行

9. 已知 $\varphi^{\ominus}(Fe^{3+}/Fe^{2+})=0.771\ V$,$\varphi^{\ominus}(Cu^{2+}/Cu^+)=0.159\ V$,$\varphi^{\ominus}(Ag^+/Ag)=0.799\ 6\ V$,则在标准状态下,氧化性最强的是(　　)。

A. Fe^{3+}　　B. Cu^{2+}　　C. Ag^+　　D. Fe^{2+}

10. 下列原电池中,电动势最大的是(　　)。

A. $(-)Zn|Zn^{2+}(1\ mol\cdot L^{-1})\|Ag^{+}(1\ mol\cdot L^{-1})|Ag(+)$

B. $(-)Zn|Zn^{2+}(1\ mol\cdot L^{-1})\|Ag^{+}(0.1\ mol\cdot L^{-1})|Ag(+)$

C. $(-)Zn|Zn^{2+}(0.1\ mol\cdot L^{-1})\|Ag^{+}(1\ mol\cdot L^{-1})|Ag(+)$

D. $(-)Zn|Zn^{2+}(0.1\ mol\cdot L^{-1})\|Ag^{+}(0.1\ mol\cdot L^{-1})|Ag(+)$

11. 对于原电池 $(-)Zn|ZnSO_4(c)\|HCl(c)|H_2(100\ kPa)|Pt\ (+)$,其电动势与(　　)无关。

A. $ZnSO_4$ 溶液的浓度　　B. HCl 溶液的浓度

C. 锌电极极板的面积　　D. 温度

12. 电极反应 $Zn^{2+}+2e^-=Zn$ 的标准电极电势为 $\varphi^\ominus$,则电极反应 $\frac{1}{2}Zn^{2+}+e^-=\frac{1}{2}Zn$ 的标准电极电势为(　　)。

A. $\varphi^\ominus$　　B. $-\varphi^\ominus$　　C. $2\varphi^\ominus$　　D. $\frac{1}{2}\varphi^\ominus$

13. 反应 $2Fe^{3+}+2I^-=2Fe^{2+}+I_2$ 的 $E^\ominus=0.23\ V$,$\varphi^\ominus(Fe^{3+}/Fe^{2+})=0.77\ V$,则 $\varphi^\ominus(I_2/I^-)$ 等于(　　)。

A. 1.0 V　　B. −0.54 V　　C. 0.54 V　　D. 1.21 V

14. 当加入 NaCl 时,下列电对的电极电势变化较大的是(　　)。

A. H_2O_2/H_2O　　B. MnO_4^-/Mn^{2+}　　C. Ag^+/Ag　　D. Zn^{2+}/Zn

15. 298 K 时,若将铜-锌原电池的 Zn^{2+} 和 Cu^{2+} 浓度均降为 $0.1\ mol\cdot L^{-1}$,则此时原电池的电动势相对于标准态时(　　)。

A. 上升　　B. 下降　　C. 无变化　　D. 无法判断

二、判断题

1. 氧化数是某元素的一个原子在化合态时的电荷数。(　　)

2. 两个电对发生氧化还原反应时,$\varphi^\ominus$ 值大的电对的氧化型物质在反应中一定是氧化剂。(　　)

3. 某物质的氧化态氧化性越强,其还原态的还原性也越强。(　　)

4. 在氧化还原反应中,两个电对的电极电势相差越大,反应进行得越快。(　　)

5. 电极电势是指待测电极和标准氢电极构成的原电池的电动势,是一个相对值。(　　)

6. 所有参比电极的电极电势皆为零。(　　)

7. 在一个能产生电流的原电池中,作为正极的电极电势总是高于作为负极的电极电势。(　　)

8. 已知 $Fe^{3+}+e^-\rightleftharpoons Fe^{2+}$,$\varphi^\ominus=0.771\ V$,对于 $3Fe^{3+}+3e^-\rightleftharpoons 3Fe^{2+}$,$\varphi^\ominus=2.31\ V$。(　　)

9. 在电极反应 $Ag^++e^-=Ag$ 中加入少量 NaI,则 Ag 的还原性增强。(　　)

10. 对于金属电极,金属越活泼,越易失去电子,电极电势越低。(　　)

三、填空题

1. $S_2O_3^{2-}$,$S_4O_6^{2-}$ 中硫原子的氧化值分别为________、________。

2. 在原电池中,负极发生的反应是________,正极发生的反应是________,化学能以________形式释放出来。

3. 电极电势主要取决于________,主要影响因素有________和________,他们之间的关系可用____________表示。

4. 通常选用__________作为测定电极电势的基准,由此电极电势是一个________值。

5. 铜锌原电池符号为________,正极反应为________,负极反应为________,电池反应为______。

6. 根据 $\varphi^{\ominus}(PbO_2/PbSO_4)>\varphi^{\ominus}(MnO_4^-/Mn^{2+})>\varphi^{\ominus}(Sn^{4+}/Sn^{2+})$,可以判断在组成电对的六种物质中,氧化性最强的是________,还原性最强的是________。

7. 随着溶液的 pH 降低,$\varphi(MnO_4^-/Mn^{2+})$ 和 $\varphi(Cl_2/Cl^-)$ 将分别________、________。

8. 下列两反应在标准态时均能正向进行,$Cr_2O_7^{2-}+6Fe^{2+}+14H^+ = 2Cr^{3+}+6Fe^{3+}+7H_2O$、$2Fe^{3+}+Sn^{2+} = 2Fe^{2+}+Sn^{4+}$,其中最强氧化剂和最强还原剂分别是________、________。

9. 一般情况下,当电对中的某一物质形成难溶电解质时,电极电势将______。

10. 利用电势法测定溶液 pH 的仪器称为__________,其中常用的指示电极是__________,参比电极是__________。

四、简答题

1. 配平下列反应方程式。

(1) $MnO_4^-+H^++C_2O_4^{2-} \longrightarrow Mn^{2+}+CO_2+H_2O$

(2) $Cl_2+I_2+H_2O \longrightarrow IO_3^-+Cl^-+H^+$

(3) $PbO_2+Mn^{2+}+H^+ \longrightarrow MnO_4^-+Pb^{2+}+H_2O$

(4) $NO_2^-+H^++I^- \longrightarrow NO+I_2+H_2O$

(5) $BrO_3^-+H^++I^- \longrightarrow Br^-+I_2+H_2O$

2. 根据电极电势解释下列现象。

(1) 金属铁能置换铜离子,而三氯化铁溶液又能溶解铜板。

(2) 硫酸亚铁溶液放久会变黄。

3. 在 298 K 标准状态下,判断下列反应的方向,并写出电池符号。

(1) $MnO_4^-+5Fe^{2+}+8H^+ = Mn^{2+}+5Fe^{3+}+4H_2O$

(2) $2Fe^{2+}+2H^+ = 2Fe^{3+}+H_2$

(3) $2Fe^{3+}+Cu = 2Fe^{2+}+Cu^{2+}$

五、计算题

1. 计算下列电极的电极电势(298 K)

(1) $Zn^{2+}(0.1\ mol\cdot L^{-1})+2e^- \rightleftharpoons Zn$

（2）$AgCl+e^- \rightleftharpoons Ag+Cl^-$（$1\times10^{-5}$ mol·L^{-1}）

2. 已知 $Ag_2S+2e^- \longrightarrow 2Ag+S^{2-}$ 的 $\varphi^\ominus=-0.69$ V，试计算 Ag_2S 的 K_{sp}。

3. 对于氧化还原反应：$Ag^++Fe^{2+} \longrightarrow Ag+Fe^{3+}$

（1）计算在 298 K，该反应的标准平衡常数；

（2）在 0.1 mol·L^{-1} Fe^{2+}溶液中加入 $AgNO_3$，使 Ag^+的平衡浓度为 1.0 mol·L^{-1}，此时的 Fe^{3+}的平衡浓度是多少？

（3）当 Fe^{3+}、Fe^{2+}和 Ag^+的浓度分别是 1.0 mol·L^{-1}、0.1 mol·L^{-1} 和 0.1 mol·L^{-1} 时，判断该反应自发进行的方向。

4. 胃液是酸性的，可以通过测电动势的方法测定胃液的 pH。若 Pt | H_2(100 kPa)，胃液 ‖ KCl(0.1 mol·L^{-1})，Hg_2Cl_2 | Hg 的电动势等于 0.420 V，而 Pt | H_2(100 kPa) | H^+(1.0 mol·L^{-1}) ‖ KCl(0.1 mol·L^{-1})，Hg_2Cl_2 | Hg 的电动势等于 0.334 V，求胃液的 pH。

章节测试题答案

一、选择题

1. A 2. A 3. A 4. B 5. D 6. B 7. B 8. C 9. C 10. C 11. C 12. A 13. C 14. C 15. C

二、判断题

1. × 2. × 3. × 4. × 5. × 6. × 7. × 8. × 9. × 10. √

三、填空题

1. +2，+2.5

2. 氧化反应，还原反应，电能

3. 电极本性，温度，浓度，Nernst 方程

4. 标准氢电极，相对

5. (−)Zn | Zn^{2+}(c_1) ‖ Cu^{2+}(c_2) | Cu (+)、

$Cu^{2+}+2e^- \rightleftharpoons Cu$、$Zn^{2+}+2e^- \rightleftharpoons Zn$、$Cu^{2+}+Zn \rightleftharpoons Cu+Zn^{2+}$

6. PbO_2，Sn^{2+}

7. 增大，不变

8. $Cr_2O_7^{2+}$，Sn^{2+}

9. 降低

10. 酸度计或 pH 计，玻璃电极，甘汞电极

四、简答题

1. （1）$2MnO_4^-+16H^++5C_2O_4^{2-} \longrightarrow 2Mn^{2+}+10CO_2+8H_2O$

（2）$5Cl_2+I_2+6H_2O \longrightarrow 2IO_3^-+10Cl^-+12H^+$

（3）$5PbO_2+2Mn^{2+}+4H^+ \longrightarrow 2MnO_4^-+5Pb^{2+}+2H_2O$

（4）$2NO_2^-+4H^++2I^- \longrightarrow 2NO+I_2+2H_2O$

（5）$BrO_3^-+6H^++6I^- \longrightarrow Br^-+3I_2+3H_2O$

2. （1）查表得 $\varphi^\ominus(Fe^{2+}/Fe)=-0.447$ V，$\varphi^\ominus(Cu^{2+}/Cu)=0.337$ V，可知 $\varphi^\ominus$(Cu^{2+}/

Cu) > $\varphi^\ominus(Fe^{2+}/Fe)$

所以 $Cu^{2+}+Fe \longrightarrow Fe^{2+}+Cu$ 可自发进行，因此金属铁能置换铜离子。

查表得 $\varphi^\ominus(Fe^{3+}/Fe^{2+}) = 0.771\ V$，$\varphi^\ominus(Cu^{2+}/Cu) = 0.337\ V$，可知 $\varphi^\ominus(Fe^{3+}/Fe^{2+}) > \varphi^\ominus(Cu^{2+}/Cu)$

所以 $Fe^{3+}+Cu \longrightarrow Fe^{2+}+Cu^{2+}$ 可自发进行，因此 $FeCl_3$ 溶液可以溶解铜。

(2) 查表得 $\varphi^\ominus(O_2/H_2O) = 1.229\ V$，$\varphi^\ominus(Fe^{3+}/Fe^{2+}) = 0.771\ V$

所以 $Fe^{2+}+H^++O_2 \longrightarrow Fe^{3+}+H_2O$ 可自发进行，产生了黄色的 Fe^{3+}。

3. (1) $\varphi^\ominus(MnO_4^-/Mn^{2+}) = 1.507\ V$，$\varphi^\ominus(Fe^{3+}/Fe^{2+}) = 0.771\ V$，反应正向进行

电池符号：$(-)\ Pt \mid Fe^{2+}, Fe^{3+} \parallel MnO_4^-, Mn^{2+}, H^+ \mid Pt\ (+)$

(2) $\varphi^\ominus(H^+/H_2) = 0$，$\varphi^\ominus(Fe^{3+}/Fe^{2+}) = 0.771\ V$，反应逆向进行

电池符号：$(-)\ Pt \mid H_2 \mid H^+ \parallel Fe^{3+}, Fe^{2+} \mid Pt\ (+)$

(3) $\varphi^\ominus(Cu^{2+}/Cu) = 0.341\,9\ V$，$\varphi^\ominus(Fe^{3+}/Fe^{2+}) = 0.771\ V$，反应正向进行

电池符号：$(-)\ Cu \mid Cu^{2+} \parallel Fe^{3+}, Fe^{2+} \mid Pt\ (+)$

五、计算题

1. (1) $\varphi(Zn^{2+}/Zn) = \varphi^\ominus(Zn^{2+}/Zn) + \dfrac{0.059\,16\ V}{2}\lg[Zn^{2+}] = -0.761\,8\ V + \dfrac{0.059\,16\ V}{2}\lg 0.1 = -0.791\,4\ V$

(2) $\varphi(AgCl/Ag) = \varphi^\ominus(AgCl/Ag) + \dfrac{0.059\,16\ V}{1}\lg\dfrac{1}{[Cl^-]} = 0.222\,3\ V + \dfrac{0.059\,16\ V}{1}\lg\dfrac{1}{10^{-5}} = 0.518\,1\ V$

2. 解：$\varphi^\ominus(Ag^+/Ag) = +0.799\ V$，$\varphi^\ominus(Ag_2S/Ag) = -0.69\ V$

故 $\varphi^\ominus(Ag_2S/Ag)[=\varphi(Ag^+/Ag)] = \varphi^\ominus(Ag^+/Ag) + \dfrac{0.059\,2\ V}{1}\lg[Ag^+]$

对于 $\varphi^\ominus(Ag_2S/Ag)$ 而言，$[S^{2-}] = 1\ mol \cdot L^{-3}$，$K_{sp} = [Ag^+]^2[S^{2-}]$

则 $[Ag^+] = \sqrt{K_{sp}}$，故 $\varphi^\ominus(Ag_2S/Ag) = \varphi^\ominus(Ag^+/Ag) + \dfrac{0.059\,2\ V}{1}\lg\sqrt{K_{sp}}$

$$\lg K_{sp} = \frac{2}{0.059\,2\ V}[\varphi^\ominus(Ag_2S/Ag) - \varphi^\ominus(Ag^+/Ag)] = \frac{2}{0.059\,2\ V}(-0.69\ V - 0.799\ V)$$

$$K_{sp} = 4.97\times10^{-51}$$

3. 解：(1) 查表得 $\varphi^\ominus(Ag^+/Ag) = 0.799\,6\ V$，$\varphi^\ominus(Fe^{3+}/Fe^{2+}) = 0.771\ V$

该氧化还原反应组成原电池，Ag^+/Ag 电对为正极，Fe^{3+}/Fe^{2+} 电对为负极。

原电池的标准电动势

$$E^\ominus = \varphi^\ominus(Ag^+/Ag) - \varphi^\ominus(Fe^{3+}/Fe^{2+}) = 0.799\,6\ V - 0.771\ V = 0.028\,6\ V$$

该反应的标准平衡常数为

$$\lg K^\ominus = \frac{nE^\ominus}{0.059\,16\ V} = \frac{1\times0.028\,6\ V}{0.059\,16\ V} = 0.48$$

$$K^\ominus = 3.0$$

(2) $K^{\ominus}=\dfrac{[Fe^{3+}]}{[Fe^{2+}][Ag^{+}]}=\dfrac{[Fe^{3+}]}{(0.1-[Fe^{3+}])\times 1.0}=3.0$

解得：$[Fe^{3+}]=0.075\ mol\cdot L^{-1}$

(3) $\varphi(Ag^{+}/Ag)=\varphi^{\ominus}(Ag^{+}/Ag)+\dfrac{0.059\ 16\ V}{1}\lg[Ag^{+}]=0.799\ 6\ V+0.059\ 16\ V\ \lg 0.1=$ 0.740 4 V

$$\varphi(Fe^{3+}/Fe^{2+})=\varphi^{\ominus}(Fe^{3+}/Fe^{2+})+\frac{0.059\ 16\ V}{1}\lg\frac{[Fe^{3+}]}{[Fe^{2+}]}$$

$$=0.771\ V+\frac{0.059\ 16\ V}{1}\lg\frac{1.0}{0.1}=0.830\ 2\ V$$

$E=\varphi(Ag^{+}/Ag)-\varphi(Fe^{3+}/Fe^{2+})=0.740\ 4\ V-0.830\ 2\ V=-0.089\ 8\ V<0$

故反应逆向进行。

4. 解：对于电池：

$Pt\,|\,H_2(100\ kPa)\,|\,H^{+}(1.0\ mol\cdot L^{-1})\ \|\ KCl(0.1\ mol\cdot L^{-1}),Hg_2Cl_2\,|\,Hg$

$$E_1=\varphi_{+}-\varphi^{\ominus}_{SHE}=\varphi_{+}=-0.334\ V$$

对于电池：

$Pt\,|\,H_2(100\ kPa)$，胃液 $\|\ KCl(0.1\ mol\cdot L^{-1}),Hg_2Cl_2\,|\,Hg$

$$E_2=\varphi_{+}-\varphi_{待测}=0.334\ V-\varphi_{待测}=0.420\ V$$

$$\varphi_{待测}=-0.086\ V$$

根据 Nernst 方程

$$\varphi_{待测}=\varphi^{\ominus}(H^{+}/H_2)+\frac{0.059\ 16\ V}{2}\lg\frac{c_r^2(H^{+})}{100/100}$$

$$=-0.059\ 16\ V\ pH$$

$$=-0.086\ V$$

$pH=1.45$

第七章　滴定分析法

本章提要

第一节　滴定分析概述

一、滴定分析及常用术语

滴定分析法是把已知浓度的标准溶液，用滴定管滴加到一定量样品溶液中，当参与反应的物质恰好完全反应时，按照化学计量关系计算出被测样品的含量的分析方法。这个操作过程称为滴定。当标准溶液与被测物质恰好完全反应时是化学计量点。通过指示剂颜色改变，指示滴定终点。化学计量点与滴定终点的差别称为终点误差或滴定误差。

二、滴定分析对化学反应的要求

适合滴定分析法的化学反应须满足下列条件：① 化学反应必须定量完成，即反应有确定的化学计量关系，而且反应完全程度达到 99.9% 以上；② 反应必须迅速；③ 有合适的确定滴定终点的方法。

三、标准溶液的配制与标定

（一）标准溶液的配制

基准物质采用直接配制法，即：准确称取一定量的基准物质，再定量配制成标准溶液，计算出准确浓度。

（二）标准溶液的标定

没有基准物质直接配制则可采用标定法，即先配制成近似所需浓度的溶液，再用其他基准物质或另一标准溶液滴定，确定其准确浓度。

四、滴定分析的计算

对滴定反应　　$a\mathrm{A}+b\mathrm{B}=\!=\!=d\mathrm{D}+e\mathrm{E}$

有
$$\frac{n_A}{a}=\frac{n_B}{b} \tag{7.1}$$

即
$$\frac{c_A V_A}{a}=\frac{c_B V_B}{b} \tag{7.2}$$

五、滴定分析中的误差

（一）准确度与误差

准确度是指实验测量值与真实值之间接近的程度，可用绝对误差和相对误差来表示。

绝对误差 $E=x-T$

相对误差 $E_r=\frac{E}{T}\times100\%$

（二）精密度与偏差

精密度是指平行测量的各测量值之间相互接近的程度，用偏差来表示。

绝对偏差 $d_i=x_i-\bar{x}$

平均偏差 $\bar{d}=\frac{|d_1|+|d_2|+\cdots+|d_n|}{n}$

相对平均偏差 $\bar{d}_r=\frac{\bar{d}}{\bar{x}}\times100\%$

（三）误差的来源

定量分析中的误差包括系统误差和随机误差。系统误差包括方法误差、仪器和试剂误差及操作和环境误差，有重复出现，且大小方向固定的特点。随机误差是由一些偶然因素引起的，不可避免，其大小方向不固定。

系统误差可以通过对照试验和空白试验检查并消除；随机误差可以通过平行多次测量取平均值降低随机误差。

六、有效数字及其运算规则

（一）有效数字

有效数字包括确定的数字和最后一位不确定的数字。记录数据中只有最后一位是估读数字，它反映了测量手段的准确程度。

（二）有效数字的计算规则

数字修约遵循“四舍六入五留双”的规则。进行加减计算时，有效数字以小数点后位数最少的数据为准；进行乘除计算时，以有效数字最少的数值为准。

第二节 酸碱滴定法

一、酸碱指示剂

酸碱指示剂是一类有机弱酸或弱碱，其共轭酸和共轭碱分别呈现不同的颜色：

$$\underset{\text{酸式(酸色)}}{HIn} \rightleftharpoons \underset{\text{碱式(碱色)}}{H^+ + In^-}$$

溶液的颜色取决于$[In^-]/[HIn]$，而$[In^-]/[HIn]$决定于溶液的$[H^+]$

$$pH = pK_{HIn}^{\ominus} + \lg \frac{[In^-]}{[HIn]}$$

所以溶液的 pH 改变时，溶液的颜色也随之改变。当 $pH = pK_{HIn}^{\ominus}$ 时称为指示剂的理论变色点，$pH = pK_{HIn}^{\ominus} \pm 1$ 称为指示剂的理论变色范围。

二、滴定曲线与指示剂的选择

（一）强碱滴定强酸

强碱与强酸滴定发生的反应为

$$H^+ + OH^- = H_2O$$

以滴定过程中溶液的 pH 为纵坐标，滴定剂的加入体积 V 为横坐标作图，即为强碱强酸的滴定曲线。在滴定曲线中，化学计量点附近（±0.1%）pH 变化范围称为滴定突跃，突跃所在的 pH 范围称为滴定突跃范围。

指示剂的选择原则是变色范围全部或部分落在突跃范围内。滴定突跃范围的大小与酸碱两种溶液的浓度有关，浓度越低，突跃范围越小，反之越大。如用 0.100 0 mol·L^{-1} NaOH 溶液滴定等浓度 HCl 溶液时，滴定突跃范围为 4.30～9.70。可以选用甲基橙、甲基红或酚酞为指示剂。

（二）强碱滴定一元弱酸

强碱滴定弱酸时发生的反应为

$$HA + OH^- = A^- + H_2O$$

强碱滴定弱酸的滴定突跃范围比强碱滴定强酸的突跃范围小。该滴定突跃范围大小既与酸碱浓度有关，又与弱酸的强度有关。可以选用的指示剂通常将 $cK_a^{\ominus} \geqslant 10^{-8}$ 作为弱酸能否被强碱准确滴定的依据。如 0.100 0 mol·L^{-1} NaOH 溶液滴定等浓度 HAc 溶液时，滴定突跃范围为 7.74～9.70，可以选用酚酞为指示剂。

第三节　配位滴定法

一、配位滴定的基本原理

配位滴定法是以形成配位化合物反应为基础的滴定分析法，常用的是 EDTA 滴定法。EDTA 与多数金属离子形成 1∶1 配合物。反应的平衡常数为 $K_{稳定}^{\ominus} = \frac{[MY]}{[M][Y]}$，其值越大，配合物越稳定。

二、配位滴定的影响因素

溶液中 EDTA 有多种存在形式，其中以 Y^{4-} 与金属离子螯合能力最强。溶液酸度越高，越不利于 EDTA 以 Y^{4-} 形式存在，故 EDTA 与金属离子更难结合。因此在滴定过程中要用缓冲溶液控制酸度在一定的范围内。

三、金属指示剂

配位滴定的指示剂是金属指示剂，它是指一种能与金属离子结合生成与指示剂本身颜色不同的有色配合物。反应通式为

$$\underset{\text{指示剂(甲色)}}{M+In} \rightleftharpoons \underset{\text{金属离子-指示剂(乙色)}}{MIn}$$

滴定开始时溶液显示乙色，到达滴定终点时 EDTA 夺取 MIn 中的金属离子，产生游离的 In，溶液由乙色转变为甲色。MIn 的稳定性必须比金属-EDTA 配合物的稳定性低。常用的金属指示剂有铬黑 T、二甲酚橙等。金属指示剂的使用有 pH 范围要求。

第四节　氧化还原滴定法

一、高锰酸钾法

高锰酸钾法是以 $KMnO_4$ 为标准溶液的氧化还原方法。利用 $KMnO_4$ 的强氧化性，在酸性溶液中 MnO_4^- 被还原为 Mn^{2+}：

$$MnO_4^- + 8H^+ + 5e^- \rightleftharpoons Mn^{2+} + 4H_2O$$

高锰酸钾水溶液呈紫红色，而其还原产物 Mn^{2+} 近无色，所以 $KMnO_4$ 可以作为自身指示剂。

高锰酸钾标准溶液不能通过直接配制获得，一般用 $Na_2C_2O_4$ 为基准物质标定 $KMnO_4$ 溶液。反应如下：

$$5C_2O_4^{2-} + 2MnO_4^- + 16H^+ \xlongequal{} 2Mn^{2+} + 10CO_2 + 8H_2O$$

二、碘量法

碘量法是利用 I_2 的氧化性或 I^- 的还原性进行氧化还原滴定的方法，分为直接碘量法和间接碘量法。其反应通式为

$$I_2 + 2e^- \rightleftharpoons 2I^-$$

直接碘量法用于滴定较强的还原剂，用碘标准溶液直接滴定，在弱碱性、中性或弱酸性溶液中进行。间接碘量法一般在中性或弱酸性溶液中进行，氧化剂先将 I^- 氧化成 I_2，再用 $Na_2S_2O_3$ 标准溶液滴定生成的 I_2。

$$2Na_2S_2O_3 + I_2 \xlongequal{} Na_2S_4O_6 + 2NaI$$

间接碘量法一般用淀粉作指示剂。

难题解析

例 7-1 在 20.00 mL 硫酸铵溶液中加入过量 NaOH 后蒸馏，再用 50.00 mL 0.100 0 mol · L^{-1} 的

H_2SO_4 溶液吸收产生的 NH_3，剩余的 H_2SO_4 用 0.100 0 mol · L^{-1} 的 NaOH 溶液返滴，用去 NaOH 溶液 20.00 mL。计算硫酸铵溶液的浓度。

解析思路：首先待测的 $(NH_4)_2SO_4$ 中加入过量的 NaOH 蒸馏将 NH_4^+ 全部转化为 NH_3，然后用已知过量的 H_2SO_4 溶液吸收 NH_3，剩余的 H_2SO_4 用 NaOH 标准溶液测定。这里用了返滴定的方式。这个过程中的反应式如下：

$$(NH_4)_2SO_4+2NaOH = 2NH_3+Na_2SO_4+2H_2O$$

$$2NH_3+H_2SO_4 = (NH_4)_2SO_4$$

$$H_2SO_4+2NaOH = Na_2SO_4+2H_2O\text{（返滴定反应）}$$

各物质之间的相对定量关系为 $(NH_4)_2SO_4 \sim 2NH_3 \sim H_2SO_4$（吸收 NH_3）

总的 H_2SO_4 分为两部分被消耗：$n_{总}(H_2SO_4)=n[(NH_4)_2SO_4]+\frac{1}{2}n(NaOH)$

解：发生的化学反应有

$$(NH_4)_2SO_4+2NaOH = 2NH_3+Na_2SO_4+2H_2O$$

$$2NH_3+H_2SO_4 = (NH_4)_2SO_4$$

$$H_2SO_4+2NaOH = Na_2SO_4+2H_2O$$

$(NH_4)_2SO_4$ 消耗的 H_2SO_4 的定量关系

$$n(H_2SO_4)=n[(NH_4)_2SO_4)]=\frac{1}{2}n(NH_3)$$

总的 H_2SO_4 分为两部分被消耗

$$n_{总}(H_2SO_4)=n[(NH_4)_2SO_4]+\frac{1}{2}n(NaOH)$$

$$c[(NH_4)_2SO_4]=\frac{n[(NH_4)_2SO_4]}{V}=\frac{n_{总}(H_2SO_4)-\frac{1}{2}n(NaOH)}{V}$$

$$=\frac{0.100\,0\times50.00\times10^{-3}-\frac{1}{2}\times0.100\,0\times20.00\times10^{-3}}{20.00\times10^{-3}}\ \text{mol}\cdot\text{L}^{-1}$$

$$=0.200\,0\ \text{mol}\cdot\text{L}^{-1}$$

故硫酸铵溶液的浓度为 0.200 0 mol · L^{-1}。

例 7-2　为测定某注射液中氯化钙（M=111.0 g · mol^{-1}）的含量，将该注射液稀释 5 倍后吸取该注射液 25.00 mL，用水稀释后加入过量的草酸铵，将所得沉淀分离洗涤后，加稀硫酸使沉淀完全溶解。用浓度为 0.035 00 mol · L^{-1} 的 $KMnO_4$ 溶液滴定，用去 31.00 mL。试计算此注射液中 $CaCl_2$ 的质量浓度。

解析思路：注射液中的氯化钙全部与草酸铵生成草酸钙沉淀，遇酸后沉淀又完全溶解，所以有关系 $n(CaCl_2)=n(CaC_2O_4)=n(C_2O_4^{2-})$，再根据消耗的 $KMnO_4$ 可测定计算 $C_2O_4^{2-}$ 的含量，从而可推算出注射液中 $CaCl_2$ 的含量。

解：根据所涉及的反应式

$$CaCl_2+H_2C_2O_4 = CaC_2O_4+2HCl$$

$$CaC_2O_4+H_2SO_4 = H_2C_2O_4+CaSO_4$$

$$5C_2O_4^{2-}+2MnO_4^-+16H^+ = 2Mn^{2+}+10CO_2+8H_2O$$

有定量关系　$n(CaCl_2)=n(CaC_2O_4)=n(C_2O_4^{2-})=\frac{5}{2}n(MnO_4^-)$

即

$$\rho_{CaCl_2}=\frac{m(CaCl_2)}{V}=\frac{n(CaCl_2)\cdot M(CaCl_2)}{V}$$

$$=\frac{\frac{5}{2}\times 0.03500\times 31.00\times 10^{-3}\times 111.0}{25.00\times 10^{-3}}\times 5\ g\cdot L^{-1}=60.22\ g\cdot L^{-1}$$

故注射液中 $CaCl_2$ 的质量浓度为 60.22 $g\cdot L^{-1}$。

例 7-3　吸取 15.00 mL 尿样，加 pH = 10 的 NH_4Cl-NH_3 缓冲溶液，以铬黑 T 为指示剂，用 0.009 98 $mol\cdot L^{-1}$ EDTA 标准溶液滴定，消耗 50.00 mL；另取 15.00 mL 尿样，加 NaOH 溶液调节 pH 至 12.5，以钙指示剂为指示剂，用 0.009 98 $mol\cdot L^{-1}$ EDTA 标准溶液滴定，消耗 10.00 mL。已知人尿样 Ca^{2+}、Mg^{2+} 含量的质量浓度正常范围分别为 0.1～0.8 $g\cdot L^{-1}$ 和 0.03～0.6 $g\cdot L^{-1}$，通过计算判断所测尿样中 Ca^{2+}、Mg^{2+} 含量是否正常。

解析思路：在 pH = 10 左右，EDTA 滴定的是 Ca^{2+}、Mg^{2+} 总量，铬黑 T 为指示剂；而在 pH = 12 时，此时 Mg^{2+} 生成了 $Mg(OH)_2$ 沉淀，此条件下滴定的只有 Ca^{2+}，用钙指示剂。

解：pH = 10 时，测得 Ca^{2+}、Mg^{2+} 总量；pH = 12 时，测得 Mg^{2+} 的含量。

$$\rho(Ca^{2+})=\frac{c(EDTA)\cdot V(EDTA)\cdot M(Ca^{2+})}{V}=\frac{0.00998\times 10.00\times 40.08}{15.00}\ g\cdot L^{-1}=0.2667\ g\cdot L^{-1}$$

$$\rho(Mg^{2+})=\frac{c(EDTA)\cdot V(EDTA)\cdot M(Mg^{2+})}{V}=\frac{0.00998\times(50.00-10.00)\times 24.31}{15.00}\ g\cdot L^{-1}$$

$$=0.6470\ g\cdot L^{-1}$$

故从计算结果可知，该尿样中和 Ca^{2+} 为 0.266 7 $g\cdot L^{-1}$ 含量处于正常范围内，Mg^{2+} 含量为 0.647 0 $g\cdot L^{-1}$ 超出正常范围。

章节测试题

一、选择题

1. 下列数据不是四位有效数字的是(　　)。

A. $[Zn^{2+}]=10.49\times 10^{-4}$　　B. $[OH^-]=0.3098$

C. pH = 10.51　　D. Fe% = 10.26

2. 在滴定分析中，计量点与滴定终点间的关系是(　　)。

A. 两者含义相同　　B. 两者接近程度与滴定误差无关

C. 两者一样　　D. 两者越接近滴定误差越小

3. 关于准确度和精密度的关系，下列说法正确的是(　　)。

A. 准确度好，精密度不一定好　　B. 精密度好，准确度一定好

C. 精密度好是准确度好的前提　　D. 两者没有关系

4. 滴定管、移液管、刻度吸管和锥形瓶是滴定分析中常用的四种玻璃仪器，在使用前不必用待装溶液润洗的是(　　)。

A. 滴定管　　B. 移液管

C. 刻度吸管　　D. 锥形瓶

5. 关于基准标准物质，下列说法不正确的是(　　)。

A. 纯度大于 99.9%　　B. 不含结晶水

C. 性质稳定　　D. 有较大的摩尔质量

6. 某指示剂的 $pK^{\ominus}_{HIn}=7.1$，那么它的理论变色范围是（　　）。

A. 6.1～8.1　　B. 5.1～7.1　　C. 6.2～9.2　　D. 6.1～10.4

7. 若用 0.100 0 $mol\cdot L^{-1}$ NaOH 溶液来滴定 0.1 $mol\cdot L^{-1}$ 的苯甲酸（$K_a=6.5\times10^{-5}$），应选用下列指示剂中的（　　）。

A. 甲基橙（pH = 3.1～4.4）　　B. 甲基红（pH = 4.4～6.2）

C. 溴百里酚蓝（pH = 6.0～7.6）　　D. 酚酞（pH = 8.0～9.6）

8. 用同浓度的 HCl 溶液分别滴定等体积的 CaC_2O_4 溶液和 NaOH 溶液，消耗 HCl 的体积相同，这说明（　　）。

A. 两种酸的浓度相同

B. 两种酸的解离度相同

C. HCl 溶液的浓度是 CaC_2O_4 溶液浓度的两倍

D. 两种酸的化学计量点相同

9. 下列各种酸的浓度均为 0.100 0 $mol\cdot L^{-1}$，如果用 0.100 0 $mol\cdot L^{-1}$ NaOH 进行滴定，不能直接被滴定的酸是（　　）。

A. 甲酸（$K^{\ominus}_{a1}=1.70\times10^{-4}$）　　B. 乙酸（$K^{\ominus}_{a}=1.75\times10^{-5}$）

C. 氢氰酸（$K^{\ominus}_{a}=4.93\times10^{-10}$）　　D. 草酸（$K^{\ominus}_{a}=5.90\times10^{-2}$）

10. 铬黑 T 作指示剂时，pH 应控制在（　　）。

A. 小于 6.3　　B. 大于 11.6　　C. 7～11　　D. 没有限制

11. 关于金属指示剂的叙述，错误的是（　　）。

A. 金属指示剂可与待测金属生成配合物 MIn

B. 指示剂自身的颜色必须与 MIn 的颜色有明显的差别

C. MIn 的稳定性越大，越有利于滴定

D. MIn 必须有一定的稳定性，但要小于 MY 的稳定性

12. 用 EDTA 滴定 Mg^{2+} 时，下列哪种方法能消除 Zn^{2+} 的干扰作用（　　）。

A. 沉淀法　　B. 氧化还原法

C. 配位掩蔽法　　D. 调节酸度

13. 草酸钠（$Na_2C_2O_4$）在酸性溶液中还原 0.2 mol 的 $KMnO_4$ 时所需的物质的量是（　　）。

A. 2 mol　　B. 0.5 mol　　C. 0.2 mol　　D. 5 mol

14. 用 HCl 标准溶液滴定 Na_2CO_3，先用酚酞为指示剂，消耗的 HCl 体积为 V_1，继续滴定，用甲基橙为指示剂，消耗的 HCl 体积为 V_2，则 V_1 和 V_2 的关系是（　　）。

A. $V_1=2V_2$　　B. $V_1=V_2$　　C. $V_1\geqslant V_2$　　D. $2V_1=V_2$

15. 碘量法中加入淀粉指示剂的适宜时间是（　　）。

A. 滴定开始前　　B. 滴定开始后

C. 滴定至近终点时　　D. 滴定至红棕色褪尽至无色时

二、判断题

1. pH = 4.32 的有效数字是 3 位。（　　）

2. 系统误差和随机误差都是可以完全消除的。（　　）

3. 标准溶液的配制方法有直接配制法和间接配制法，后者也称为标定法。（　　）

4. $Na_2C_2O_4$，H_2SO_4，NaOH，Na_2CO_3，EDTA 二钠盐都能用作基准物质。（　　）

5. 当指示剂发生颜色变化时停止滴定，此时称为化学计量点。（　　）

6. 甲基红指示剂的变色范围为 pH = 4.4～6.2，故在 pH = 5.0 时溶液应呈现红与黄的混合颜色。（　　）

7. EDTA 滴定中，加入缓冲溶液的目的是防止金属离子的水解。（　　）

8. 高锰酸钾法滴定只能用于还原性物质的测定。（　　）

9. 金属指示剂与被测离子结合越稳定越好。（　　）

10. 测定 CaC_2O_4 含量，可以用配位滴定法通过 EDTA 测定 Ca^{2+}，也可以用高锰酸钾法测定 $C_2O_4^{2-}$。（　　）

三、填空题

1. 酸碱指示剂的理论变色范围是________，它的选择原则是使指示剂的变色范围______处于滴定的______内。

2. 在滴定分析中，指示剂变色时停止滴定的点称为________。

3. 弱酸能用强碱直接准确滴定的条件是________。

4. 配制 I_2 溶液时加入适量的 KI，这样既能__________又能__________。

5. 0.036 5 和 4.11×10^{-3} 的有效数字位数分别是______和______。

6. 根据有效数字的加减规则，1.314+25.6 = ________。

7. 准确度表示________________之间的符合程度，精密度则表示__________之间的符合程度。

8. 滴定分析要求化学反应符合以下三个条件：(1)__________，(2)__________，(3)__________。

9. 系统误差是指____________，其特点是__________；随机误差是指____________，其特点是__________。

10. 用 $KMnO_4$ 滴定 $C_2O_4^{2-}$ 时，通常开始时需注意两点：(1)________，(2)________。

11. EDTA 学名为____________，一般情况下与金属离子形成配合物时配合比例是________。

12. EDTA 滴定 Mg^{2+} 时，应将被滴定溶液的 pH 控制在________，以________为指示剂，滴定至溶液的颜色__________即为滴定终点。

四、简答题

1. 什么是酸碱滴定的突跃？对于强酸强碱滴定，它的突跃范围受哪些因素影响？

2. 用 $Na_2C_2O_4$ 标定 $KMnO_4$ 溶液的浓度时，若将滴定管中 $KMnO_4$ 溶液的初读数由 2.00 mL 误记为 0.20 mL，所测得的 $KMnO_4$ 溶液浓度偏大还是偏小？

3. 标准物质 $H_2C_2O_4\cdot H_2O$ 部分风化，用它标定 NaOH 溶液，其浓度偏高还是偏低？为什么？

五、计算题

1. 将 0.363 3 g 含 $NaHCO_3$ 的 Na_2CO_3 试样加水溶解后，以酚酞为指示剂，用 0.100 0 $mol \cdot L^{-1}$ 的 HCl 标准溶液 21.75 mL 滴定至终点。然后以甲基橙为指示剂，继续用 HCl 标准溶液 23.58 mL 滴定至终点。试计算试样中 Na_2CO_3 和 $NaHCO_3$ 的质量分数。

2. 将 20.00 mL 双氧水移取到 250 mL 容量瓶中，定容。准确吸出 10.00 mL，加适量酸酸化，用 29.20 mL 0.014 76 $mol \cdot L^{-1}$ $KMnO_4$ 标准溶液滴定至终点，计算双氧水中 H_2O_2 的浓度。

3. 现对某药厂生产的葡萄糖酸锌（M=455.68）进行抽检，准确称取该批次葡萄糖酸锌 1.285 6 g，溶解后用 100 mL 容量瓶定容。吸取 10 mL，用浓度为 0.009 97 $mol \cdot L^{-1}$ 的 EDTA 标准溶液滴定至终点，用去 26.14 mL，试计算该批次样品中葡萄糖酸锌的质量分数。

4. 将 0.216 8 g $CaCO_3$ 溶于 50.00 mL 0.102 0 $mol \cdot L^{-1}$ 的 HCl 溶液中，然后再用 0.103 1 $mol \cdot L^{-1}$ 的 NaOH 标准溶液回滴，消耗 NaOH 溶液 22.50 mL，求样品中 $CaCO_3$ 的质量分数。

5. 称取 0.483 4 g 维生素 C（$C_6H_8O_6$，M=176.12 $g \cdot mol^{-1}$），加入适量新煮沸过的冷蒸馏水和稀酸溶液，以淀粉为指示剂，用 0.105 2 $mol \cdot L^{-1}$ 的 I_2 标准溶液滴定，达到终点时用去 24.72 mL，求维生素 C 的质量分数。已知维生素 C 与 I_2 的反应为 $C_6H_8O_6 + I_2 \longrightarrow C_6H_6O_6 + 2HI$。

章节测试题答案

一、选择题

1. C　2. D　3. C　4. D　5. B　6. A　7. D　8. C　9. C　10. C　11. C　12. C　13. B　14. B　15. C

二、判断题

1. ×　2. ×　3. √　4. ×　5. ×　6. √　7. ×　8. ×　9. ×　10. √

三、填空题

1. $pH = pK_{HIn}^{\ominus} \pm 1$；全部或部分；突跃范围

2. 滴定终点

3. $cK_a^{\ominus} \geq 10^{-8}$

4. 增加其溶解度；减少其挥发性

5. 3；3

6. 26.9

7. 真实值和测量值；测量值之间

8. 反应必须定量发生，按照化学计量关系进行并且反应完全（反应程度达到 99.9%以上）；反应必须迅速完成；有合适的确定滴定终点的方法

9. 某些固定因素造成的误差；大小和方向固定，会重复出现；某些偶然因素造成的误差；大小和方向不固定

10. 加热；先滴加 1~2 滴 $KMnO_4$ 溶液，待颜色褪去后才能再滴加

11. 乙二胺四乙酸；1∶1

12. 10 左右；铬黑 T；酒红色变为蓝色

四、简答题

1. 答：滴定突跃是指化学计量点前后溶液 pH 的突变过程。浓度影响强酸强碱相互滴定的 pH 突跃范围，通常浓度越高，突跃范围越大，浓度越低，突跃范围越小。

2. 答：这样计算得来的 $KMnO_4$ 体积大于实际所消耗的体积，而消耗的 $Na_2C_2O_4$ 的物质的量不变，测定结果偏小。

3. 答：$H_2C_2O_4 \cdot H_2O$ 风化后会失去结晶水，$H_2C_2O_4 \cdot H_2O$ 变为 $H_2C_2O_4$。$H_2C_2O_4$ 的相对分子质量小于 $H_2C_2O_4 \cdot H_2O$，标定的 NaOH 溶液浓度偏低。

五、计算题

1. 解：以酚酞为指示剂时，试样中 Na_2CO_3 试样被中和为 $NaHCO_3$；甲基橙为指示剂时，$NaHCO_3$ 被继续中和产生 CO_2。

所以 $$w(Na_2CO_3)=\frac{n(HCl)\times V(HCl)\times M(Na_2CO_3)}{m_{试样}}$$

$$=\frac{0.100\,0\ mol \cdot L^{-1}\times 21.75\times 10^{-3}\ L\times 106.0\ g \cdot mol^{-1}}{0.363\,3\ g}$$

$$=0.634\,6$$

$$w(NaHCO_3)=\frac{n(HCl)\times[V_2(HCl)-V_1(HCl)]\times M(NaHCO_3)}{m_{试样}}$$

$$=\frac{0.100\,0\ mol \cdot L^{-1}\times(23.58-21.75)\times 10^{-3}\ L\times 84.00\ g \cdot mol^{-1}}{0.363\,3\ g}$$

$$=0.042\,3$$

试样中 Na_2CO_3 和 $NaHCO_3$ 的质量分数分别为 63.46%和 4.23%。

2. 解：根据反应

$$5H_2O_2+2KMnO_4+3H_2SO_4 = K_2SO_4+2MnSO_4+5O_2+8H_2O$$

得 H_2O_2 与 $KMnO_4$ 的计量关系为 $\frac{1}{5}n(H_2O_2)=\frac{1}{2}n(KMnO_4)$

$$c_{H_2O_2}=\frac{n_{H_2O_2}}{V_{试样}}=\frac{\frac{5}{2}c(KMnO_4)\times V(KMnO_4)}{V_{试样}}$$

$$=\frac{\frac{5}{2}\times 0.014\,76\ mol \cdot L^{-1}\times 29.20\times 10^{-3}\ L\times\frac{250.00\ mL}{10.00\ mL}}{0.020\ L}$$

$$=1.347\ mol \cdot L^{-1}$$

故双氧水中 H_2O_2 的浓度为 $1.347\ mol \cdot L^{-1}$。

3. 解：根据 n（葡萄糖酸锌）$=n(\text{EDTA})=c(\text{EDTA})V(\text{EDTA})$

$$w(\text{葡萄糖酸锌})=\frac{n(\text{葡萄糖酸锌})\times M(\text{葡萄糖酸锌})}{m_{\text{试样}}}$$

$$=\frac{c(\text{EDTA})\times V(\text{EDTA})\times\frac{100}{10}\times M(\text{葡萄糖酸锌})}{m_{\text{试样}}}$$

$$=\frac{0.009\,97\ \text{mol}\cdot\text{L}^{-1}\times 26.14\times10^{-3}\ \text{L}\times\frac{100\ \text{mL}}{10\ \text{mL}}\times 455.68\ \text{g}\cdot\text{mol}^{-1}}{1.285\,6\ \text{g}}$$

$$=0.923\,8$$

故该试样中葡萄糖酸锌的质量分数为 92.38%。

4. 解：

$$CaCO_3+2HCl \xlongequal{} CaCl_2+CO_2+H_2O$$

$$HCl+NaOH \xlongequal{} NaCl+H_2O$$

由上述反应式可得出如下关系

$$n(CaCO_3)=\frac{1}{2}[n(HCl)-n(NaOH)]$$

$$\text{故 } w_{CaCO_3}=\frac{n(CaCO_3)\times M(CaCO_3)}{m}=\frac{\frac{1}{2}[n(HCl)-n(NaOH)]\times M(CaCO_3)}{m}$$

$$=\frac{\frac{1}{2}[50.00\times10^{-3}\times0.102\,0-0.103\,1\times22.50\times10^{-3}]\times100.09\ \text{g}}{0.216\,8\ \text{g}}$$

$$=0.641\,8$$

试样中 $CaCO_3$ 的质量分数为 64.18%。

5. 解：由反应式可得出如下关系 $n(C_6H_8O_6)=n(I_2)$

$$\text{故 } w(C_6H_8O_6)=\frac{n(C_6H_8O_6)\times M(C_6H_8O_6)}{m_{\text{样品}}}=\frac{c(I_2)\times V(I_2)\times M(C_6H_8O_6)}{m_{\text{样品}}}$$

$$=\frac{0.105\,2\ \text{mol}\cdot\text{L}^{-1}\times24.72\times10^{-3}\ \text{L}\times176.12\ \text{g}\cdot\text{mol}^{-1}}{0.483\,4\ \text{g}}$$

$$=0.947\,5$$

维生素 C 的质量分数为 94.75%。

第八章　分光光度法

本章提要

第一节　分光光度法基本原理

分光光度法是利用物质对光的选择性吸收以及吸收强度与物质浓度之间的关系，用仪器对物质进行定性、定量分析的方法。

一、溶液对光的吸收与溶液的颜色

光是一种电磁波，具有波粒二象性。人眼能看到的光的波长在 400~760 nm，这类光称为可见光，混合后即为白光。若将白光通过棱镜，可分解为红、橙、黄、绿、青、蓝、紫七种颜色的光。具有单一波长的光叫单色光。把两种适当颜色的光按一定的强度和比例混合，也能得到白光，这两种颜色的光称为互补光，这两种颜色称为互补色。光线照射溶液时，溶液中的粒子（分子或离子）选择性地吸收某种颜色的光，所以溶液呈现不同的颜色。溶液呈现的颜色，实际上是它选择性吸收的光的补色。

物质对光的吸收有选择性。测定某溶液对不同波长单色光的吸收程度，以波长为横坐标，吸光度为纵坐标作图可得一条曲线，称为吸收曲线（也称吸收光谱）。光吸收程度最大处的波长叫最大吸收波长，常用 λ_{max} 表示。同一物质不同浓度的溶液，吸收曲线的形状基本一致，最大吸收波长不变。吸收曲线体现了物质的特性，不同物质具有不同的吸收曲线，可根据吸收曲线的形状和 λ_{max} 进行物质的定性分析。溶液的浓度越大，则吸光度 A 越大，可根据吸光度随浓度变化的关系进行物质的定量分析。

二、Lambert-Beer 定律

透过光的强度 I_t 与入射光强度 I_0 之比称为透射比，又称透光率或透过率，用符号 T 表示。透射比的负对数称为吸光度，用符号 A 表示。A 越大，溶液对光的吸收就越多。Lambert 和 Beer 分别于 1760 年和 1852 年研究了光的吸收与溶液液层厚度及溶液组成标度的定量关系，得到关系式 $A=-\lg T=kbc$，其中 k 为吸光系数。若溶液的组成标度以物质的量浓度表示，则吸光系数为摩尔吸光系数，常用符号 ε 表示，其单位为

$L \cdot mol^{-1} \cdot cm^{-1}$。此时上式表示为 $A=\varepsilon bc$。

影响 Lambert-Beer 定律的主要因素有光学因素、物理因素、化学因素等。

第二节　分光光度计

分光光度计类型很多,可按波长类别、光束类别和工作波长范围分类,但基本原理和结构均相似,主要由光源、单色器、吸收池、检测器、信号处理与显示器五个部分组成。分光光度计中,光路可示意如下:

光源→单色器→吸收池→检测器→信号处理与显示器

第三节　分光光度法的应用

一、显色反应和分析条件

向待测试液中加入一定试剂经化学反应后生成有色物质或在特定光区有吸收的物质,这样的化学反应称为显色反应,加入的试剂称为显色剂。选择合适的显色剂是提高分光光度法的灵敏度和准确度的前提条件。

对显色反应的要求有:① 选择性好;② 灵敏度高;③ 稳定性好;④ 显色剂在测定波长处无明显吸收;⑤ 反应产物的吸光度能准确反映被测物质的含量;⑥ 显色反应的条件易于控制。

影响显色反应的因素有:① 显色剂的用量;② 控制溶液的酸碱度;③ 控制显色时间;④ 控制显色温度及其他。

分析条件的选择:① 波长的选择。在溶液中无干扰物质存在时应根据最大吸收的原则,在最大吸收波长 λ_{max} 下进行测定;② 控制吸光度在 0.2~0.7;③ 选择适当的参比溶液。常用的参比溶液有溶剂空白、试剂空白、样品空白、平行操作空白等。

二、标准曲线的绘制及样品的测定

根据 $A=kc$ 的关系进行定量测定是分光光度法中较简便易行的方法,需要在测定试样前绘制标准曲线或计算回归直线方程,这种方法称为标准曲线法。

标准曲线的绘制:取标准品配成一系列不同组成标度的标准溶液,置于厚度相同的比色皿中,在溶液吸收最大的波长下,逐一测定吸光度。以组成标度为横坐标,吸光度为纵坐标作图,得一条通过原点的直线,这条直线称为标准曲线,又称工作曲线。

待测试样的测定:在相同条件下测定试样溶液的吸光度,再根据试样溶液的吸光度值,从标准曲线上查出与此对应的试样溶液的浓度。也可用回归直线方程计算试样溶液的浓度。

难题解析

例 8-1 某有色溶液符合 Lambert-Beer 定律。当浓度为 c_1 时，测得其透光率为 T_1；将溶液浓度分别稀释到原来的 1/2 和浓缩到原来的 2 倍时，相应的透射比分别为多少？何者最大？

解析思路：根据溶液符合 Lambert-Beer 定律，可得知吸光度与浓度的定量关系。根据吸光度定义可知吸光度与透光率的关系，从而可知浓度与透光率的关系式 $A=-\lg T=kc$。利用公式即可分别计算浓度为 $0.5c_1$ 和 $2c_1$ 时的透射比。

解：根据 Lambert-Beer 定律 $A=-\lg T=kc$

当浓度为 c_1 时 $-\lg T_1=kc_1$

当浓度为 $0.5c_1$ 时 $-\lg T_2=kc_2=k\times(0.5c_1)=0.5(-\lg T_1)$

故 $-\lg T_2=-\lg(T_1)^{1/2}$ $T_2=T_1^{1/2}$

当浓度为 $2c_1$ 时 $-\lg T_3=kc_3=2\times(kc_1)=2\times(-\lg T_1)$

故 $T_3=T_1^2$

$0<T<1$ 故 T_2 为最大

例 8-2 用双硫腙分光光度法可测定 Pb^{2+}。对于浓度为 7.7×10^{-6} mol·L^{-1} 的 Pb^{2+} 溶液，用 2 cm 比色皿在波长 520 nm 下测得吸光度为 0.721。现有一 Pb^{2+} 未知溶液，相同条件下测得透射比为 33.0%，试计算该未知溶液的浓度。

解析思路：根据浓度和吸光度，利用 Lambert-Beer 定律求出摩尔吸光系数。根据吸光度定义 $A=-\lg T$，求出未知溶液的吸光度，再求出其浓度。

解：Pb^{2+}溶液的摩尔吸光系数为

$$\varepsilon=\frac{A}{bc}=\frac{0.721}{2\ \text{cm}\times7.7\times10^{-6}\ \text{mol}\cdot\text{L}^{-1}}=4.68\times10^{4}\ \text{L}\cdot\text{mol}^{-1}\cdot\text{cm}^{-1}$$

该未知溶液的浓度为

$$c_x=\frac{A_x}{\varepsilon b}=\frac{-\lg T_x}{\varepsilon b}=\frac{-\lg 0.330}{4.68\times10^{4}\ \text{L}\cdot\text{mol}^{-1}\cdot\text{cm}^{-1}\times2\ \text{cm}}=5.14\times10^{-6}\ \text{mol}\cdot\text{L}^{-1}$$

例 8-3 人体血液的容量可用以下方法测定：将 1.00 mL 伊凡氏蓝溶液注入静脉，经 10 min 循环混合后采血样。将血样离心分离，血浆占全血 53%。在 1 cm 比色皿中测得血浆吸光度为 0.380。另取 1.00 mL 伊凡氏蓝溶液，在容量瓶中稀释至 1.0 L。取 10.0 mL 稀释液在容量瓶中再稀释至 50.0 mL，相同条件下测得其吸光度为 0.200。若伊凡氏蓝染料全部分散于血浆中，求人体中血液的容量（单位：L）。

解析思路：伊凡氏蓝摩尔吸光系数不变，其在血浆中的浓度和稀释液中的浓度比值应等于测得的相应吸光度之比。

解：假设伊凡氏蓝试样溶液的原浓度为 c，则伊凡氏蓝在血浆中的浓度为

$$c_{血浆}=\frac{c\times1.00\times10^{-3}\ \text{L}}{V_{血浆}}$$

伊凡氏蓝稀释液的浓度为

$$c_{稀释}=c\times\frac{1.00\ \text{mL}}{1\ 000\ \text{mL}}\times\frac{10.0\ \text{mL}}{50.0\ \text{mL}}$$

由 Lambert-Beer 定律可得

$$\frac{c_{稀释}}{c_{血浆}}=\frac{A_{稀释}}{A_{血浆}}=\frac{c\times\dfrac{1.00\ \text{mL}}{1\ 000\ \text{mL}}\times\dfrac{10.0\ \text{mL}}{50.0\ \text{mL}}}{\dfrac{c\times1.00\times10^{-3}\ \text{L}}{V_{血浆}}}=\frac{0.200}{0.380}$$

$$V_{血浆}=2.63\ \mathrm{L}$$

人体中血液的容量为

$$V_{血浆}=\frac{V_{血浆}}{\varphi_{血浆}}=\frac{2.63\ \mathrm{L}}{0.53}=4.96\ \mathrm{L}$$

章节测试题

一、选择题

1. Lambert-Beer 定律只适用于(　　)。

A. 白光　　B. 有色光　　C. 单色光　　D. 复合光

2. 有色物质溶液的摩尔吸光系数取决于该物质的结构和(　　)。

A. 入射光波长　　B. 有色物质溶液的浓度

C. 入射光强度　　D. 有色物质溶液层的厚度

3. 在一定波长处,用 2.0 cm 吸收池测得某试液的透光率为 71%,若改用 1.0 cm 吸收池时,该试液的吸光度 A 为(　　)。

A. 0.15　　B. 0.07　　C. 0.56　　D. 0.45

4. 符合 Lambert-Beer 定律的有色溶液,浓度为 c 时的透光率为 T_0,则浓度增大一倍时,透光率的对数为(　　)。

A. $2T_0$　　B. $T_0/2$　　C. $2\lg T_0$　　D. $(\lg T_0)/2$

5. 符合 Lambert-Beer 定律的有色溶液浓度改变时,其最大的吸收峰位置(　　)。

A. 向长波移动　　B. 向短波移动

C. 不改变,峰高也不改变　　D. 不改变,峰高改变

6. 在分光光度法中,适宜的吸光度范围是(　　)。

A. 0.1~1.2　　B. 0.2~0.7　　C. 0.05~0.6　　D. 0.2~1.5

7. 若显色剂无色,而待测溶液中存在其他有色离子,在比色分析中,应采用的参比溶液是(　　)。

A. 蒸馏水　　B. 显色剂

C. 加入显色剂的待测溶液　　D. 不加显色剂的待测溶液

8. 用分光光度法测定时,若测得试样的吸光度大于 0.7,为减小测定误差应采取的措施是(　　)。

A. 增大试样的浓度　　B. 选择厚度更大的吸收池

C. 改变测量波长　　D. 将试样溶液稀释

9. 以下说法错误的是(　　)。

A. 摩尔吸光系数与有色溶液的浓度有关

B. 分光光度法中一般在最大吸收波长下进行测定

C. 分光光度计检测器直接测定的是透射光的强度

D. 分光光度法中用空白溶液作参比可消除系统误差

10. 下列表述中错误的是(　　)。

A. 透射光与吸收光为互补光,黄色和蓝色为互补光

B. Lambert-Beer 定律只适用于单色光

C. 吸收峰随浓度增加而增大，最大吸收波长也随之改变

D. 在公式 $A=\varepsilon bc$ 中，ε 为摩尔吸光系数，其数值越大，反应越灵敏

11. 在紫外可见分光光度法测定中，使用参比溶液的作用是(　　)。

A. 调节仪器透射比的零点

B. 吸收入射光中测定所需要的光波

C. 调节入射光的强度

D. 消除试剂等非待测物质对入射光吸收的影响

12. 某药物的摩尔吸光系数(ε)很大，这说明(　　)。

A. 该药物溶液的浓度很大　　B. 光通过该药物溶液的光程很长

C. 该药物对某波长的光吸收很强　　D. 测定该药物的灵敏度高

13. 关于在分光光度法中选用 λ_{max} 进行测定的原因，下列说法正确的是(　　)。

A. 与待测溶液的 pH 有关

B. 可随意选用参比溶液

C. 浓度的微小变化会引起吸光度的较大变化，提高了测定的灵敏度

D. 仪器读数的微小变化不会引起吸光度的较大变化，提高了测定的精密度

14. 某物质的吸光系数与(　　)有关。

A. 溶液浓度　　B. 测定波长　　C. 仪器型号　　D. 吸收池厚度

15. 在分光光度计中，为获得单色光，常使用的组件是(　　)。

A. 光栅(或棱镜)+反射镜　　B. 光栅(或棱镜)+狭缝

C. 光栅(或棱镜)+稳压器　　D. 光栅(或棱镜)+准直镜

16. 符合 Lambert-Beer 定律的有色物质的浓度发生变化时，有色物质的浓度、最大吸收波长和吸光度三者之间变化关系可能是(　　)。

A. 增加、增加、增加　　B. 减小、不变、减小

C. 减小、增加、增加　　D. 增加、不变、减小

17. 在分光光度计中用于紫外波段的光源是(　　)。

A. 钨灯　　B. 碘钨灯　　C. 氘灯　　D. 日光灯

18. 下列有关显色剂的叙述，正确的是(　　)。

A. 显色剂能与待测物质反应，生成稳定的有色物质

B. 显色剂必须是有颜色的物质

C. 显色剂与待测物质的颜色互补

D. 显色剂本身必须是无色

19. 溶液呈现某种颜色是由于它选择地吸收了(　　)。

A. 白光中所有波长的光　　B. 溶液的颜色对应波长的光

C. 某些波长的复合光　　D. 某些波长的单色光

20. 下列说法错误的是(　　)。

A. 可见分光光度法不能直接用于无色物质的分析

B. 溶液的浓度越大，其吸光度也一定越大

C. 一般来说，入射光波长不同，吸光系数 ε 也不同

D. 分光光度法仅适用于微量组分测定

二、判断题

1. $CuSO_4$ 溶液呈蓝色是因为溶液选择性地吸收了蓝色光。(　　)

2. 吸收曲线的基本形状与浓度有关。(　　)

3. 有色溶液的浓度越大，摩尔吸光系数也越大。(　　)

4. 摩尔吸光系数在数值上等于溶液浓度为 $1\ mol \cdot L^{-1}$、液层厚度为 1 cm 时的吸光度。(　　)

5. 符合 Lambert-Beer 定律的有色溶液，浓度越低，透光率越大。(　　)

6. 分光光度法一般选择最大吸收波长作为测量波长。(　　)

7. 有色溶液的浓度改变，最大吸收波长不发生变化。(　　)

8. 更换分光光度计后，原有标准曲线不用重新绘制。(　　)

9. 在进行紫外分光光度测定时，可以用手捏吸收池的任何面。(　　)

10. Lambert-Beer 定律适用于所有均匀非散射的有色溶液。(　　)

三、填空题

1. Lambert-Beer 定律的数学表达式为____________；摩尔吸光系数的单位为____________。

2. 将符合 Lambert-Beer 定律的某有色溶液加水稀释，其最大吸收峰波长的位置将____________，其摩尔吸光系数将____________。

3. 吸光度随入射光波长变化的曲线称为____________；吸光度随溶液浓度变化的曲线称为____________。

4. 分光光度计由五个主要部件组成，它们是（按光路顺序）光源、____________、____________、____________、信号处理与显示器。

5. 有甲、乙两种不同浓度的有色溶液，用同一厚度的吸收池在同一波长下测得甲的吸光度为 0.30，乙的吸光度为 0.45。若甲的浓度为 $2.0 \times 10^{-4}\ mol \cdot L^{-1}$，则乙的浓度为____________。

6. 在紫外-可见分光光度法中，工作曲线是____________和____________之间的关系曲线。当溶液符合 Lambert-Beer 定律时，此曲线应为____________。

7. 在分光光度法中，入射光波一般以选择____________波长为宜，这是因为____________。

8. 各种物质都有特征的吸收曲线和最大吸收波长，这种特性可作为物质____________的依据；同种物质的不同浓度溶液，任一波长处的吸光度随物质的浓度的增加而增大，这种特性可作为物质____________的依据。

9. 在光度分析中，常因波长范围不同而选用不同材料制作的吸收池。可见分光光度法中选用____________吸收池；紫外分光光度法中选用____________吸收池。

10. 对于同一物质的不同浓度溶液，其吸收曲线的形状____________，最大吸收波长____________，只是吸收程度____________，表现在曲线上就是曲线的高低____________。

四、简答题

1. 什么是吸收曲线？什么是标准曲线？各有什么实际应用？

2. 分光光度法分析条件的选择有哪些？

五、计算题

1. 有一化合物的相对分子质量为125，摩尔吸光系数为 $2.5\times10^5\ L\cdot mol^{-1}\cdot cm^{-1}$，今欲准确配制1 L该化合物的溶液，使其在稀释200倍后，放在1 cm的比色皿中测得的吸光度为0.60，应称取该化合物多少克？

2. 强心药托巴丁胺（$M_r=270$）在260 nm波长处有最大吸收，摩尔吸光系数 ε（260 nm）= 703 $L\cdot mol^{-1}\cdot cm^{-1}$，取该片剂1片，溶于水稀释至2.00 L，静置后取上清液用1 cm吸收池于260 nm波长处测得吸光度为0.687，计算这药片中含托巴丁胺多少克？

章节测试题答案

一、选择题

1. C　2. A　3. B　4. C　5. D　6. B　7. D　8. D　9. A　10. C　11. D　12. C　13. C　14. B　15. B　16. B　17. C　18. A　19. D　20. B

二、判断题

1. ×　2. ×　3. ×　4. √　5. √　6. √　7. √　8. ×　9. ×　10. √

三、填空题

1. $A=\varepsilon bc$；$L\cdot mol^{-1}\cdot cm^{-1}$

2. 不变；不变

3. 吸收曲线；标准曲线

4. 单色器；吸收池；检测器

5. $3.0\times10^{-4}\ mol\cdot L^{-1}$

6. 溶液浓度；吸光度；过原点的直线

7. 最大吸收；在最大吸收波长处测定吸光度进行分析，其灵敏度最高

8. 定性分析；定量分析

9. 玻璃；石英

10. 相似；位置相同；随浓度的改变而变化；不同

四、简答题

1. 答：对于浓度一定的有色溶液，测定不同波长下的吸光度 A，以波长 λ 为横坐标，吸光度 A 为纵坐标作图，可得一曲线，此曲线称为吸收曲线。吸收曲线可作为物质定性分析的依据，也可以作为分光光度法中选择入射光波长的依据。

在一定条件和浓度范围内，测定不同浓度溶液的吸光度 A，以溶液的浓度 c 为横坐标，吸光度 A 为纵坐标作图，可得到一条通过坐标原点的直线，此直线称为标准曲线。标准曲线的实际应用，是在相同条件下测定被测溶液的吸光度 A，根据吸光度数值，从标准曲线上查到吸光物质的对应的浓度。

2. 答：(1) 波长的选择。在溶液中无干扰物质存在时应根据最大吸收的原则，在最大吸收波长 λ_{max} 下进行测定。(2) 控制吸光度在 0.2~0.7。(3) 选择适当的参比溶液。常用的参比溶液有溶剂空白、试剂空白、样品空白、平行操作空白等。

五、计算题

1. 解：

$$c_1=\frac{A}{\varepsilon\cdot b}=\frac{0.60}{2.5\times10^5\ \mathrm{L\cdot mol^{-1}\cdot cm^{-1}}\times1\ \mathrm{cm}}=2.40\times10^{-6}\ \mathrm{mol\cdot L^{-1}}$$

称取物质的质量 $m=2.40\times10^{-6}\ \mathrm{mol\cdot L^{-1}}\times200\ \mathrm{L}\times125\ \mathrm{g\cdot mol^{-1}}=0.06\ \mathrm{g}$

2. 解：溶液的浓度为

$$c=\frac{A}{\varepsilon\cdot b}=\frac{0.687}{703\ \mathrm{L\cdot mol^{-1}}\times1\ \mathrm{cm}}=9.77\times10^{-4}\ \mathrm{mol\cdot L^{-1}}$$

该药片中所含托巴丁胺的质量为

$$m=cVM=9.77\times10^{-4}\ \mathrm{mol\cdot L^{-1}}\times2.00\ \mathrm{L}\times270\ \mathrm{g\cdot mol^{-1}}=0.528\ \mathrm{g}$$

第九章　有机化学概述

本章提要

第一节　有机化合物与有机化学

一、有机化合物与有机化学基本概念

有机化学(organic chemistry)是研究有机化合物的制备、命名、结构、性质、应用以及有机化合物间转化规律和理论的科学。

二、有机化合物的特征

同分异构现象普遍;热稳定性差,容易燃烧;熔点较低;难溶于水,易溶于有机溶剂;反应速率较慢,常伴随副反应。

第二节　有机化合物的结构

一、组成有机化合物的化学键——共价键

一个碳原子可以提供四个电子与其他原子形成共价键,两个原子间可形成单键,也可形成双键或三键。共价键的强弱和成键原子间的空间位置常采用键能、键长、键角等键参数描述。

二、化合物分子结构表示方法

为了在二维平面表示有机物,通常可采用构造式、构造简式和键线式几种方法书写有机化合物分子。构造式是用一根短线表示一个共价键;构造简式是在构造式的基础上,省略表示碳氢键和碳碳单键的短线,还可合并相同的部分;键线式也用一根短线表示一个共价键,键线式中的每个拐点和终点均表示一个碳原子,省略了分子中的碳

氢键和与碳原子相连的氢原子，只表示出碳碳键以及与碳原子相连的其他原子或基团。

第三节　有机化合物的分类

一、按碳架分类

有机化合物可分为链状化合物和环状化合物，其中环状化合物可分为碳环化合物（包括脂环族化合物和芳香族化合物）和杂环化合物。

二、官能团分类

根据所带官能团的不同，有机化合物可以分为烷烃、烯烃、炔烃、芳香烃、卤代烃、醇或酚、醚、醛酮、羧酸、酯、胺、酰胺等种类。含不同官能团的有机化合物具有不同性质。

第四节　有机化学反应的基本类型

一、共价键的断裂方式

有机化学反应中化学键的断裂方式有两种类型：均裂和异裂。

（一）均裂

共价键断裂时，成键的两个电子平均分给两个原子或基团，称为均裂，均裂后得到自由基中间体。

$$X{\cdot}{\cdot}Y \longrightarrow X\cdot + \cdot Y$$

（二）异裂

共价键断裂时，成键的两个电子归属成键原子或基团的一方，称为异裂，异裂后得到正、负离子。

$$X \vdots {\cdot}{\cdot}Y \longrightarrow X^{+} + Y^{-}$$

二、有机化学反应的基本类型

（一）取代反应

有机分子中的一个原子或基团被其他原子或基团替换的反应叫作取代反应，常见的取代反应有：卤代反应、硝化反应、磺化反应、水解反应、酯化反应等。

（二）加成反应

有机化合物分子中不饱和键中的 π 键断裂、两端成键原子与其他原子或基团结合形成新有机化合物的反应叫作加成反应，常见的发生加成反应的基团主要有双键、三键、羰基(醛、酮)等。

(三) 消除反应

有机化合物在适当条件下,脱去小分子(如水、卤化氢),生成不饱和键(如双键、三键)的反应称为消除反应。

(四) 氧化还原反应

有机化合物分子加氧或者去氢的反应都称为氧化反应,相反有机化合物分子加氢或者去氧的反应都称为还原反应。

难题解析

例题 9-1　把下列化合物由构造式改写为键线式。

(1) 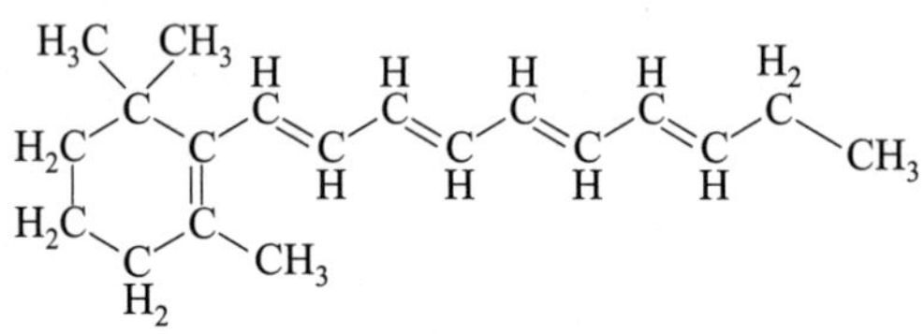

(2) 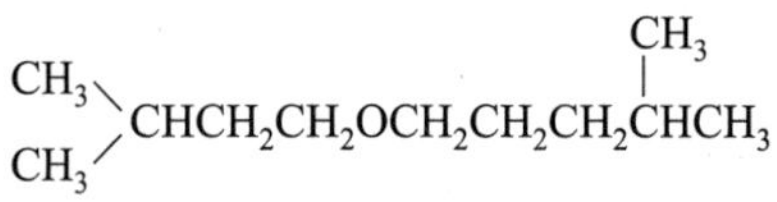

解题思路:根据有机化合物的书写规则,键线式中碳原子与氢原子的符号都不写出,为了区别一个碳碳键与下一个碳碳键,把两条线画成 120°的角度;双键用二横线代表,三键用三横线代表(三键两边的碳用直线表示)。如果碳上有其他原子或基团,就把那个原子或基团写出。

答:上面两种有机化合物的键线式分别写为

(1) 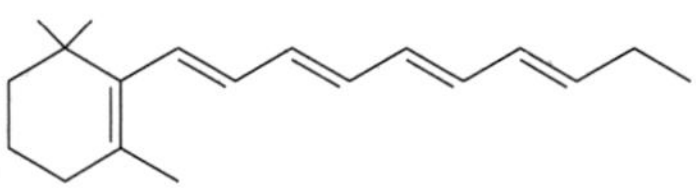

(2) 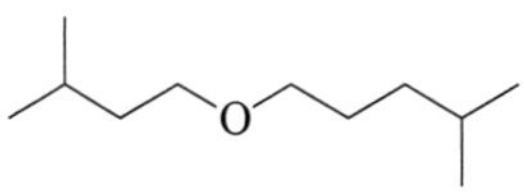

例题 9-2　下列各反应归属于哪种反应类型?

(1) $CH_3CH_2CH_2OH \xrightarrow[H_2SO_4]{Na_2Cr_2O_7} CH_3CH_2COOH$

(2) 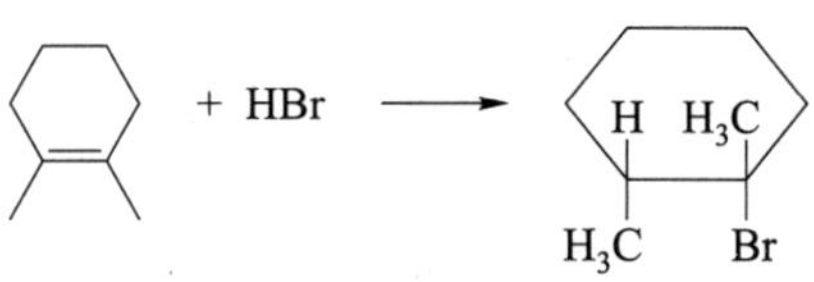

(3) 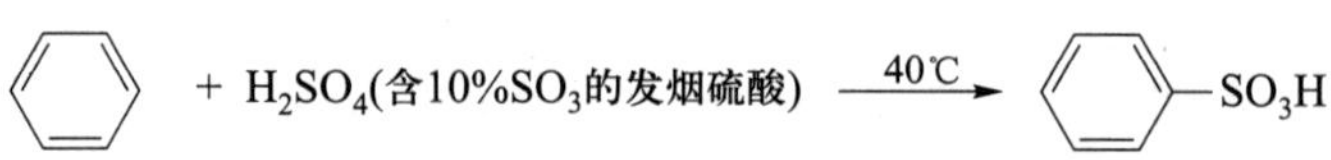

(4) 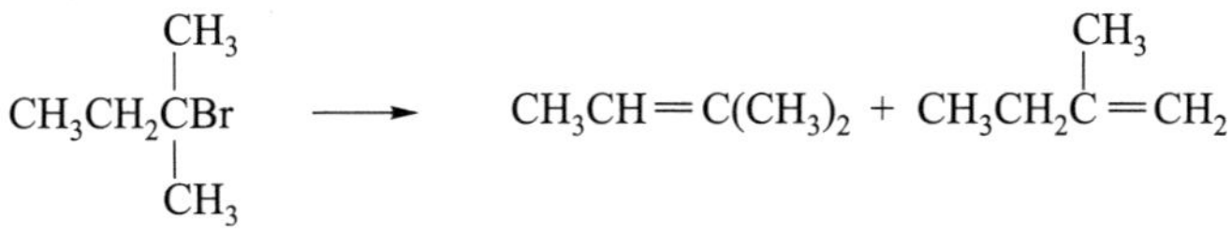

解题思路:有机化合物中一个原子或基团被其他原子或基团替换的反应叫作取代反应;不饱和键中的 π 键断裂、两端成键原子与其他原子或基团结合形成新有机化合物的反应称为加成反应;有机化合物脱去小分子生成不饱和的双键或三键的反应称为消除反应;有机分子加氧或去氢为氧化反应,加氢或去氧为还原反应。

答:上述四个反应式中

(1) 丙醇上增加了氧原子,为氧化反应;

(2) 反应物双键中 π 键断开,分别结合 H 原子和甲基,为加成反应;

(3) 苯环上的一个氢被磺酸基取代,为取代反应;

(4) 反应物的 Br 原子和相邻碳连接的一个氢原子脱去,生成不饱和双键,为消除反应。

章节测试题

1. 有机化合物与无机化合物有哪些不同?

2. 描述共价键强弱和成键原子空间位置的参数有哪些?

3. 简述有机化合物结构的表示方法。

4. 从未知白色粉末固体的熔点高于 300 ℃,能否推测其为无机物还是有机物?

5. 指出下列化合物分子中所含官能团的名称以及所属化合物的类型。

(1) $CH_3CH=CHCH_3$

(2) 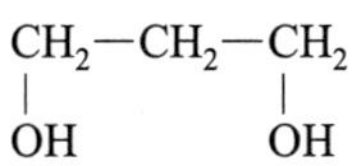

(3) 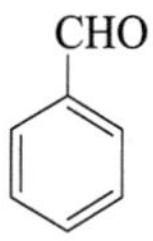

(4) 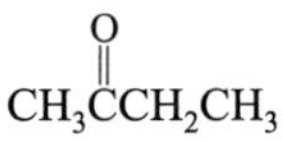

(5) $CH_3CH_2OCH_2CH_3$

(6) 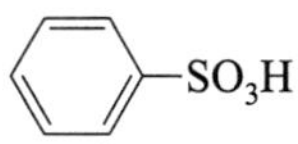

(7) 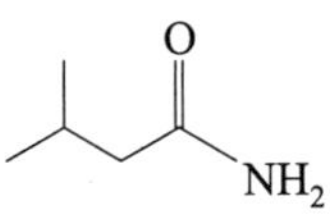

(8) 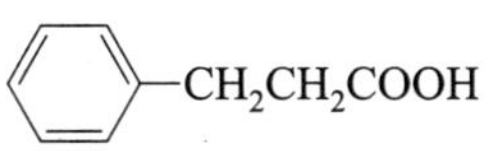

(9) 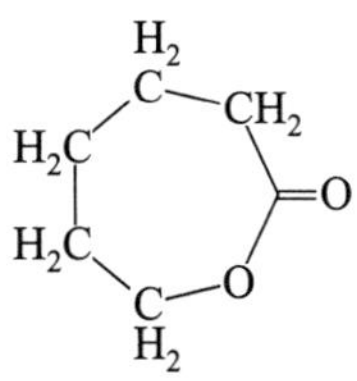

6. 写出下列 a,b,c,d 四处共价键均裂产生的自由基。

(1) 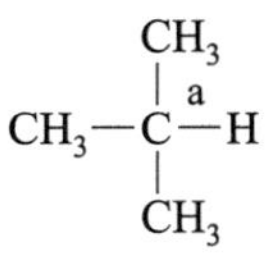

(2) 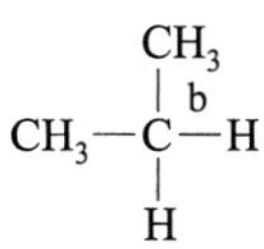

(3) $CH_3CH_2CH_2CH_2\overset{c}{—}H$

(4) $CH_3CH_2CH_2\overset{d}{—}CH_3$

7. 下列关于有机化合物的说法正确的是(　　)。

A. 有机化合物来源于有生命力的有机体

B. 有机化合物不能由无机物转化

C. 构成有机化合物的化学键主要为共价键

D. 碳链长度较长的有机化合物相对分子质量大，熔、沸点通常高于无机物

章节测试题答案

1. 答:(1) 有机化合物的组成元素不多，主要是碳、氢，还有 O、N、S、P、卤素等，但数目庞大；无机化合物虽然组成元素有 100 多种，但无机物数量远低于有机化合物。

(2) 有机化合物同分异构现象普遍；无机化合物相对结构单一明确。

(3) 大多数有机物容易燃烧；而无机物大多不易燃烧。

(4) 有机化合物通常熔点较低，大多在 300 ℃ 以下。

(5) 有机化合物易溶于有机溶剂；无机物一般不溶于有机溶剂。

(6) 有机化合物的反应通常速率较慢，常伴随副反应；而无机物的反应速率相对较快。

2. 答:描述共价键强弱的参数有键能和键长，描述成键原子空间位置的参数是键长和键角。

3. 答:有机化合物的书写通常采用构造式、构造简式和键线式。构造式是用一根短线表示一个共价键，将有机物分子中每个原子的成键情况表示出来；构造简式是在构造式的基础上，省略碳氢键，也可省略碳碳单键，还可合并相同的部分；键线式也是用一根短线表示一个共价键，但碳原子与氢原子的符号都不写出，只表示出碳碳键以及与碳原子相连的其他原子或基团，键线式中的每个拐点和终点均表示一个碳原子。

4. 答:有机化合物一般熔点较低，大多在 300 ℃ 以下，因此该粉末为无机物的可能性较大。

5. 答:(1) 含碳碳双键，烯烃；(2) 含羟基，醇；(3) 含醛基，醛；(4) 含羰基，酮；(5) 含醚键，醚；(6) 含磺酸基，磺酸；(7) 含酰胺基，酰胺；(8) 含羧基，羧酸；(9) 含酯基，酯。

6. 答:

(1) $CH_3-\overset{\displaystyle CH_3}{\underset{\displaystyle CH_3}{\overset{|}{\underset{|}{C}}}}\cdot \quad + \quad \cdot H$

(2) $CH_3-\overset{\displaystyle CH_3}{\underset{\displaystyle H}{\overset{|}{\underset{|}{C}}}}\cdot \quad + \quad \cdot H$

(3) $CH_3CH_2CH_2CH_2\cdot \quad + \quad \cdot H$

(4) $CH_3CH_2CH_2\cdot \quad + \quad \cdot CH_3$

7. 答:C

第十章 链 烃

本章提要

第一节 链烃的结构与异构现象

一、链烃的结构

链烃包括烷烃、烯烃、炔烃和二烯烃等，不同类型的链烃分子所含碳、氢的比例不同，碳原子存在不同的轨道杂化类型和成键方式。其结构特点归纳如下：

种类	官能团	官能团碳杂化方式	结构通式
烷烃		sp^3	C_nH_{2n+2}
烯烃	碳碳双键	sp^2	C_nH_{2n}
炔烃	碳碳三键	sp	C_nH_{2n-2}
二烯烃	两个碳碳双键	sp^2 或 sp	C_nH_{2n-2}

二、链烃的异构现象

有机化合物随着碳原子数增加，会出现分子式相同而结构不同的同分异构现象。

- 同分异构
  - 构造异构
    - 碳链异构
    - 官能团异构
    - 位置异构
  - 立体异构
    - 构象异构
    - 构型异构
      - 顺反异构
      - 旋光异构

烷烃分子绕碳碳 σ 键旋转所产生的异构体称为构象异构体。例如，乙烷有两种典型构象，优势构象是交叉式构象。正丁烷有四种典型构象，其稳定性大小顺序为：对位交叉式>邻位交叉式>部分重叠式>全重叠式。

双键碳上各连两个不相同的原子或基团的烯烃具有顺反异构体。烯烃的顺反异构是因双键不能旋转而产生的立体异构。两个双键碳上连有相同基团且在同侧的为顺式，在异侧的为反式。例如

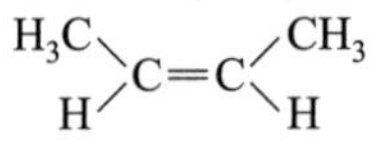
顺-丁-2-烯

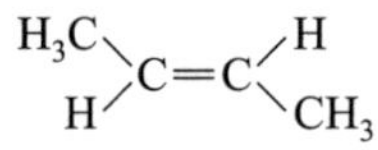
反-丁-2-烯

第二节 链烃的命名

一、次序规则

链烃的系统命名具有相似的规则，并遵循次序规则。"次序规则"最主要的原则是比较原子序数的大小。具体比较方法如下：

（1）将各取代基与主链直接相连的原子按原子序数大小排列，原子序数大的次序优先，为"较优"基团。若为同位素，质量数较大的次序优先。例如

$$—I>—Br>—Cl>—SH>—OH>—NH_2>—CH_3>—D>—H$$

（2）若几个取代基中与主链直接相连的原子相同，则比较与该原子相连的几个原子，先比较原子序数最大的，若仍相同，再比较第二、第三个，直到比较出大小为止。例如：

$$(CH_3)_3C—>(CH_3)_2CH—>CH_3CH_2—>CH_3—$$

（3）若取代基中第一个原子以双键或三键与其他原子相连，则把它看作与两个或三个其他原子以单链相连。例如

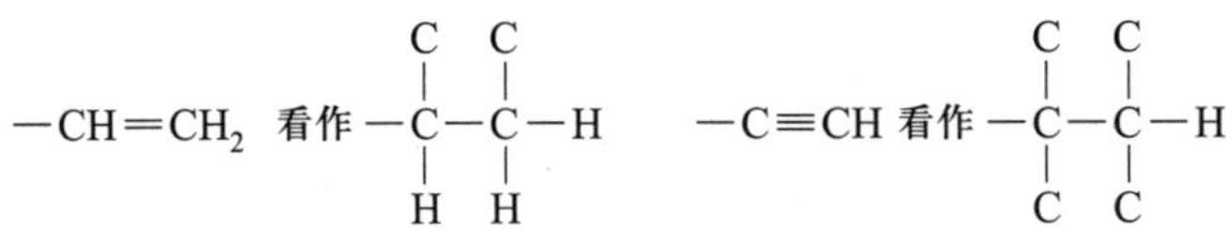

二、命名

1. 选择主链

选择最长的碳链为主链（不再以不饱和度优先）。有多条相同碳的最长碳链时，选含重键（双键、三键）在内的最长碳链为主链，没有重键的选取代基最多的为主链，以此确定母体名称为某烷、某烯、某炔或某烯炔。

2. 编号

烷烃主链从靠近支链一端对主链碳编号；烯烃和炔烃从距官能团不饱和键最近的一端开始编号。在烯烃和炔烃的母体名称前标明不饱和键的位次。

3. 取代基命名

将取代基的位次、数目和名称写在母体名称前，相同的取代基合并，不同的取代基

依英文字母顺序先后排列。例如

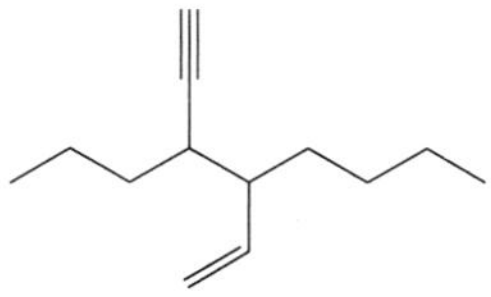

4−乙炔基−5−乙烯基壬烷

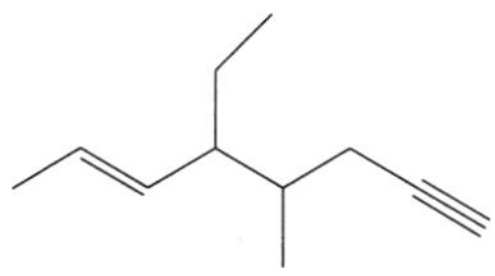

5−乙基−4−甲基辛−6−烯−1−炔

4. 顺反异构体命名

双键碳上各连两个不相同的原子或基团的烯烃具有顺反异构，优先基团在双键同侧的为 Z 型，在异侧的为 E 型。例如

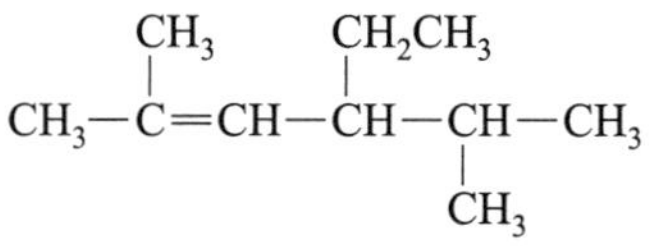

4−乙基−2,5−二甲基己−2−烯

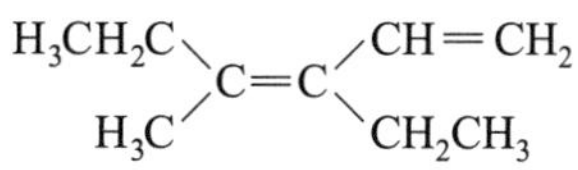

(反)或(Z)−3−乙基−4−甲基己−1,3−二烯

第三节 链烃的物理性质

链烃同系物的熔点、沸点、密度等随相对分子质量增加而增大，并呈现规律性变化。

第四节 链烃的化学性质

一、烷烃的化学性质

烷烃由 σ 键组成，在一般情况下，分子稳定，不发生化学反应。但在光照、高温或过氧化物存在的条件下发生自由基型卤代反应：

$$CH_3CH_2CH_3 + Cl_2 \xrightarrow[25\ ^\circ C]{光照} CH_3CH_2CH_2Cl + \underset{\displaystyle Cl}{\underset{|}{CH_3CHCH_3}}$$

不同类型氢发生自由基型卤代反应的活性大小顺序为 $3°H > 2°H > 1°H$ 。

二、烯烃的化学性质

烯烃分子含有碳碳双键官能团，碳碳双键由一个 σ 键和一个 π 键构成。性质由官能团决定，易发生加成、氧化等反应。

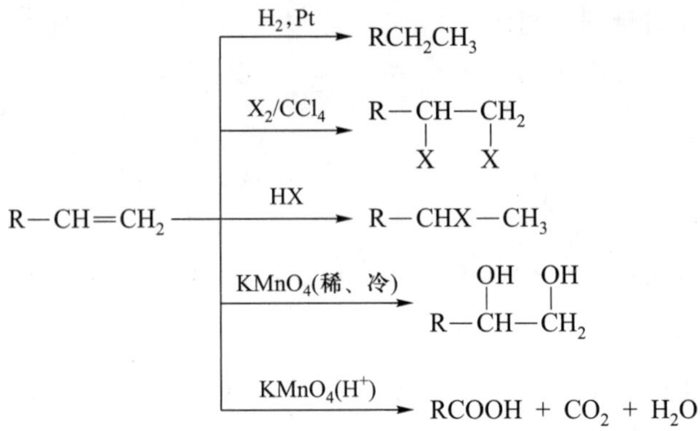

烯烃与氢卤酸作用遵循马氏规则，即氢加在氢较多的双键碳上。但 HBr 在过氧化物（如 H_2O_2）存在下，遵循反马氏规则。

烯烃的氧化产物与烯烃的结构和氧化条件有关。烯烃在碱性高锰酸钾作用下不断裂 σ 键，生成邻二醇。在酸性高锰酸钾作用下断裂 σ 键，产物随烯烃结构而变化，双键碳上有一个氢的一端生成羧酸，双键碳上有两个氢的一端生成二氧化碳和水，双键碳上没有氢的一端生成酮。常利用此反应鉴别烯烃。

三、炔烃的化学性质

炔烃的许多性质与烯烃相似，如能发生加成反应与氧化反应，但端基炔氢存在特殊的酸性，能发生与硝酸银或氯化亚铜的氨溶液反应，生成金属炔化物。

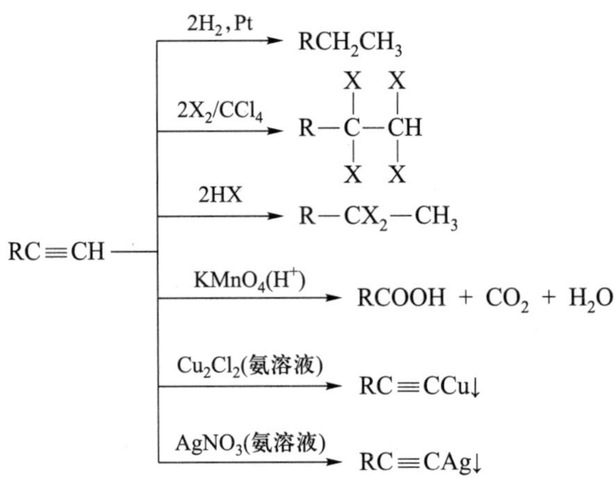

四、共轭二烯烃的特殊化学性质

二烯烃与等量（物质的量）的 Br_2 加成时，可发生 1,2-加成和 1,4-加成，两种加成产物的比例取决于反应温度。

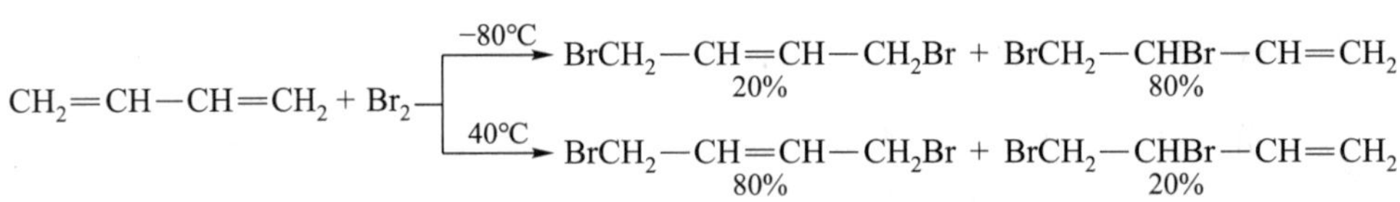

第五节　诱导效应和共轭效应

一、诱导效应

成键原子电负性不同引起键的极性改变，并通过静电引力沿 σ 键由近及远依次传递，致使分子的电子云密度分布发生改变的现象称诱导效应。诱导效应随碳链增长而迅速减弱。根据基团电负性（与氢相比）大小，分为吸电子诱导效应（$-I$）和斥电子诱导效应（$+I$）。

二、共轭效应

在共轭体系中使分子键长平均化、分子内能降低、分子更稳定的效应称为共轭效应。共轭体系有 π-π 共轭、p-π 共轭。

共轭体系
- π-π共轭　$CH_3-CH=CH-CH=CH-C_2H_5$　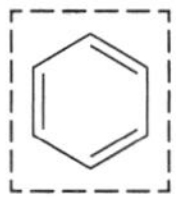
- p-π共轭
  - 多电子p-π共轭体系　$H_2C=\underset{H}{C}-Cl$
  - 等电子p-π共轭体系　$H_2C=\underset{H}{C}-\dot{C}H_2$
  - 缺电子p-π共轭体系　$H_2C=\underset{H}{C}-\overset{+}{C}H_3$

难题解析

例 10-1　用化学方法鉴别下列化合物：戊-1-炔　戊-2-烯　戊烷

解析思路：观察三种物质，分别属于炔烃、烯烃和烷烃。要鉴别这三种有机化合物，需从其不同的化学性质着手。炔烃和烯烃有不饱和的三键和双键，可使溴的四氯化碳溶液褪色，而烷烃无此性质。戊-1-炔属末端炔烃，有特殊化学性质，可与硝酸银的氨溶液或氯化亚铜的氨溶液反应而生成金属炔化物。

解：

戊-1-炔、戊-2-烯、戊烷 $\xrightarrow{Br_2/CCl_4}$ 褪色（戊-1-炔）、褪色（戊-2-烯）、不褪色（戊烷）

褪色的两者 $\xrightarrow{Ag(NH_3)_2NO_3}$ 白色沉淀（戊-1-炔）、无沉淀（戊-2-烯）

例 10-2　A、B 两个化合物具有相同的分子式，氢化后都可以生成 2-甲基丁烷，它们也都可以与两分子溴加成。A 可与硝酸银的氨水溶液作用产生白色沉淀，B 不能，试推测 A、B 的结构。

解析思路：两种物质均能氢化生成 2-甲基丁烷，说明均为不饱和链烃；两种物质均可以与两分子溴加成，说明均有两个 π 键存在；A 可与硝酸银的氨水溶液作用产生白色沉淀，说明 A 是端基炔，B 不反应，则说明 B 是二烯烃，因为产物 2-甲基丁烷不可能由其他炔烃氢化得到。

解：

A. 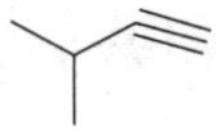　　B. 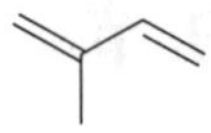

例 10-3　$(CH_3)_2CHCOOH$ 和 CO_2 是单烯烃经高锰酸钾氧化所得的产物，试根据这些产物写出烯烃的结构。

解析思路：此推断题考察烯烃的氧化反应，烯烃的氧化产物与烯烃的结构和氧化条件有关，烯烃在碱性高锰酸钾作用下不断裂 σ 键，生成邻二醇。在酸性高锰酸钾作用下断裂 σ 键，产物随烯烃结构而变化，双键碳上有一个氢的一端生成羧酸，双键碳上有两个氢的一端生成二氧化碳，双键碳上没有氢的一端生成酮。脂肪族烯烃在高锰酸钾作用下，氧化反应只发生在不饱和碳上。因此，只需要将氧化产物羰基碳上的氧去掉，用双键将羰基碳连接起来即为单烯烃的结构。

答：单烯烃的结构为 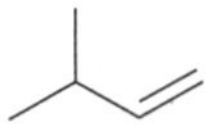

章节测试题

一、单项选择题

1. 室温下能与硝酸银的氨溶液作用生成白色沉淀的是(　　)。

A. $CH_3CH_2CH_3$　　B. $CH_3CH{=}CH_2$

C. $CH_3C{\equiv}CH$　　D. $CH_3C{\equiv}CCH_3$

2. 下列反应中，属于自由基历程的是(　　)。

A. 烷烃的氯代　　B. 烯烃的亲电加成

C. 炔烃的催化氢化　　D. 烯烃的氧化

3. 在有机化合物中，碳原子通常是(　　)。

A. 一价　　B. 三价　　C. 四价　　D. 二价

4. 同分异构体之间的共同特点是(　　)。

A. 具有完全相同的化学性质

B. 具有完全相同的物理性质

C. 具有相同的结构式

D. 具有相同的分子式

5. 甲烷的氯代产物共有(　　)。

A. 三种　　B. 两种　　C. 一种　　D. 四种

6. $CH_3CH{=}CH_2$ 与 HCl 发生加成反应，主要产物是(　　)。

A. CH_3CHCH_3（中间碳上连 Cl）
　　　　|
　　　 Cl

B. $CH_3CH_2CH_2Cl$

C. CH_3CHCH_3（中间碳上连 Cl）
　　　　|
　　　 Cl
　和 $CH_3CH_2CH_2Cl$ 的混合物

D. 不反应

7. 炔烃的三键中(　　)。

A. 只含 σ 键　　B. 只含 π 键

C. 一个 σ 键和两个 π 键　　D. 两个 σ 键和一个 π 键

8. 鉴定末端炔烃的常用试剂有(　　)。

A. Br_2 的 CCl_4 溶液　　B. $KMnO_4$ 溶液

C. $[Ag(NH_3)_2]^+$　　D. $FeCl_3$ 溶液

9. 下列化合物中,不能和溴发生加成反应的是(　　)。

A. $CH_2{=}CH_2$　　B. $CH_3CH_2CH_3$

C. $CH{\equiv}CH$　　D. $CH_2{=}C(CH_3)CH_2CH_3$

10. 下列化合物中,具有顺反异构体的是(　　)。

A. 2-甲基-己-2-烯　　B. 戊-2-烯

C. 丁-1-烯　　D. 3-乙基-戊-2-烯

11. 烷烃的卤代反应属于(　　)。

A. 亲电反应　　B. 亲核反应

C. 离子型反应　　D. 自由基反应

12. 分子式为 C_5H_{12} 的烷烃,同分异构体的个数为(　　)。

A. 5 个　　B. 3 个　　C. 2 个　　D. 4 个

13. 乙炔的分子是(　　)。

A. 平面三角形　　B. 平面六边形

C. 直线形　　D. 正四面体形

14. 甲基自由基的构型及其中碳原子的杂化状态分别是(　　)。

A. 四面体,sp^3 杂化　　B. 三角锥形,sp^3 杂化

C. 平面三角形,sp^2 杂化　　D. 直线形,sp 杂化

15. "异辛烷" 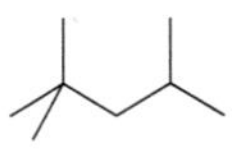 中的仲碳原子数为(　　)。

A. 1　　B. 2　　C. 3　　D. 5

二、命名或写构造式

1. 用系统命名法命名下列化合物

(1) 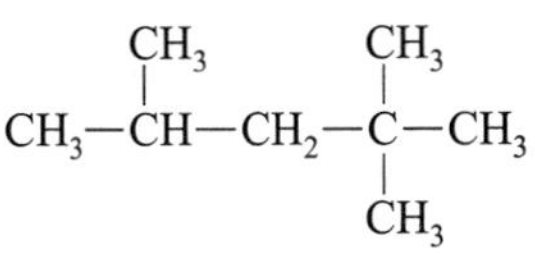

(2) 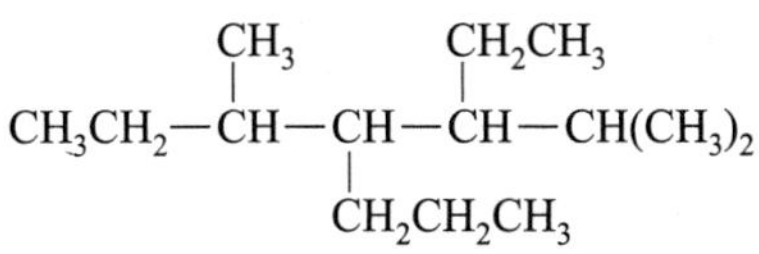

(3) 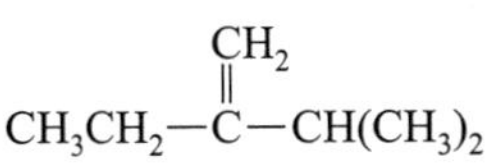

(4) $CH_3C{\equiv}C-CH_2-CH{=}CH-C(CH_3)_3$

(5) 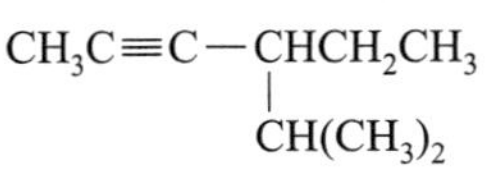

(6) 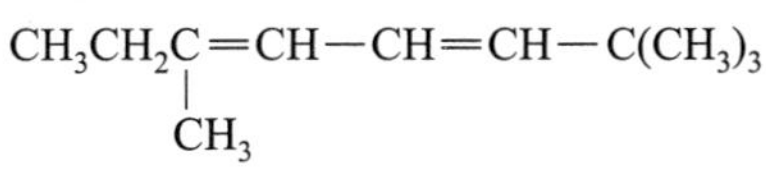

2. 写出下列化合物的构造式

(1) 3-乙基-2,4-二甲基戊烷　　(2) 4,5-二甲基庚-2-炔

(3) 顺-3,4-二甲基戊-2-烯　　(4) 7-甲基-6-亚甲基辛-2-烯-4-炔

三、完成下列反应式

(1) $(CH_3)_2CHCH_2CH_3 + Cl_2\ (1\ mol) \xrightarrow{光照}$

(2) $CH_3CH_2\underset{\displaystyle CH_3}{\underset{|}{C}}{=}CH_2 + Br_2 \xrightarrow{CCl_4}$

(3) $CH{\equiv}CCH_2CH_3 + 2HBr \longrightarrow$

(4) $(CH_3)_2C{=}CHCH_2\underset{\displaystyle CH_3}{\underset{|}{C}}{=}CHCH_3 + KMnO_4 \xrightarrow{H^+}$

(5) $HC{\equiv}CC(CH_3)_3 + Ag(NH_3)_2OH \longrightarrow$

(6) $CH_3CH{=}CH\underset{\displaystyle CH_3}{\underset{|}{C}}{=}CH_2 + HBr \longrightarrow$

四、用化学方法鉴定下列化合物

(1) 丁烷、丁-2-烯、丁-1-炔

(2) $CH{\equiv}CCH(CH_3)_2$、$CH_3C{\equiv}CCH_2CH_3$、$(CH_3)_2CHCH_2CH_3$

五、推断题

1. 写出分子组成为 C_5H_{12} 并满足下列条件的构造式:

(1) 1 种单溴代物　　(2) 3 种单溴代物　　(3) 4 种单溴代物

2. 根据下列反应产物,写出原烯烃的构造式:

(1) 经酸性高锰酸钾氧化后得 CH_3COOH 和 $(CH_3)_2CHCH_2COCH_3$

(2) 经酸性高锰酸钾氧化后得两分子乙酸和一分子 乙二酸(HOOC—COOH)

(3) 经酸性高锰酸钾氧化后得 CH_3COOH、CH_3COCH_2COOH 和 $(CH_3)_2CHCOCH_3$

六、判断题

1. 乙烷、乙烯和乙炔分子中的 C—H 键键能依次增大。 (　　)

2. 乙烷、乙烯和乙炔分子中的 C—H 键键长依次增大。 (　　)

3. 链烃分子中键角的大小与成键轨道有关,轨道 s 成分越多,形成化学键的键角越大,即 sp^3、sp^2、sp 杂化轨道形成的化学键键角依次增大。 (　　)

4. 链烃分子中碳原子的杂化轨道均形成 σ 键。 (　　)

5. 烯烃与氢卤酸加成都遵循马氏规则。 (　　)

6. 7-甲基辛-5-烯-2-炔分子中有五个 sp^3 杂化碳原子。 (　　)

章节测试题答案

一、单项选择题

1. C　2. A　3. C　4. D　5. D　6. A　7. C　8. C　9. B　10. B　11. D

12. B　13. C　14. C　15. A

二、命名或写构造式

1. 用系统命名法命名下列化合物：

(1) 2,2,4-三甲基戊烷　　(2) 3-乙基-2,5-二甲基-4-丙基庚烷

(3) 2-甲基-3-亚甲基戊烷　　(4) 7,7-二甲基辛-5-烯-2-炔

(5) 4-乙基-5-甲基己-2-炔　　(6) 2,2,6-三甲基辛-3,5-二烯

2. 写出下列化合物的构造式：

(1) 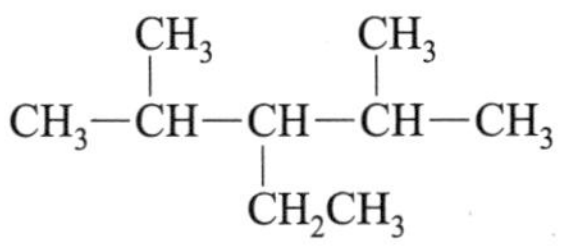　(2) 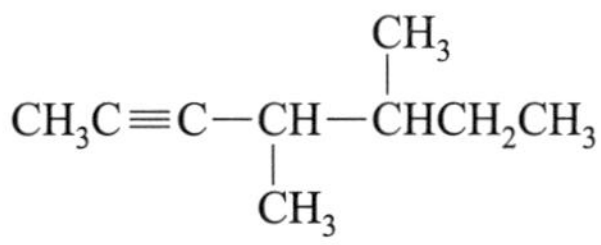

(3) 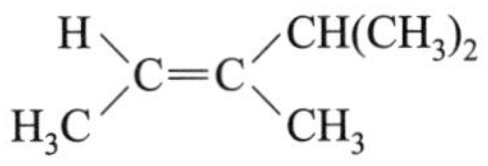　(4) 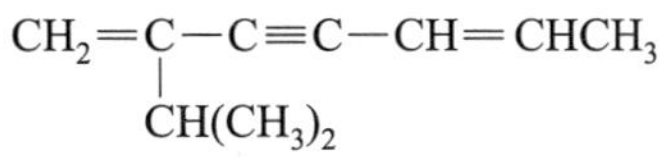

三、完成下列反应式

(1) 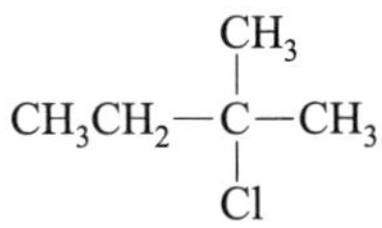　(2) 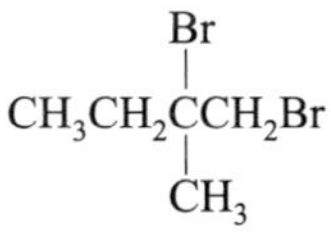　(3) 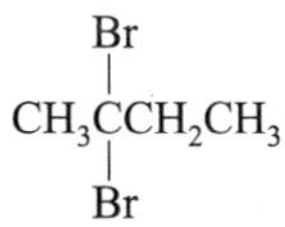

(4) 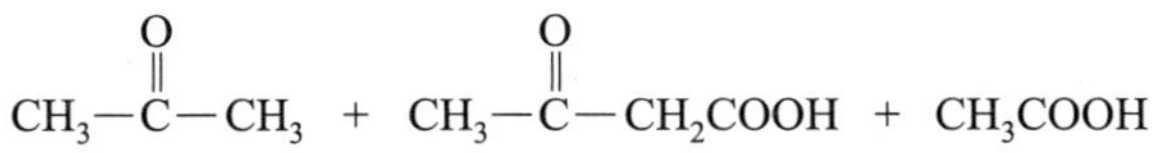

(5) $AgC\equiv CC(CH_3)_3$　(6) 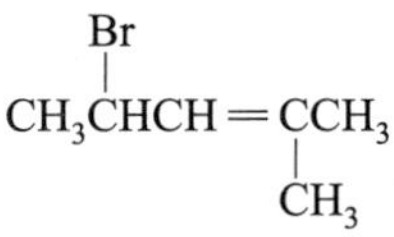

四、用化学方法鉴定下列化合物

(1) 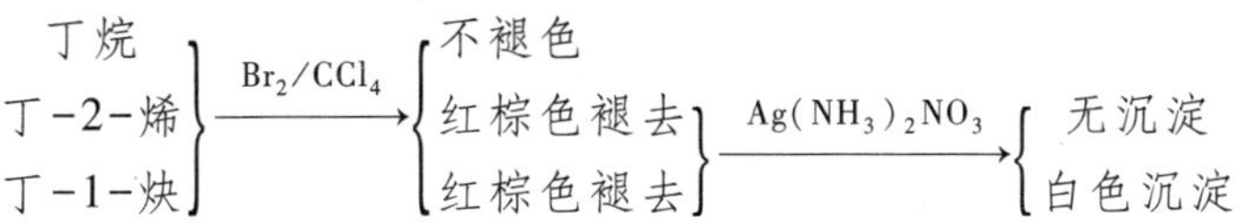

(2) 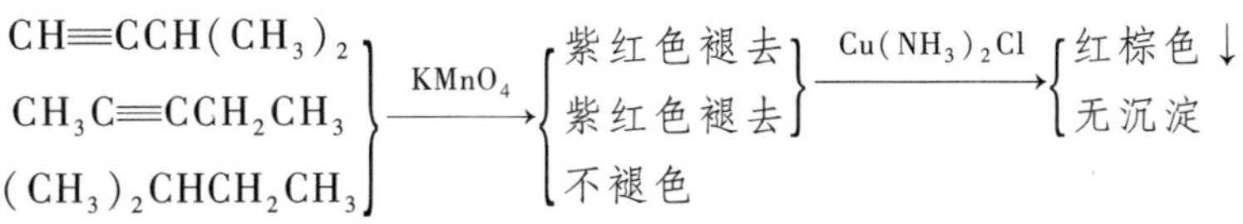

五、推断题

1.

(1) 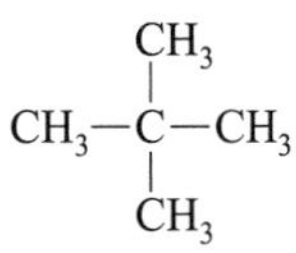　(2) $CH_3CH_2CH_2CH_2CH_3$　(3) 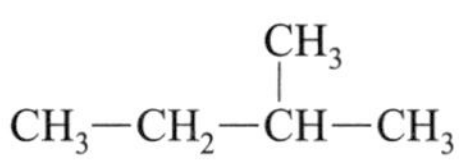

2.

（1）$CH_3CH{=}\underset{\underset{\displaystyle CH_3}{|}}{C}CH_2CH(CH_3)_2$　　（2）$CH_3CH{=}CHCH{=}CHCH_3$

（3）$CH_3CH{=}\underset{\underset{\displaystyle CH_3}{|}}{C}CH_2CH{=}\underset{\underset{\displaystyle CH_3}{|}}{C}CH(CH_3)_2$

六、判断题

1. √　2. ×　3. √　4. √　5. ×　6. √

第十一章　环　　烃

本章提要

第一节　脂　环　烃

一、脂环烃的命名

根据成环的碳原子数目将脂环烃称为“环某烷”，环上的支链作为取代基，其编号原则与烷烃相同。如果环上的侧链较复杂，可把环作为取代基来命名。

二、环烷烃的化学性质

小环环烷烃（尤其是三元环）容易发生类似烯烃的开环加成反应，如与 H_2、X_2 或 HX 加成。不对称小环与 HX 加成时，断键发生在取代最多和取代最少的两个碳原子间，氢加到连氢最多的碳原子上。

五元环、六元环及更大的环化学性质与开链烷烃类似，较稳定，通常情况下，与酸、碱、氧化剂和还原剂都不发生反应；在高温或光照下，可与卤素发生自由基取代反应。

三、萜类化合物

萜类化合物结构上可以看成异戊二烯的低聚物及其衍生物。多根据来源而采用俗名。根据所含异戊二烯单元的数目可以分为单萜、倍半萜、双萜等。

第二节　芳　香　烃

一、苯的结构

苯环的六个碳原子都是 sp^2 杂化，每个碳原子的三个 sp^2 杂化轨道分别和其他碳原子或氢原子形成三个 σ 键。苯环中，所有碳原子和氢原子都在同一个平面上，六个碳原子相互连接构成了一个正六边形，每个碳原子还剩下一个未参与杂化的 p 轨道，它们互相平行且垂直于苯环所在平面，能以“肩并肩”的方式重叠形成一个六原子六电子的大 π 键。苯环中六个碳原子是等同的，分子中无单双键之分。苯环有着特殊的稳定性。

二、芳香烃的命名

命名烃基取代单环芳烃时，通常以苯环为母体，以烃基为取代基，称为“某烃基苯”。苯环上有两个或两个以上的取代基时，对苯环进行编号，以标识取代基的位置，编号的原则同烷烃。对于二取代苯，亦可用邻、间、对来表示取代基的位置。当苯环所连的烃基比较复杂时，则以烃作为母体，苯环作为取代基（称为苯基）来命名。

三、芳香烃的化学性质

苯环非常稳定，难发生加成反应和氧化反应，而容易发生亲电取代反应。

（一）亲电取代反应

苯环上的氢被其他原子或基团所取代而发生反应，如卤代、硝化、磺化和 Friedel-Crafts 烷基化反应。

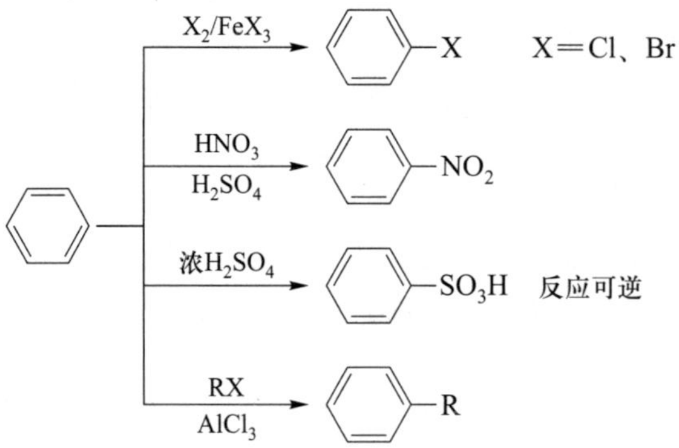

（二）烷基苯侧链的反应

苯环上含有 α-H 的侧链可被高锰酸钾等强氧化剂氧化成羧基，没有 α-H 的侧链（如叔丁基）则不被氧化。在光照、加热或过氧化物的反应条件下，苯环侧链 α-C 上的氢可被卤素原子取代。

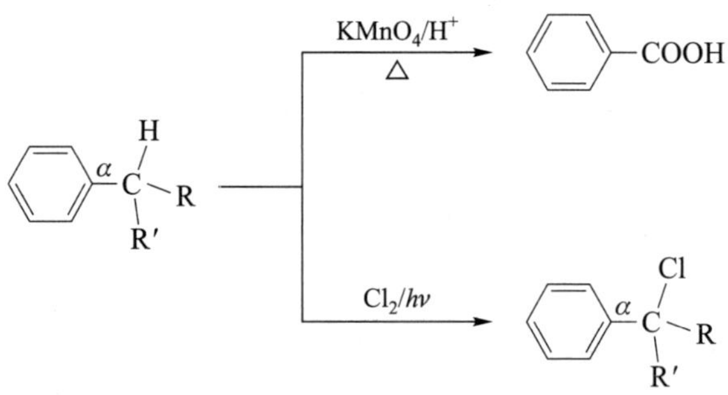

（三）苯环上亲电取代反应的定位规律

芳环上已有的取代基会影响芳环进一步发生取代反应的活性和取代的位置。使第二个取代基主要进入邻、对位的取代基称为邻对位定位基，常见的邻对位定位基有羟基（—OH）、烷基（—R，如—CH_3、—C_2H_5 等）、氨基（—NH_2）、卤素（—X）等。除卤素外，邻对位定位基都使得苯环取代活性增大。使第二个取代基主要进入间位的取代基称为间位定位基，常见的间定位基有硝基（—NO_2）、氰基（—CN）、磺酸基（—SO_3H）、醛基（—CHO）、羧基（—COOH）等。间位取代基使苯环亲电取代反应活性降低。

在制备多取代苯时，经常要利用定位规则选择合适的反应路线。

难题解析

例 11-1　命名下列化合物：

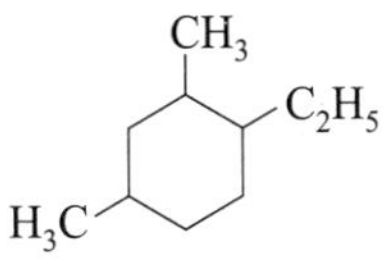

（1）

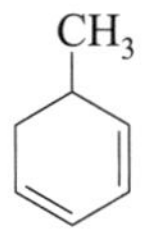

（2）

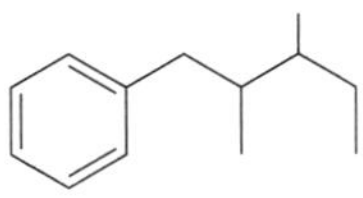
（3）

解析思路：系统命名法中编号原则一般是首先让官能团有最小的位次，在此基础上，再使取代基有较小的位次。

解：(1) 命名为 1-乙基-2,4-二甲基环己烷，可能出现的错误为 1,5-二甲基-2-乙基环己烷，比较两种编号方式，前者取代基编号为 1,2,4，后者为 1,2,5，前两个取代基位次一样，再比较第 3 个取代基的编号，4<5，所以前者正确。

(2) 命名为 5-甲基环己-1,3-二烯，首先从两个双键开始编号，这时甲基取代基只能编为 5 号。

(3) 命名为 2,3-二甲基-1-苯基丁烷，这种编号中第一个取代基的位次最小。

例 11-2　完成下列化学反应：

(1) 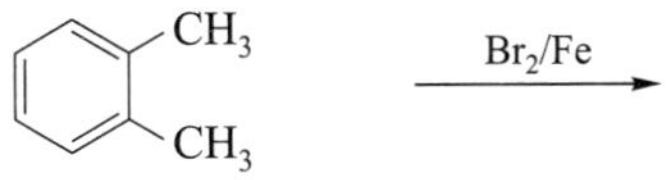

(2) 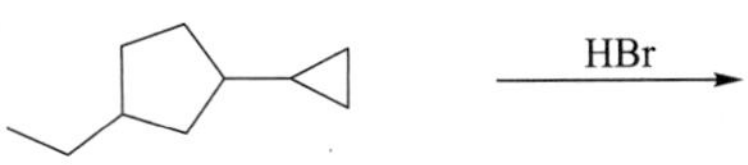

(3) 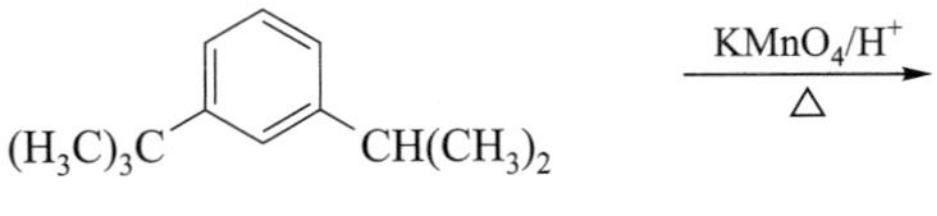

解析思路：(1) 两个甲基均为邻对位定位基，溴代时得到邻位取代和对位取代两种主要产物。

(2) 五元环比较稳定不开环，三元环在取代最多和取代最少的两个碳原子间断键，氢加到连氢多的碳原子上，溴加到连氢少的碳原子上。

(3) 叔丁基没有 α-H 不被氧化，异丙基有 α-H，能被氧化成羧基。

答：

(1) 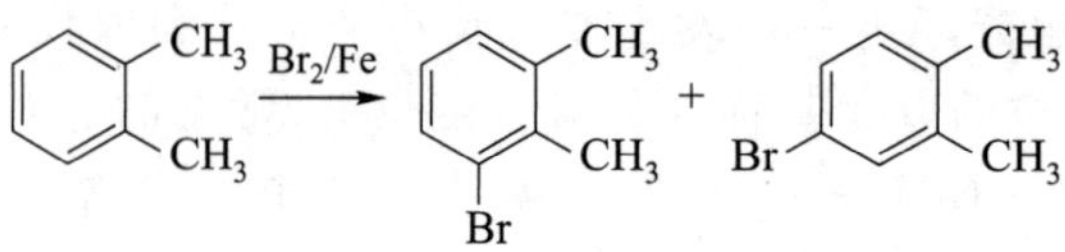

(2) 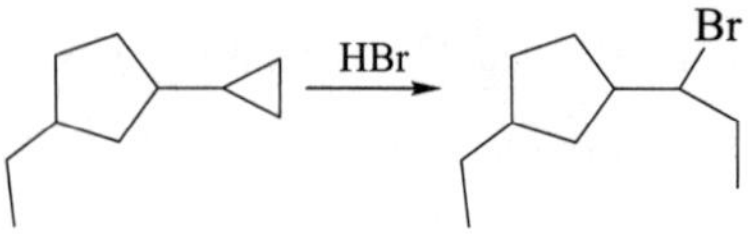

(3) 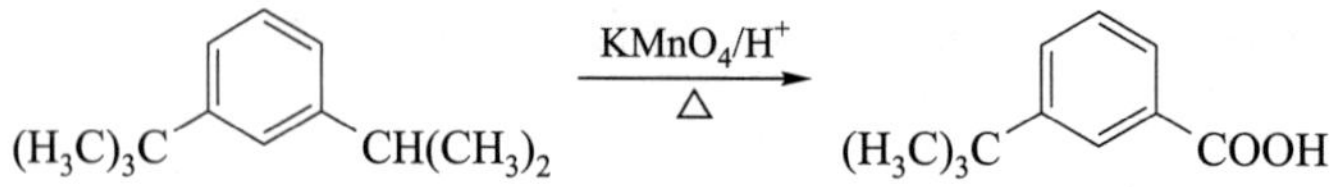

例 11-3　以苯为原料合成间溴苯甲酸。

解析思路：产物中溴和羧基处于间位，所以要先上间位定位基羧基，然后再溴代。而羧基可由烷基氧化得到，烷基苯则可通过 Friedel-Crafts 反应得到，所以整个合成路线为烷基化-氧化-溴代。

答：

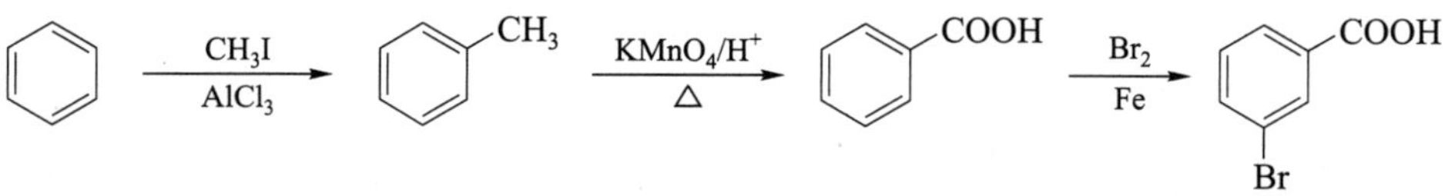

章节测试题

一、采用系统命名法命名下列化合物

1. 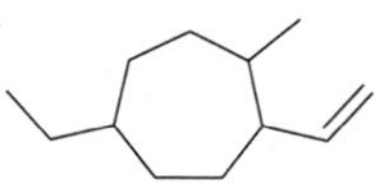　2. 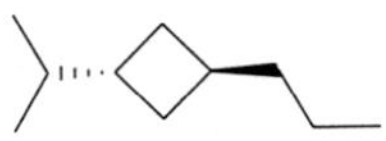　3. 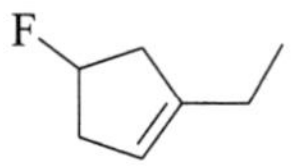

4. 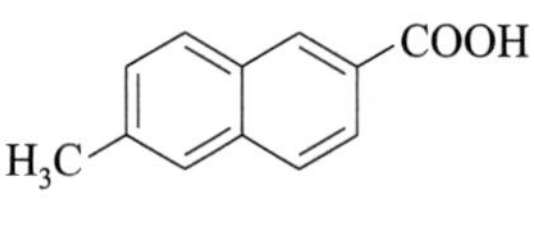　5. 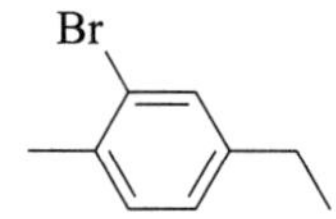　6. 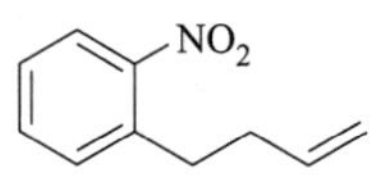

二、写出下列化合物的构造式

1. 异丙基环戊烷
2. 反-1-甲基-3-乙烯基环己烷
3. 间二硝基苯
4. 偏三氯苯
5. 1,4-二甲基萘

三、绘出二甲基环己烷的所有异构体，并给出其系统名称

四、指出以下化合物属于何种萜，并标出其异戊二烯单元

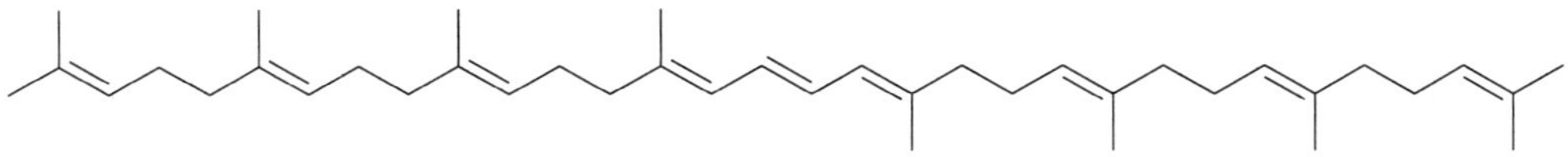

五、单项选择题

1. 下列化合物能使溴水褪色的有（　　）。

A. 丙烷　B. 环丙烷　C. 苯　D. 环己烷

2. 下列试剂可以鉴别苯和甲苯的是（　　）。

A. 高锰酸钾　B. 金属钠　C. 氯化氢　D. 浓硫酸

3. 下列取代基属于间位定位基的是（　　）。

A. 氨基　B. 甲基　C. 硝基　D. 羟基

4. 能用高锰酸钾区分的一组化合物是（　　）。

A. 乙烯、丙烯　B. 乙烯、环丙烷　C. 苯、己烷　D. 环丙烷、丙烷

5. 下列分子中所有原子在同一个平面内的是（　　）。

A. 环丙烷　B. 苯　C. 甲苯　D. 丙烯

6. 分子式为 C_8H_{10} 的芳香烃可能的结构有（　　）。

A. 2 种　B. 3 种　C. 4 种　D. 5 种

7. 下列化合物中，亲电取代反应比苯容易的是（　　）。

A. 苯酚　B. 硝基苯　C. 三氟甲基苯　D. 苯甲酸

8. 下列陈述不属于苯的性质特点的是（　　）。

A. 难加成　B. 难氧化　C. 不稳定　D. 易取代

9. 下列化合物室温下能与溴化氢反应的是（　　）。

A. 甲苯　B. 苯　C. 环己烷　D. 环丙烷

10. 下列化合物中加氢最困难的是（　　）。

A. 环丙烷　B. 苯　C. 环己烯　D. 萘

六、完成下列反应式

1. 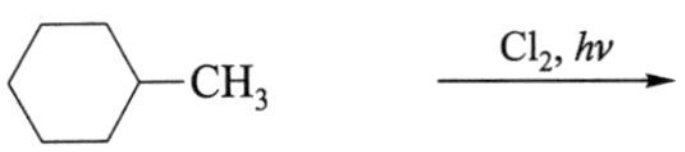

2. 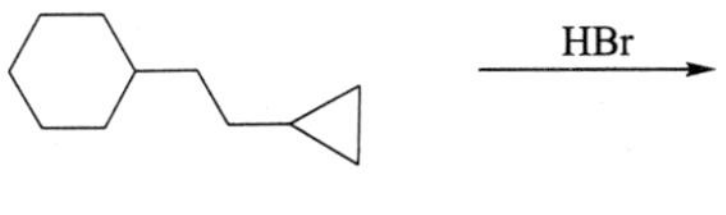

3. 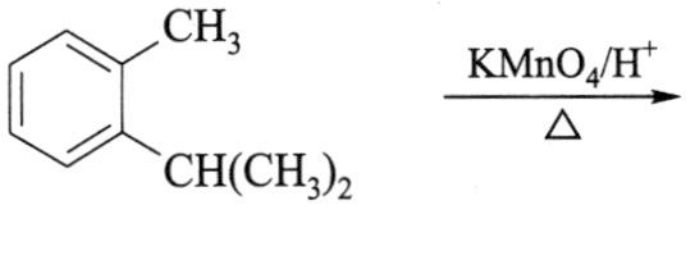

4. 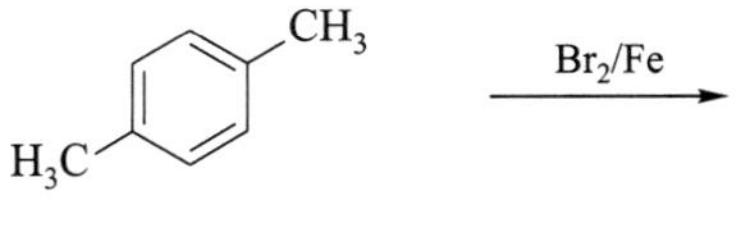

5. 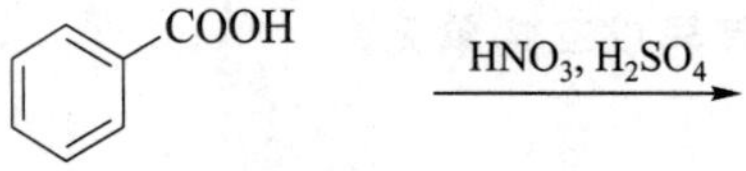

6. 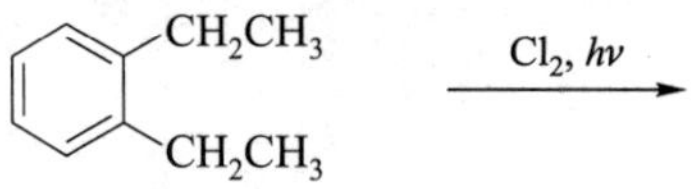

七、以苯为主要原料合成下列化合物

1. 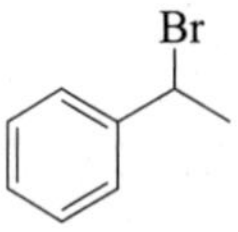

2. 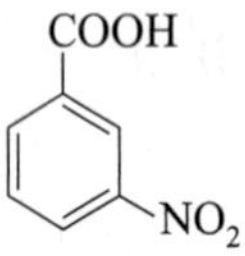

3. 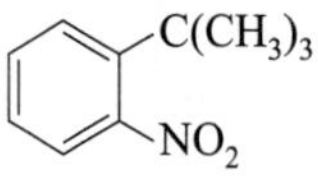

八、用化学方法鉴别下列化合物

1. 环丙烷 丙烯 丙烷
2. 甲苯 环己烷 环己烯

九、推断题

芳香烃 A 的分子式为 C_9H_{10},A 能使 Br_2/CCl_4 及冷的稀高锰酸钾溶液褪色,可以和等物质的量的氢气加成,热高锰酸钾可将 A 氧化成分子式为 $C_8H_6O_4$ 的二元酸 B,B 只能生成一种一溴代物。试推导 A 可能的结构。

章节测试题答案

一、采用系统命名法命名下列化合物

1. 5-乙基-2-甲基-1-乙烯基环庚烷
2. 反-1-丙基-3-异丙基环丁烷
3. 1-乙基-4-氟环戊-1-烯
4. 2-羧基-6-甲基-萘
5. 2-溴-4-乙基甲苯
6. 4-(2-硝基苯基)丁-1-烯

二、写出下列化合物的构造式

1. 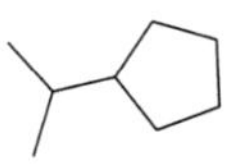

2. 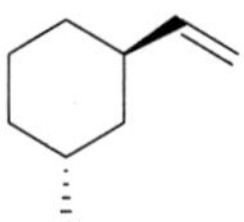

3. 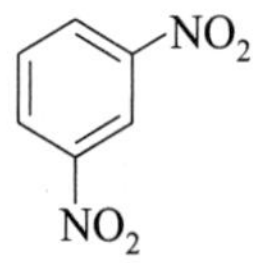

4. 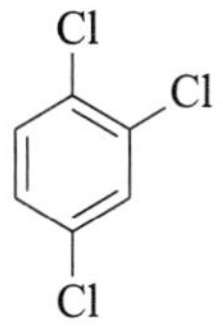

5. 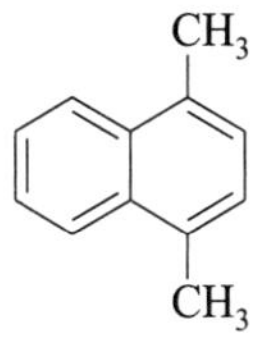

三、绘出二甲基环己烷的所有异构体，并给出其系统名称

1. 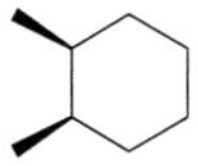
顺-1，2-二甲基环己烷

2. 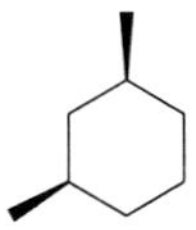
顺-1，3-二甲基环己烷

3. 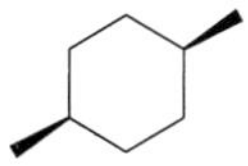
顺-1，4-二甲基环己烷

4. 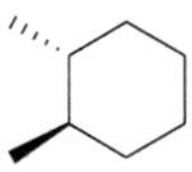
反-1，2-二甲基环己烷

5. 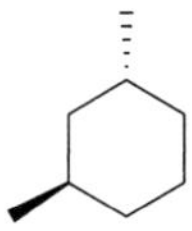
反-1，3-二甲基环己烷

6. 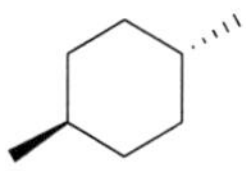
反-1，4-二甲基环己烷

四、指出以下化合物属于何种萜，并标出其异戊二烯单元

四萜

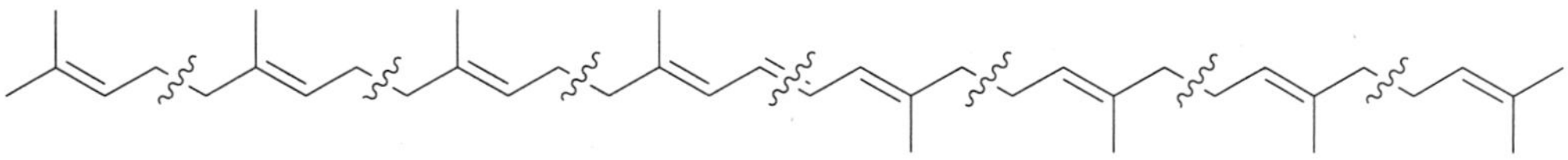

五、单项选择题

1. B　2. A　3. C　4. B　5. B　6. C　7. A　8. C　9. D　10. B

六、完成下列反应式

1. 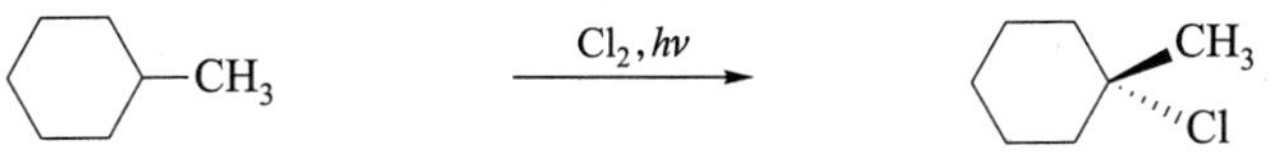

2. 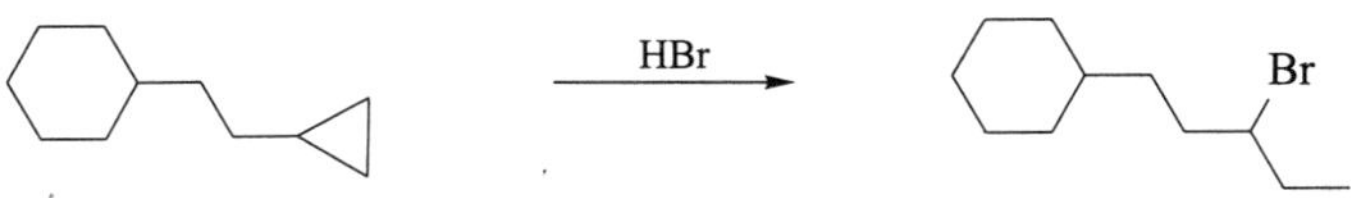

3. 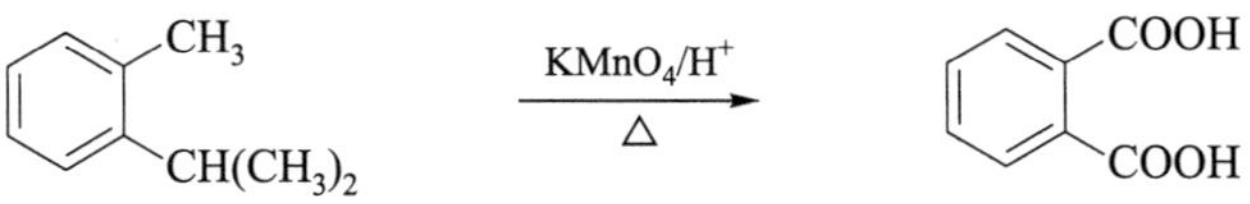

4. 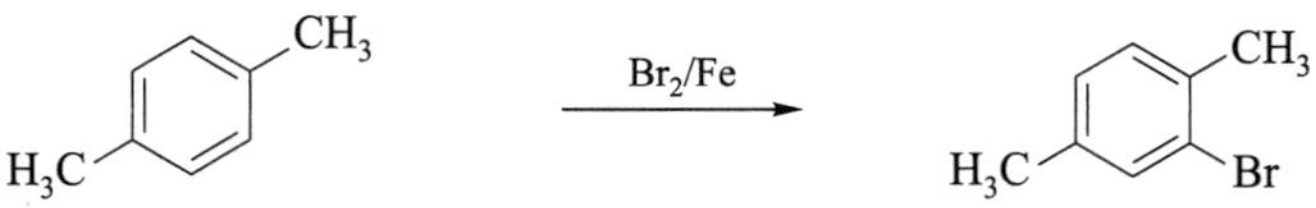

5. 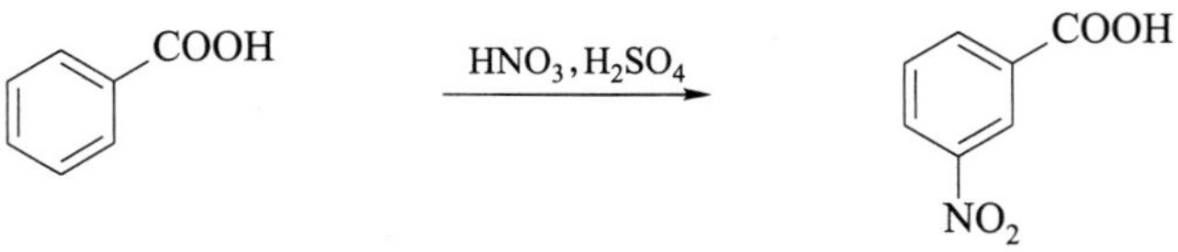

6. 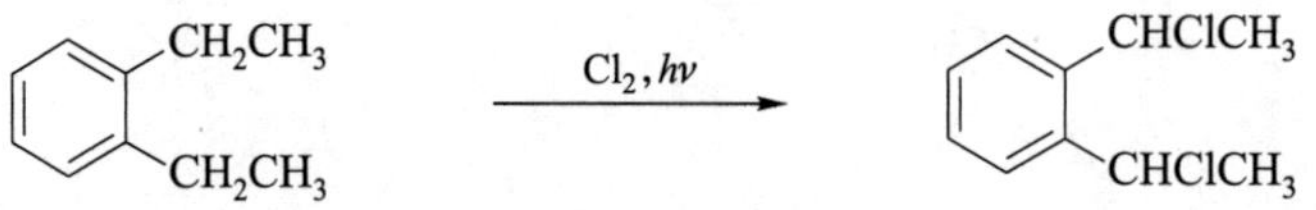

七、以苯为主要原料合成下列化合物

1. 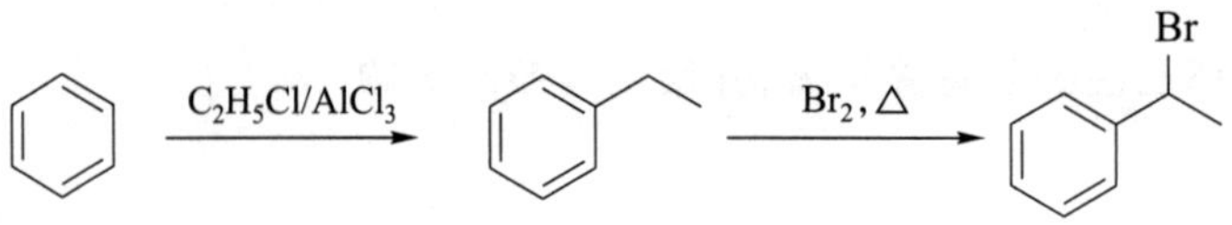

2. 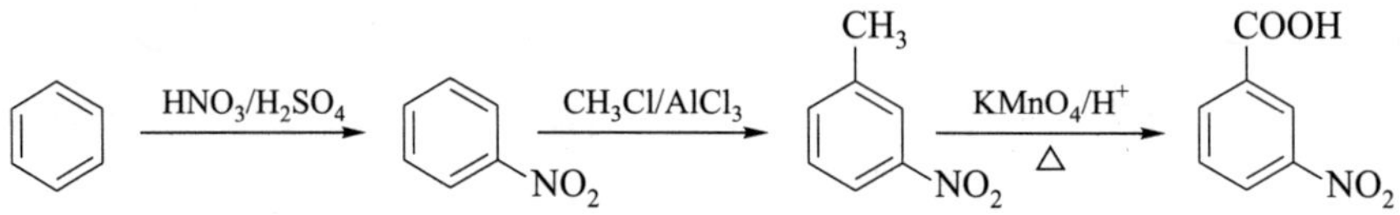

3. 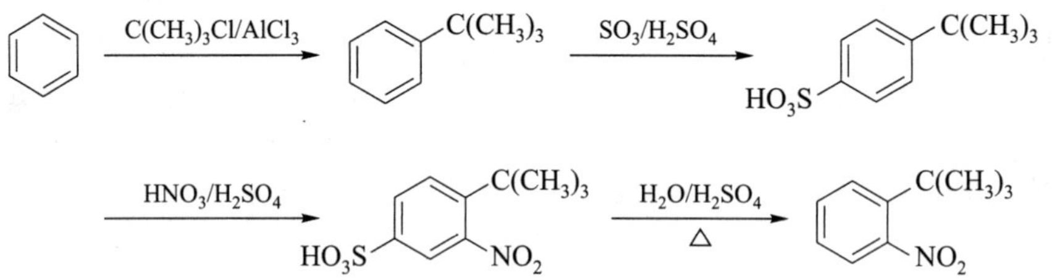

八、用化学方法鉴别下列化合物

1. 环丙烷、丙烯、丙烷 $\xrightarrow{Br_2/CCl_4}$ 褪色（环丙烷、丙烯）$\xrightarrow{KMnO_4/H^+}$ 褪色 丙烯；— 环丙烷
   — 丙烷

2. 甲苯、环己烷、环己烯 $\xrightarrow{Br_2/CCl_4}$ —（环己烷、甲苯）$\xrightarrow{KMnO_4/H^+}$ 褪色 甲苯；— 环己烷
   褪色 环己烯

九、推断题

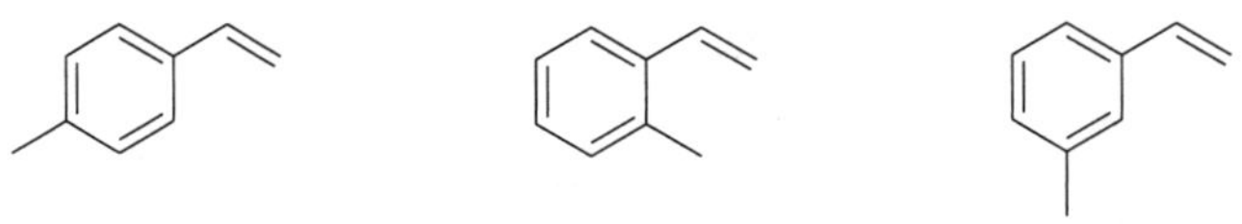

第十二章　旋光异构

本章提要

旋光异构是从物质对平面偏振光的作用表现出来的异构体，是同分异构的一种。有机物的同分异构可归纳如下：

- 同分异构
  - 构造异构（构造式不同）
    - 碳链异构
    - 位置异构
    - 官能团异构
    - 互变异构
  - 立体异构（构造式相同）
    - 构型异构（构型不同）
      - 对映异构（旋光异构、光学异构）
      - 几何异构（顺反异构）
    - 构象异构（构型相同）

第一节　平面偏振光和物质的旋光性

一、平面偏振光

向各个方向振动的自然光经过 Nicol 棱镜或偏振片后，向前传播时只在一个平面上振动的光叫平面偏振光，简称偏振光。

二、物质的旋光性

物质能使偏振光的振动面发生偏转的特性称为物质的旋光性。这种物质称为光学活性物质，分左旋体[以(-)或 l 表示]和右旋体[以(+)或 d 表示]。具有相同的构造式，但表现出不同的旋光性的立体异构体称为旋光异构体。

物质使偏振光振动面偏转的角度称为旋光度，用 α 表示。比旋光度是使用钠光和 1 dm 的盛液管在溶液浓度为 1 g · mL^{-1} 时的旋光度数。旋光度 α 与比旋光度 $[\alpha]$ 之间的关系为

$$[\alpha]_D=\frac{\text{测得的旋光度}(^\circ)}{\text{盛液管长度 } l(\text{dm})\times\text{浓度 } c(\text{g}\cdot\text{mL}^{-1})}=\frac{\alpha}{cl}$$

第二节 化合物的旋光性与其结构的关系

一、手性及对映异构体

实物与镜像不能完全重合的特性称为手性。互为镜像又不能完全重合的两个分子是手性分子,互称为对映异构体。具有手性是分子具有旋光性的充分和必要条件。手性原子是引起化合物产生手性的最普遍(但不是唯一)原因。含有手性原子的分子具有的旋光异构体的数目最多为 2^n 个(n 为手性原子的个数)。

二、分子的对称性和旋光性

分子是否具有手性与分子的对称性有关。常见的对称因素有对称面和对称中心。对称面是指能把分子分成互为实物和镜像两部分的平面。对称中心是分子中的一个点,从分子中任何一个原子或原子团出发向该点引出一条直线并延长等距离,在等距离处能遇到相同原子或原子团。若一个分子没有对称面或对称中心,可认为该分子有旋光性。

三、外消旋体

互为对映异构体的两个化合物等量混合形成的混合物称为外消旋体,外消旋体无旋光性,用“±”表示。但混合物可以拆分为有旋光性的左旋体和右旋体化合物。

第三节 对映异构体的构型

一、Fischer 投影式

分子中各原子或基团在空间的实际排布称为分子的绝对构型。以透视式表示的分子实际空间排布可以用 Fisher 投影式在平面中表示出来,规则是:① 用“十”字交叉点代表手性碳原子,位于纸平面上。② 手性碳原子所连接的横键伸向纸平面的前方,手性碳原子所连接的竖键表示伸向纸平面的后方。书写 Fischer 投影式时要注意 Fischer 投影式的允许变换原则。

以 Fisher 投影式表示的空间构型不能离开纸平面随意转动。但可以在纸平面内转动 90°的偶数倍;或固定一个基团,另外三个基团按顺时针或逆时针方向依次调换

位置；或任何两个原子或基团交换偶数次。

二、相对构型

甘油醛的 Fisher 投影式中—OH 在左边的人为规定为 L 型，在右边的为 D 型（人为规定按系统命名法则选择的主链竖向排列，最小编号碳在上端），其他旋光性物质以甘油醛为比较标准，其编号最大的手性碳原子上的羟基在 Fisher 投影式左侧的也为 L 型，在右侧的为 D 型。这种以甘油醛为比较标准，用 D/L 表示的构型为相对构型。现在除了用于表示糖类、氨基酸等的构型以外已经很少应用。

三、绝对构型的标记

绝对构型用 *R/S* 命名法标记，该标记法为国际纯粹与应用化学联合会（IUPAC）建议表示对映体构型的方法，应用更加广泛和方便。*R/S* 命名法标记中把手性分子写成模型透视式或 Fischer 投影式，将手性碳原子所连接的四个不同原子或基团按顺序规则来确定。这种能真实反映分子中原子或基团在空间排列情况的构型称为绝对构型。

用透视式表示的绝对构型，命名规则为将排序中最小的基团放在距离观察者的最远端，其余三个基团按次序观察，顺时针方向排列为 *R* 构型，逆时针方向排列为 *S* 构型。

用 Fisher 投影式表示的绝对构型，命名规则为：①“小上下，顺 *R*，反 *S*”。当最小基团位于竖键上时，其他基团次序顺时针方向排列，手性碳原子为 *R* 构型，逆时针方向排列，则为 *S* 构型。②“小左右，顺 *S*，反 *R*”。当最小基团位于横键上时，其他基团次序顺时针方向排列，手性碳原子为 *S* 构型，逆时针方向排列，则为 *R* 构型。

第四节　对映异构在医学上的意义

很多药物的生物活性是通过与受体大分子之间的严格手性匹配与手性识别而实现的。只有当手性分子完全符合与手性受体的靶点时，这种手性药物才能发挥作用。

难题解析

例 12-1　判断下列叙述是否正确？

（1）*S* 构型的化合物是左旋体。

（2）具有手性中心的化合物一定具有旋光性，没有手性中心的化合物一定没有旋光性。

（3）无光学活性的物质都是非手性化合物。

解析思路：本题考查对概念的理解。

（1）*R/S* 是物质的构型标记，而左旋或右旋是物质对偏振光振动方向的影响，是通过旋光仪测出的，与 *R/S* 构型没有必然的联系。*S* 构型的物质可能是左旋体，也可能是右旋体。

（2）旋光性是所有实物和镜像不能重合（即具有手性）的化合物共同的特性。具有手性中心只是部分具有旋光性物质的结构特点，对只有一个手性中心的化合物，一定具有旋光性；对具有两个手性中心的化合物，可能由于两个手性中心对偏振光的作用相反，被抵消而无旋光性。而没有手性中心的化合物只要具有与镜像不重合的结构，就具有旋光性。

（3）物质可能是混合物，而化合物一定是纯净物，混合物无光学活性（对外不显旋光性）可能因为混合物的各组分化合物具有相反作用的光学活性而抵消，无旋光性。

答：（1）错误。（2）错误。（3）错误。

例 12-2 画出 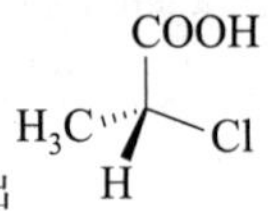 的 Fisher 投影式，并用 *R*/*S* 标记其手性碳原子的构型。

解析思路：透视式是物质的实际空间结构的表示，将实际空间排布用 Fisher 投影式表示时，一定要将手性中心上伸展向观察者左右前方的基团投影在水平线两端，将手性中心上伸展向观察者上下后方的基团投影在竖直线两端。如下面两种投影方式。

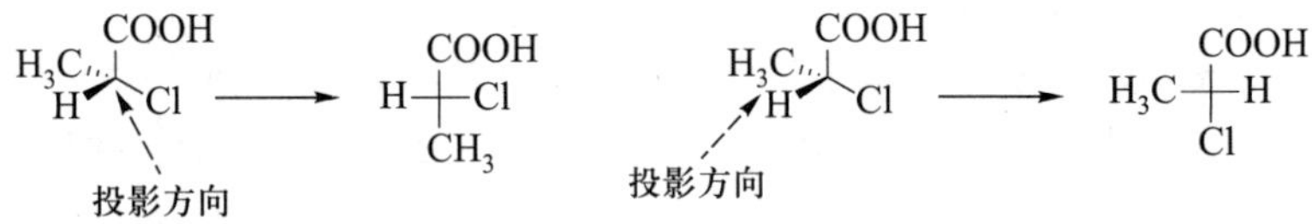

在 Fisher 投影式的书写中容易选错投影方向，如下面的投影方式不符合书写 Fisher 投影式的规则。不代表分子的实际空间排列，而是其对映异构体。

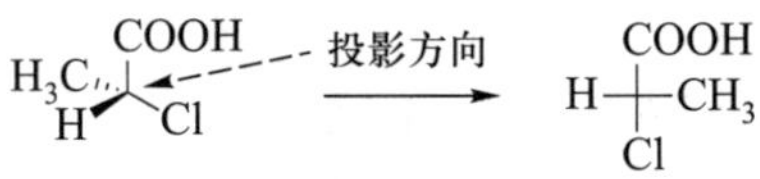

用透视式进行 *R*/*S* 标记，需先判断手性中心上基团的优先次序，将次序最小的放在最远处，再按次序规则优先顺序，顺时针为 *R* 构型，反时针为 *S* 构型。也可以将透视式转化为 Fisher 投影式后再标记，规则为"小上下，顺 *R*，反 *S*"，"小左右，顺 *S*，反 *R*"，即最小基团位于左右，纸面顺序与实际情况相反；最小基团位于上下，纸平面顺序与实际情况相同。

答： 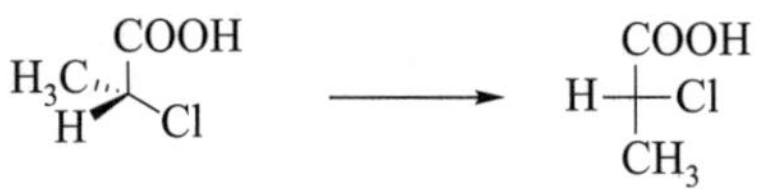 *R*构型

例 12-3 指出化合物（1）与其他各式的关系（相同化合物、对映体、非对映体等）。

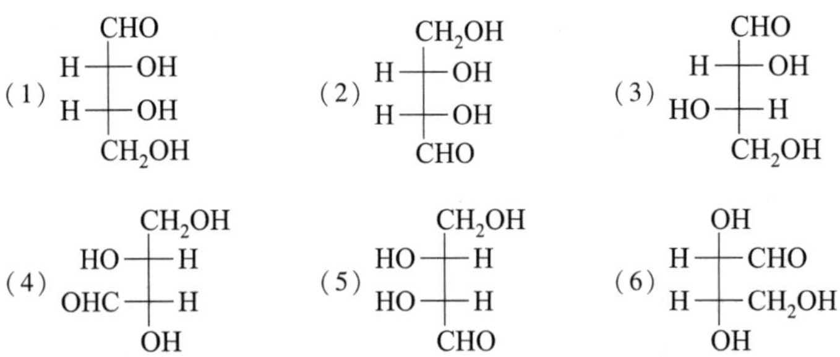

解析思路：判断用不同 Fisher 投影式表示的同分异构体化合物之间的关系，考查的是对映异构体、非对映异构体等概念，以及 Fisher 投影式在平面内的转化规则。

Fisher 投影式在纸平面内旋转 180°后表示的实际空间结构不变。所以（1）和（2）是对映异构体。（1）和（3）具有相同的分子式和相同的手性碳原子（位置和所连基团相同），但手性碳上基团的

空间排列不同，且不是对映体，所以必是非对映体。(1)和(4)的比较，首先将相同的手性碳原子放在相同的位置，即把(4)在平面内旋转 180°，再固定具有相同空间排列的 2 号碳原子，对 1 号手性碳原子上其余三个基团依次换位，将醛基排列到与(1)的相同位置，最后比较相互关系，可知互为非对映体。将(5)在纸平面内旋转 180°，即知(5)和(1)为相同化合物。(6)的手性碳原子位置与(1)相同，只需分别在平面内转化手性碳原子上基团相对位置，固定一个手性碳原子，对另一个手性碳原子其余三个基团依次换位，将醛基(—CHO)和羟甲基(—CH_2OH)调整到与(1)相同位置再比较相互关系。

答：(1)和(2)：对映异构体；(1)和(3)：非对映体；(1)和(4)：非对映体；(1)和(5)：相同化合物；(1)和(6)：对映异构体。

章节测试题

一、名词解释

1. 旋光度　2. 旋光异构体　3. 内消旋体　4. 外消旋体　5. 非对映异构体

二、将下列化合物中的手性碳原子用星号标记

1. 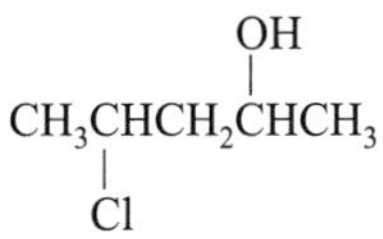

2. 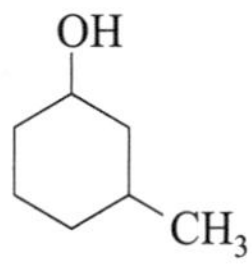

3. 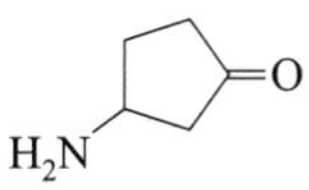

4. 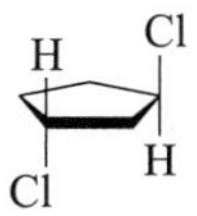

三、画出下列化合物的 Fisher 投影式，并标明 *R*、*S* 构型

1. 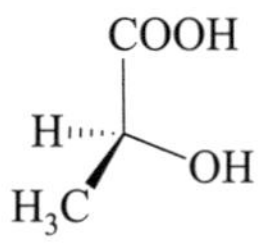

2. 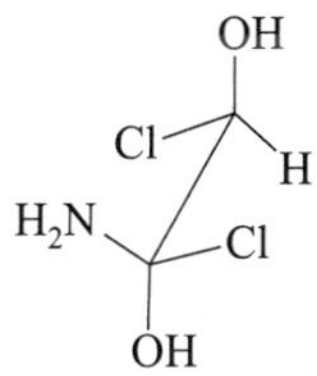

3. 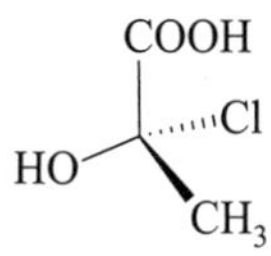

4. 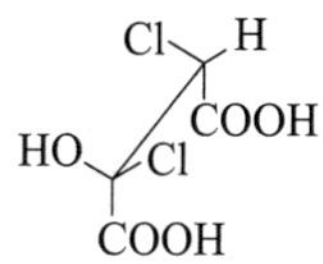

四、下列哪一对是相同的化合物

1. 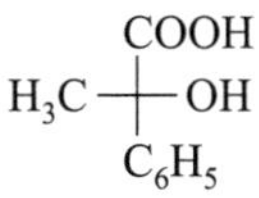　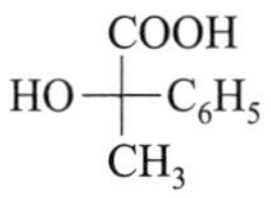

2. 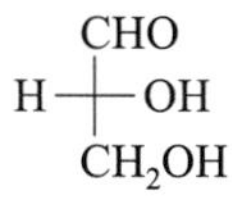　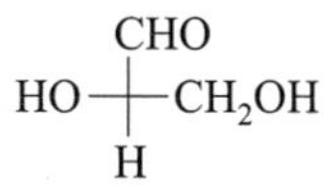

3. 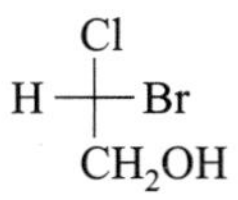　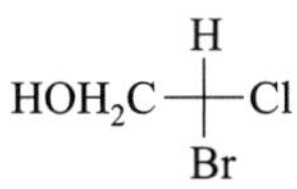

4. 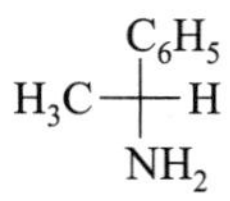　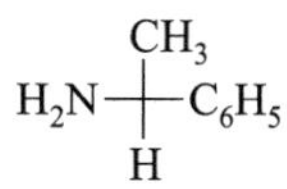

章节测试题答案

一、名词解释

1. 旋光度：物质使偏振光振动面偏转的角度称为旋光度，用 α 表示，其大小可用

旋光仪测定。

2. 旋光异构体（对映异构体）：互为镜像又不能完全重合的两个分子，互称为对映异构体。

3. 内消旋体：对具有两个相同手性中心的化合物，当分子的一部分和另一部分互为镜像时，两部分对平面偏振光的影响相反，相互抵消，对外不显旋光，这类化合物称为内消旋体。

4. 外消旋体：互为对映异构体的两个化合物等量混合，形成的混合物称为外消旋体。

5. 非对映异构体：彼此之间不能重合，又不呈镜像关系，但具有旋光性的同分异构体称为非对映异构体。

二、将下列化合物中的手性碳原子用星号标记

1. 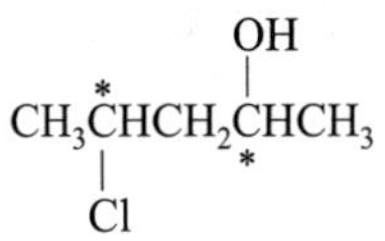

2. 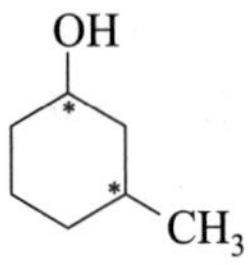

3. 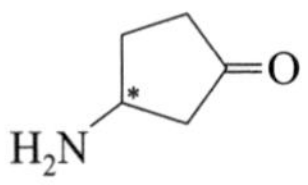

4. 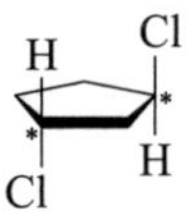

三、画出下列化合物的 Fisher 投影式，并标明 *R*，*S* 构型

1. 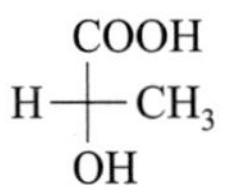 *S*构型

2. 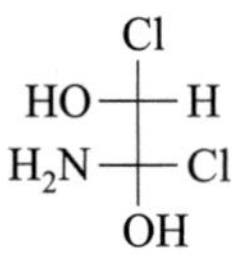 *R*构型 *R*构型

3. 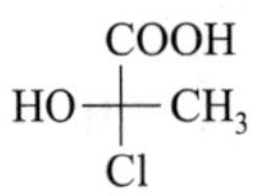 *S*构型

4. 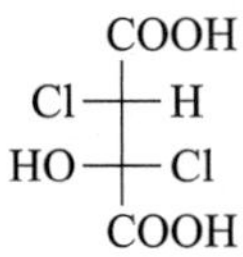 *R*构型 *R*构型

四、下列哪一对是相同的化合物

1 和 2 是相同化合物。

第十三章　卤代烃

本章提要

第一节　卤代烃的分类和命名

烃分子中的一个或几个氢原子被卤原子(F、Cl、Br、I)取代后生成的化合物,称为卤代烃。

一、卤代烃的分类

卤代烃由烃基和卤原子两部分组成,其数目很多。我们可以按烃基的类型、卤原子的种类和数目对卤代烃进行分类:

- 卤代烃
  - 按烃基不同
    - 饱和卤代烃
      - 伯卤代烃
      - 仲卤代烃
      - 叔卤代烃
    - 不饱和卤代烃
      - 乙烯型
      - 烯丙型
      - 孤立型
    - 芳香族卤代烃
      - 卤苯型
      - 苄基型
      - 孤立型
  - 按卤原子数目
    - 一卤代烃
    - 多卤代烃
  - 按卤原子种类
    - 氟代烃
    - 氯代烃
    - 溴代烃
    - 碘代烃

二、卤代烃的命名

结构比较简单的卤代烃可根据卤原子所连的烃基的名称来命名,通常在烃基的名称前或后加上卤素的名称,称为"卤(代)某烃"或"某基卤"。

复杂的卤代烃一般采用系统命名法，以相应的烃为母体，将卤原子作为取代基。某些多卤代烃常用俗名。

第二节　卤代烃的性质

一、卤代烃的物理性质

室温下，卤代烃（氟代烃除外）中低级卤代烃为气体，大多数常见卤代烃为液体，高级卤代烃为固体。液体卤代烃的沸点随着烃基中碳原子数的增加而升高；烷基相同时，沸点随卤原子的相对原子质量的增大而升高。在同一卤代烃的各种异构体中，直链异构体的沸点最高；支链越多，卤代烃的沸点越低。在卤代烃分子中，随卤原子数目的增多，可燃性降低。

二、卤代烃的化学性质

卤代烃分子中 C—X 键为极性共价键，容易断裂，卤原子（X）会被其他基团取代，发生取代反应；此外，受卤原子吸电子诱导效应的影响，卤代烃 β 位上的碳氢键极性增大，即 β-H 酸性增强，在强碱试剂作用下，易脱去 β-H 和卤原子，发生消除反应。

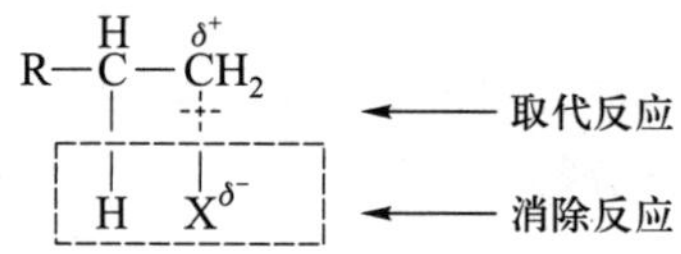

（一）卤代烃的亲核取代反应

卤原子的电负性比碳原子大，C—X 键是极性键，成键的一对电子偏向卤原子，使碳原子带部分正电荷，容易受亲核试剂的进攻，使卤原子被其他原子或基团取代。

$$\overset{\delta^+}{R}-\overset{\delta^-}{X} + Nu^-(或:Nu) \longrightarrow R-Nu + X^-$$

底物　　亲核试剂　　产物　　离去基团

反应中，卤代烃是试剂进攻对象，称为底物。被取代下来的 X^- 称为离去基团。

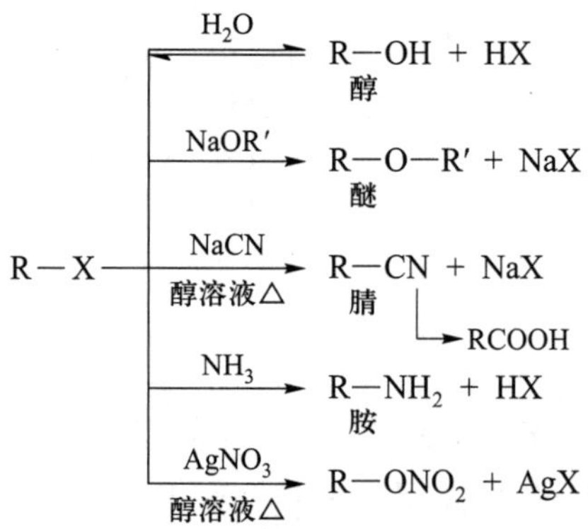

（二）卤代烃的消除反应

从有机分子中脱去一个小分子（如 HX，H_2O）的反应称为消除反应。

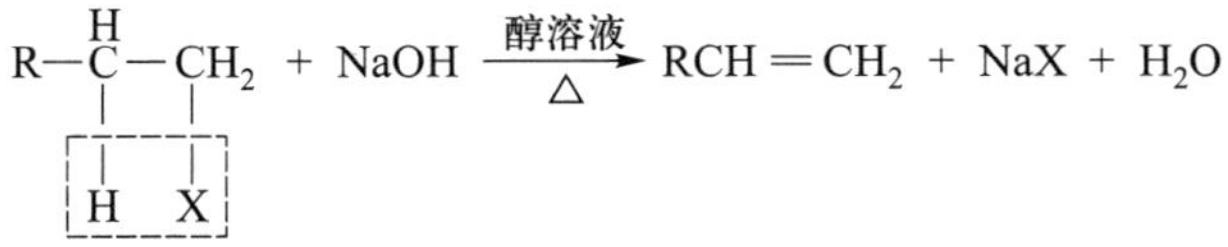

反应中，卤素原子要结合 β-碳原子上的一个氢，这种形式的消除反应称为 β-消除反应。

扎依采夫（Saytzeff）规则：卤代烃脱氢主要是脱掉含氢较少的碳原子上的氢，生成双键碳原子上连有最多取代基的烯烃。

（三）卤代烃与金属镁的反应

$$R—X+Mg \xrightarrow{\text{无水乙醚}} \underset{\text{格氏试剂}}{RMgX}$$

格氏试剂的 C—Mg 键极性很大，性质非常活泼，能被含有活泼氢的物质，如水、醇、酸、氨以及炔氢等分解为烃。

$$RMgX+H_2O \xrightarrow{\text{无水乙醚}} R—H+Mg(OH)X$$

（四）卤代烯烃和卤代芳烃的取代反应

卤代烯烃和卤代芳烃属于双官能团化合物，这些分子中既含有双键或苯环，又含有卤原子，因此它们具有卤代烃和烯烃或芳烃的一般性质。

三种不同结构类型的卤代烯烃或卤代芳烃进行取代反应的活性顺序为

$$\underset{\text{烯丙型}}{RCH{=}CHCH_2X} > \underset{\text{孤立型}}{RCH{=}CH(CH_2)_nX} > \underset{\text{乙烯型}}{RCH{=}CHX} \quad (n\geqslant 2)$$

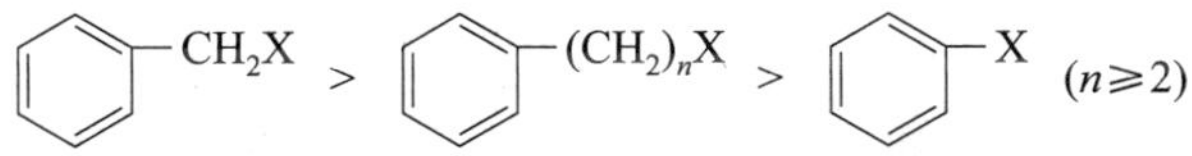

苄基型　　孤立型　　卤苯型

乙烯型和卤苯型卤代烃：卤原子直接与双键碳或苯环相连。由于卤原子 p 轨道上的孤对电子与相邻的 π 键形成 p-π 共轭体系，C—X 键的电子云密度增加，碳卤键结合牢固，不易断裂而发生反应。

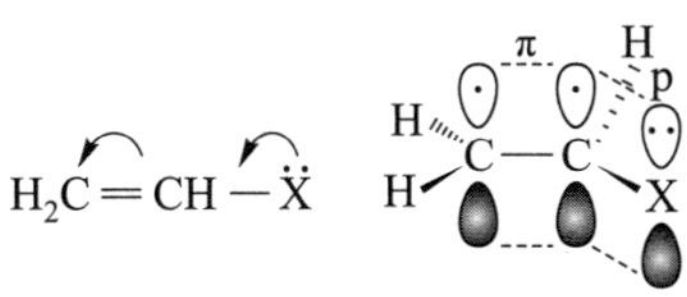

烯丙型和苄基型卤代烃：卤原子与碳碳双键或苯环相隔一个饱和碳原子。卤原子带着一对电子离去后，中心碳原子上未杂化的 p 轨道与相邻的 π 键或苯环大 π 键形成 p-π 共轭体系，使整个体系趋于稳定。

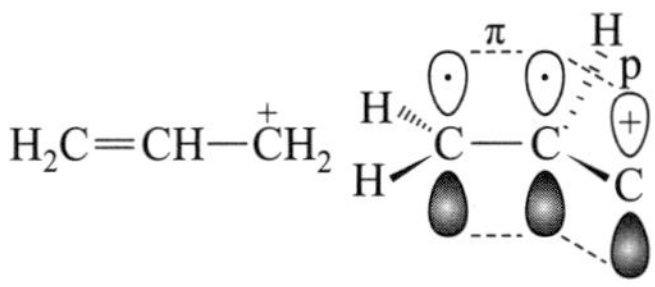
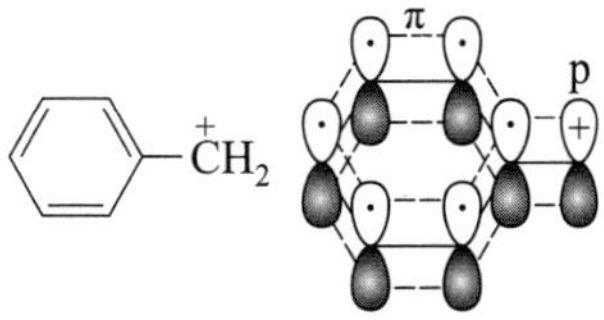

孤立型卤代烃：卤原子与碳碳双键或苯环相隔两个或两个以上饱和碳原子。

$H_2C{=}CH{-}(CH_2)_n{-}X$　　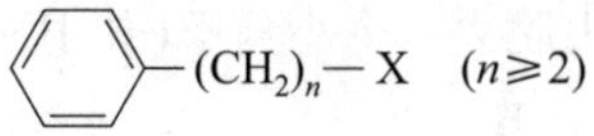

难题解析

例 13-1　命名 $CH_3CH_2\overset{Cl}{\overset{|}{C}}HCH_2\overset{CH_3}{\overset{|}{C}}HCH_2CH_3$

解析思路：按照系统命名原则，首先选择最长碳链，最长碳链为 7 个碳原子，母体为庚烷；然后对碳原子进行编号，从碳链两端看卤原子与甲基有相同的编号，须按字母顺序，首字母靠前的优先编号，因而从左端编号。命名时，两个取代基按首字母先后排序，—Cl(chloro)首字母比 CH_3—(methyl)靠前，所以卤原子在前，甲基在后。

答：3-氯-5-甲基庚烷

例 13-2　完成下列的反应式

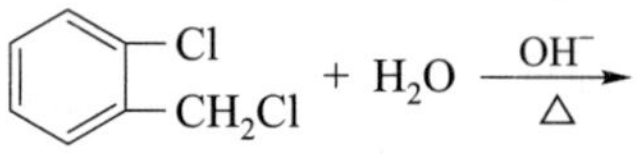

解析思路：此反应属于卤代烃的亲核取代(水解反应)，一般情况下，卤素会被羟基所取代。但直接与苯环相连的卤素为芳基卤，其 p 轨道上的孤对电子与苯环的大 π 键形成 p-π 共轭体系，比较稳定，因此不会被羟基取代，亚甲基上的卤素为苄基卤，性质活泼，容易被羟基所取代。

答：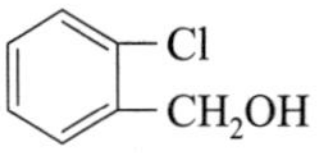

例 13-3　分子式为 C_3H_7Cl 的化合物 A，与 NaOH—乙醇溶液共热得 B，B 的分子式为 C_3H_6，B 与 HCl 作用得到 A 的异构体 C，试推断 A 与 C 的结构。

解析思路：C_3H_7Cl 有两种异构体：$CH_3CH_2CH_2Cl$ 和 $\underset{CH_3}{\underset{|}{CH_3CHCl}}$。A 在 NaOH 的醇溶液中，会发生消除反应，生成烯烃 B；B 与 HCl 发生亲电加成反应生成 A 的异构体 C，反应时遵循马氏规则，氢应加到含氢较多的碳原子上，那么 C 一定是 $CH_3\overset{Cl}{\overset{|}{C}}HCH_3$。A 与 C 是异构体，构造不相同，推断反应如下

$$CH_3CH_2CH_2Cl \xrightarrow[\triangle]{OH^-/醇} CH_3CH{=}CH_2$$

$$CH_3CH{=}CH_2 + HCl \longrightarrow CH_3\overset{Cl}{\overset{|}{C}}HCH_3$$

答：A：$CH_3CH_2CH_2Cl$　C：$CH_3\overset{Cl}{\overset{|}{C}}HCH_3$

章节测试题

一、选择题

1. 下列化合物与 $AgNO_3$ 的醇溶液反应，最先生成白色沉淀的是(　　)。

A. 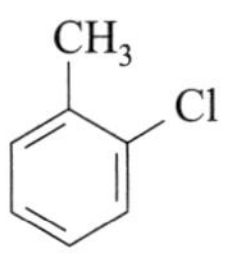　　B. 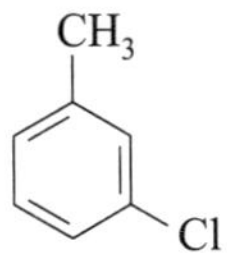

C. 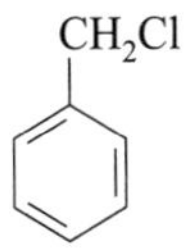　　D. 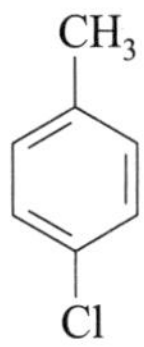

2. 某卤代烷烃 $C_5H_{11}Cl$ 发生消除反应时，产生两种烯烃，则该卤代烷烃的结构简式可能为(　　)。

A. 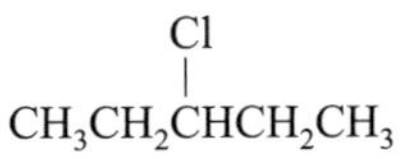　　B. $CH_3CH_2CH_2CH_2CH_2Cl$

C. 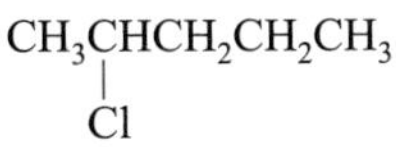　　D. 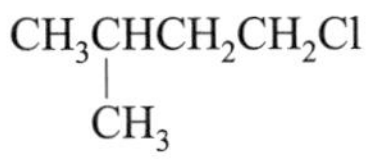

二、判断题

1. 卤代烃与氰基反应，产物分子中会增加一个碳原子。(　　)

2. 卤代烃中一定含有的元素为碳、氢和卤素。(　　)

3. 2-氯丁烷与氢氧化钠的水溶液反应生成丁-2-烯。(　　)

三、填空题

卤代烷脱卤化氢生成烯烃和醇脱水生成烯烃的反应都遵循________规则，即______________。

四、命名或写出构造式

1. 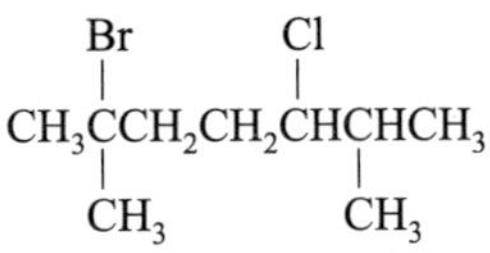　　2. 氯代环己烷

五、完成下列反应

1. $CH_3CH_2Cl+CH_3ONa \xrightarrow{\text{乙醇}}$

2. $H_2C{=}CHCH_2Cl+AgNO_3 \xrightarrow{\text{乙醇}}$

六、简答题

如何鉴别碘乙烷与乙醇？

章节测试题答案

一、选择题

1. C　2. C

二、判断题

1. √　2. ×　3. ×

三、填空题

扎依采夫(Saytzeff)规则;主要是脱掉含氢较少的碳原子上的氢,或主要产物为双键碳原子上连有最多取代基的烯烃。

四、命名或写出构造式

1. 2-溴-5-氯-2,6-二甲基庚烷;　　2. 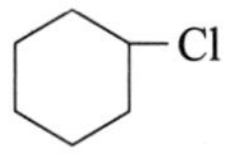

五、完成下列反应

1. $CH_3CH_2OCH_3$

2. $H_2C{=\!=}CHCH_2ONO_2+AgCl\downarrow$

六、简答题

解法Ⅰ:加入金属Na,放氢气的为乙醇,另一个为碘乙烷;

解法Ⅱ:加入$AgNO_3$的醇溶液,碘乙烷有黄色沉淀生成。

第十四章　醇、酚、醚

本章提要

醇可以看作脂肪烃、脂环烃或芳香烃侧链的氢原子被羟基(—OH)取代的化合物。酚可以看作芳香环上的氢原子被羟基取代的化合物。羟基是醇和酚的官能团。醚可以看作醇或酚羟基中的氢原子被烃基取代的化合物。醚键(—O—)是醚的官能团。

第一节　醇

一、醇的分类和命名

(一) 醇的分类

可以根据羟基所连碳原子的类型、烃基的种类和羟基的数目对醇进行分类

- 醇
  - 根据羟基所连碳原子的类型
    - 伯醇
    - 仲醇
    - 叔醇
  - 根据烃基的种类
    - 脂肪醇
      - 饱和脂肪醇
      - 不饱和脂肪醇
    - 脂环醇
      - 饱和脂环醇
      - 不饱和脂环醇
    - 芳香醇
  - 根据烃基的数目
    - 一元醇
    - 多元醇

(二) 醇的命名

1. 官能团命名法

结构简单的醇可在烃基名后加“醇”,“基”字可省略。

2. 取代命名法

对于饱和一元脂肪醇,可选择连有羟基的最长碳链作为主链,从靠近羟基一端编号,羟基的位次写在“某-m-醇”的前面。芳香醇命名时,苯基作为取代基。饱和脂环醇命名时,以“环某醇”为母体,从羟基所连的碳原子开始编号,编号时尽可能使环上

其他取代基处于较小的位次。不饱和一元醇命名时，从靠近羟基的一端开始编号，标出羟基和不饱和键的位次，母体命名为“某-m-烯-n-炔-l-醇”，其中“某”指直链碳数，“l”指醇羟基位次，“m”指编号较小的双键碳位次，“n”指编号较小的三键碳位次。不同取代基按“英文字母顺序”将其位次、数目、名称列在前。

二、醇的物理性质

醇分子间可以形成氢键，所以醇具有高沸点。醇与水可以生成氢键，所以醇在水中的溶解度较大。

三、醇的化学性质

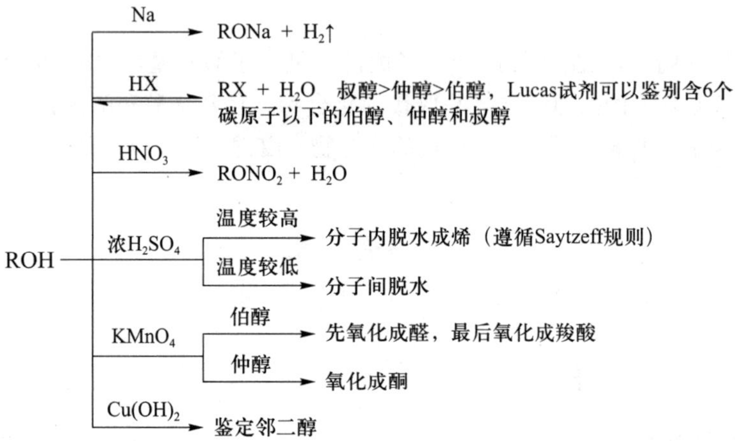

四、硫醇

可用通式 R—SH 表示。硫醇的命名与醇的命名类似，只需在醇字前加上“硫”字。硫醇可与汞、银、铅等重金属盐或金属氧化物发生反应，生成不溶于水的硫醇盐。临床上用二巯基丙醇、二巯基丙磺酸钠、二巯基丁二酸钠等作为重金属解毒剂。

第二节　酚

一、酚的分类和命名

（一）分类

酚
- 根据酚羟基的数目
  - 一元酚
  - 二元酚
  - 多元酚
- 根据芳烃基的不同
  - 苯酚
  - 萘酚
    - α-萘酚
    - β-萘酚

(二) 命名

简单酚的命名通常以酚为母体,但芳环上有羧基(—COOH)和醛基(—CHO)时则例外。若有取代基,则用阿拉伯数字或邻(*o*)、间(*m*)、对(*p*)标明其位置。

二、酚的物理性质

苯酚微溶于水,与水形成乳浊液。纯净的酚是无色的,但酚易在空气中氧化,产生有色杂质。

三、酚的化学性质

(一) 弱酸性

酚的酸性比醇强,但比碳酸弱。酚只能与强碱成盐,不能与 $NaHCO_3$ 作用。在澄清的苯酚钠溶液中通入 CO_2 可使苯酚游离出来,溶液变混浊。此方法可用于鉴别酚与有机酸。

凡在苯环上有吸电子基的酚,其酸性比苯酚强。吸电子基越多,酚的酸性越强。凡在苯环上有给电子基的酚,其酸性比苯酚弱。

(二) 显色反应

具有烯醇式结构的化合物能与三氯化铁水溶液发生颜色反应。不同的酚与三氯化铁反应产生的颜色不同。此特性可用于鉴别酚类化合物。

(三) 芳环上的亲电取代反应

苯酚在室温下能与溴水立即发生反应,生成 2,4,6-三溴苯酚的白色沉淀。此特性可用于定性检验苯酚;苯酚在室温下与稀硝酸作用,可生成邻硝基苯酚和对硝基苯酚的混合物;苯酚与浓硫酸低温磺化主要生成邻位产物,高温主要生成对位产物。

第三节 醚

一、醚的分类和命名

(一) 醚的分类

根据醚分子中氧原子所连接的两个烃基是否相同,可将醚分为单醚和混醚。氧原子和碳原子形成环状结构的醚称为环醚。分子中具有多个—OCH_2CH_2—重复单元的大环多醚称为冠醚。

(二) 醚的命名

命名简单醚时,可在烃基名称后加上“醚”字,一般“基”字可以省略。对于单醚,“二”字可以省略。对于混醚,烃基按英文名的字母顺序排列。

取代命名法命名时,将烷氧基(—OR)的名称作为取代基写在母体烃的名称前面。

二、醚的物理性质

醚不能形成分子间氢键,沸点低于相对分子质量相同的醇。醚分子中的氧原子可与水中的氢原子形成氢键。低级醚在水中的溶解度与其互为同分异构体的醇相近，高级醚难溶于水。

三、醚的化学性质

（一）锌盐的生成

醚可与浓硫酸形成锌盐，因此可溶于浓 H_2SO_4 中，而烷烃和卤代烃与浓酸不发生反应，会与浓酸分层。此特性可用于鉴别烷烃、卤代烃与醚。

（二）醚键的断裂

醚与氢卤酸一起加热，碳氧键断裂，生成醇和卤代烃。对于不同伯烃基的混合醚，醚键优先在较小烃基一边断裂，生成较小烃基的卤代烃和较大烃基的醇。若氢卤酸过量，醇则转变成卤代烃；若醚中的一个烃基是芳香烃基，生成酚和卤代烃。

$$R—O—R+HX \longrightarrow ROH+RX$$

$$ROH \xrightarrow{过量\ HX} RX+H_2O$$

$$C_2H_5—O—CH_3 \xrightarrow{HI} C_2H_5OH+CH_3I$$

$$C_6H_5—O—CH_3 \xrightarrow{HI} C_6H_5OH+CH_3I$$

（三）过氧化物的生成

醚与空气长期接触，会慢慢被氧化生成过氧化物。常用淀粉—KI 试纸检验醚中是否含有过氧化醚。

四、硫醚

硫醚的化学通式为（Ar）R—S—R′（Ar′）。命名硫醚时，在醚字前加上“硫”字即可。硫醚可被氧化成亚砜或砜。二甲亚基砜是一种优良的溶剂，俗称“万能溶媒”，可作为载体成为某些药物的透皮促进剂。

难题解析

例 14-1 化合物 A（分子式为 $C_5H_{11}Cl$）和氢氧化钠水溶液共热生成化合物 B（分子式为 $C_5H_{12}O$）。B 能和 Na 作用放出 H_2。B 与 Lucas 试剂反应可在数分钟后出现混浊。B 在室温下易被 $KMnO_4$ 氧化。B 和浓硫酸共热生成 C（分子式为 C_5H_{10}）。C 经 $K_2Cr_2O_7/H_2SO_4$ 溶液作用后生成丙酮和乙酸。推测 A、B、C 的结构。

解析思路：根据题中给的分子式，大致推断出可能的化合物类型。可根据题中的反应（或现象）推出某些特定的结构片段，再拼接成符合分子式的化合物，最后与题意对照确定化合物的结构。

由 A 的分子式可知，A 是氯代烷烃，B 的分子式与 A 相比多了一个羟基，少了一个氯原子，和卤代烃发生水解反应相吻合，再次验证 A 是卤代烷烃。B 是 A 的羟基取代产物，并且 B 与 Na 作用放出 H_2，证明 B 是醇。B 易被氧化，可能是伯醇或仲醇。B 与 Lucas 试剂反应可在数分钟后出现混浊，可知 B 是仲醇。由 C 的分子式可知 C 有一个不饱和键，可能是烯烃。根据 C 与 $K_2Cr_2O_7/H_2SO_4$ 溶液反应的最终产物是丙酮和乙酸，可证明 C 是烯烃，发生了氧化反应。根据双键碳上连有不同的氢生成的产物不同,可推断出 C 的结构,继而可推测出 B 和 A 的结构。

答:

A. 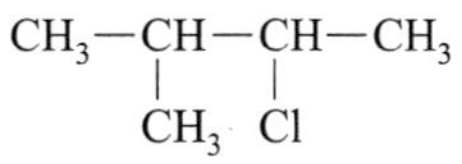　B. 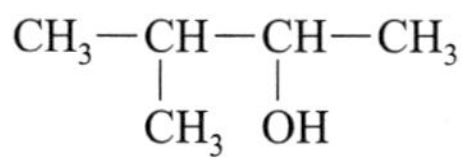　C. 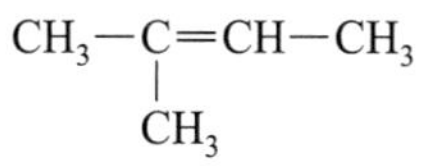

例 14-2　用简单的化学方法除去氯苯中含有的少量苯酚。

解析思路:为除去某物质中的少量杂质,选用的化学反应只能破坏杂质的结构,不能破坏被提纯物质的结构。本题中苯酚是杂质,可利用苯酚与溴水反应生成三溴苯酚沉淀或利用苯酚具有酸性的特性将其除掉。

解:方法一:向混合物中加入溴水,苯酚与溴水反应生成三溴苯酚沉淀。过滤除去沉淀,滤液去水层可得氯苯。

方法二:向混合物中加入氢氧化钠溶液。苯酚生成苯酚钠溶于水,而氯苯不溶于水,分层去水层可得氯苯。

章节测试题

一、用系统命名法命名下列化合物

1. 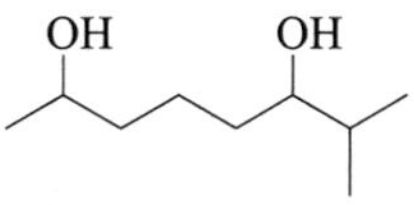　2. 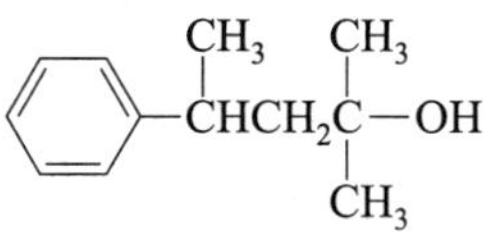　3. 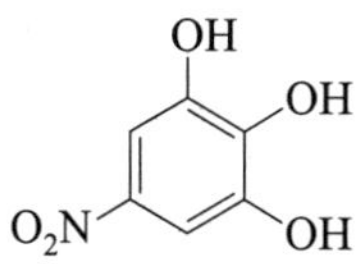

4. 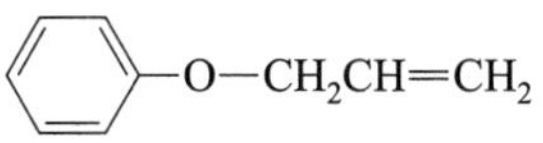　5. 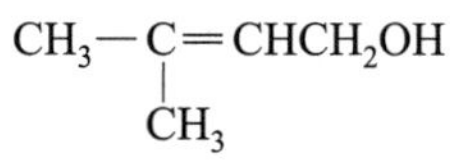　6. 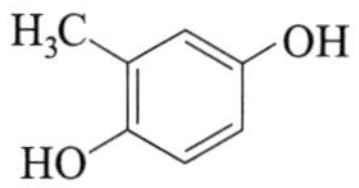

二、写出下列化合物的构造式

1. 6-氯-3-甲基己-2-醇　2. 萘-1,4-二酚　3. *S*-丁-2-醇

4. 异丙基甲基硫醚　5. 丁-1,2,3-三醇　6. 叔丁基乙基醚

三、写出下列反应的主要产物

1. 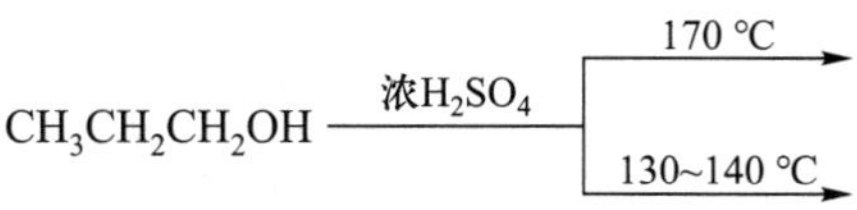

2. 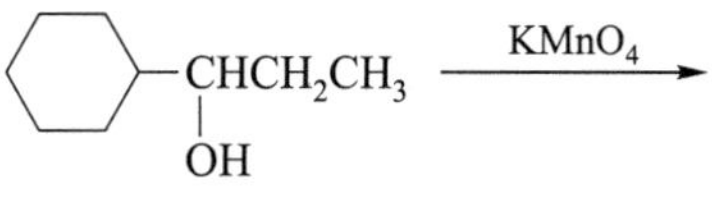

3. $(CH_3CH_2)_2CHOCH_3$ + HI (1 mol) $\longrightarrow$

4. $(CH_3CH_2)_2CHOCH_3$ + HI (过量) $\longrightarrow$

5. 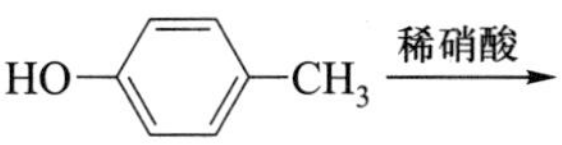

6. 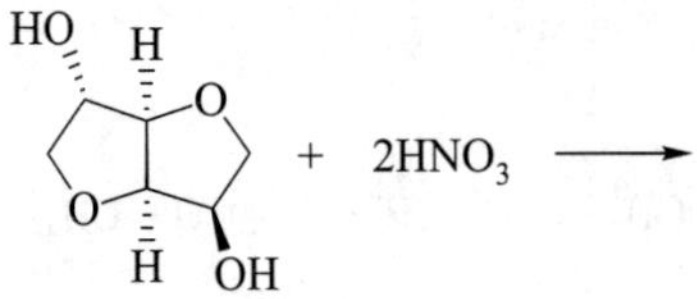

四、排列下列化合物在分子内脱水反应中的活性顺序

1. 正丁醇、丁-2-醇、叔丁醇

2.

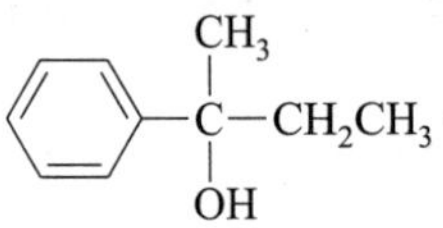 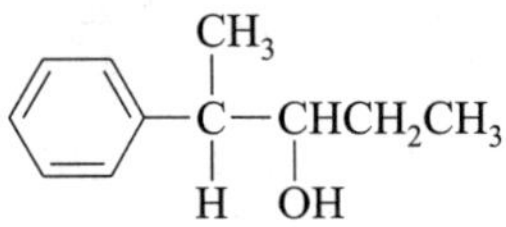 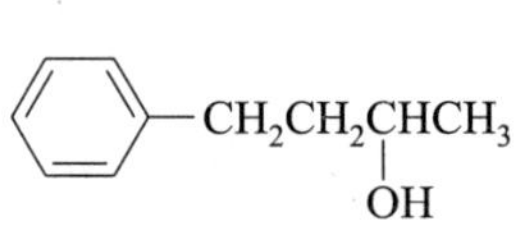 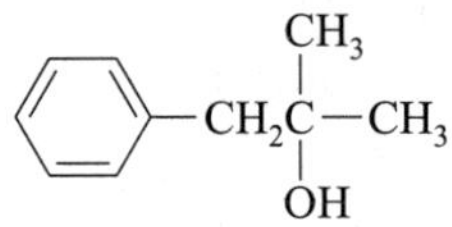

五、单项选择题

1. 下列化合物中沸点最高的是(　　)。

A. 乙醇　　B. 乙烷　　C. 正丁醇　　D. 乙醚

2. 下列化合物遇到 $FeCl_3$ 显色的是(　　)。

A. 对甲苯酚　　B. 苯甲醇　　C. 乙醇　　D. 乙醚

3. 下列化合物中,酸性最强的是(　　)。

A. 2,4-二硝基苯酚　　B. 2,4,6-三硝基苯酚

C. 对硝基苯酚　　D. 间硝基苯酚

4. 下列化合物中含有酚羟基的是(　　)。

A. 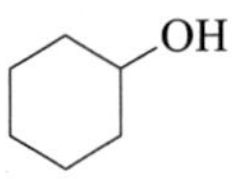　B. 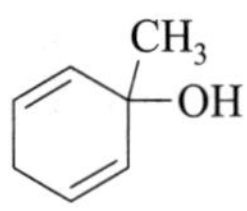　C. 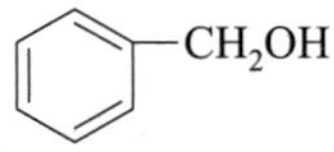　D. 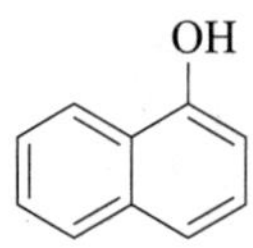

5. 下列各醇与 Lucas 试剂反应,最先出现混浊的是(　　)。

A. 乙醇　　B. 异丙醇　　C. 叔丁醇　　D. 仲丁醇

6. 下列化合物中最易发生脱水成烯反应的是(　　)。

A. 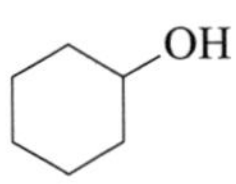　B. 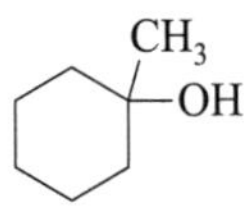　C. 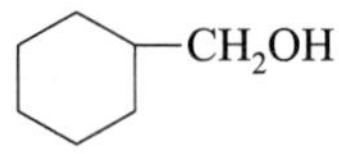　D. 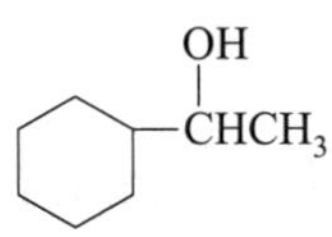

7. 对氯间二甲苯酚可用于外科器具、衣物或环境的消毒,其结构式是(　　)。

A. 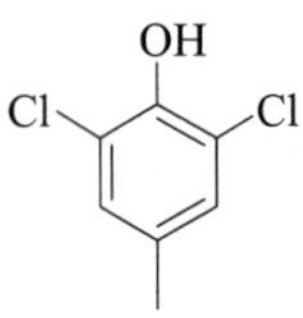　B. 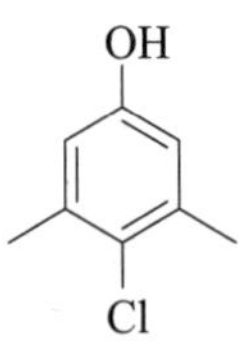　C. 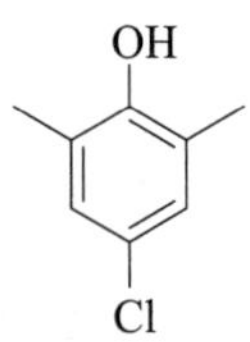　D. 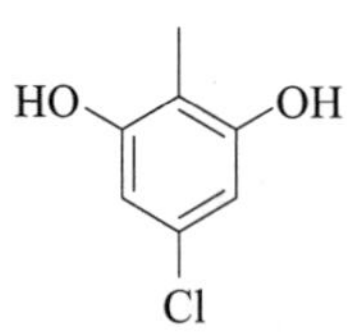

8. 苯酚在室温下与溴水立即发生反应,生成的产物是(　　)。

A. 2-溴苯酚　　B. 3-溴苯酚

C. 4-溴苯酚　　D. 2,4,6-三溴苯酚

六、用化学方法鉴别下列各组化合物

1. 苯酚、环己醇、甘油

2. 环己烷、间苯二酚、乙醚

七、推断题

1. 化合物 A 的分子式为 $C_6H_{14}O$。与金属 Na 作用放出氢气。与 Lucas 试剂反应可在数分钟后出现混浊。A 与浓 H_2SO_4 共热后得到的主要产物再经 $KMnO_4$ 氧化可生成两种产物，一种为酸性物质，另一种为中性化合物。试推测 A 的结构。

2. 化合物 A(C_7H_8O)不与 Na 反应。与浓 HI 反应生成 B 和 C。B 能溶于 NaOH 溶液中，也可与 $FeCl_3$ 显紫色。C 与 $AgNO_3$/乙醇作用，生成 AgI 沉淀。试推测 A、B、C 的结构。

章节测试题答案

一、用系统命名法命名下列化合物

1. 7-甲基辛-2,6-二醇　　2. 2-甲基-4-苯基戊-2-醇

3. 5-硝基苯-1,2,3-三酚　　4. 烯丙基苯基醚

5. 2-甲基丁-2-烯-1-醇　　6. 2-甲基苯-1,4-二酚

二、写出下列化合物的构造式

1. $CH_3CH(OH)CH(CH_3)CH_2CH_2CH_2Cl$

2. 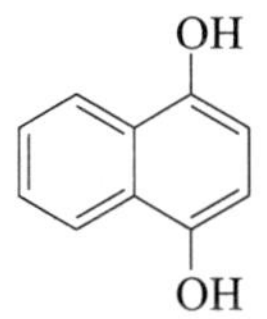

3. 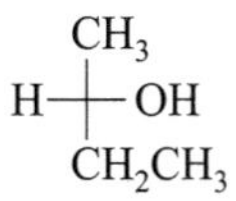

4. $CH_3-S-CH(CH_3)_2$

5. $CH_2(OH)-CH(OH)-CH(OH)-CH_3$

6. $CH_3CH_2OC(CH_3)_3$

三、写出下列反应的主要产物

1. $CH_3CH=CH_2$, $CH_3CH_2CH_2OCH_2CH_2CH_3$

2. 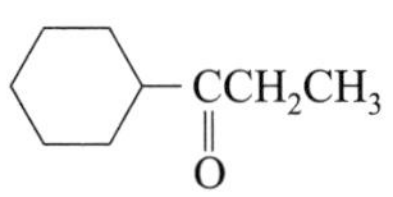

3. $(CH_3CH_2)_2CHOH$ + CH_3I

4. $(CH_3CH_2)_2CHI$ + CH_3I

5. 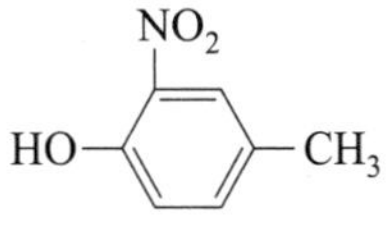

6. 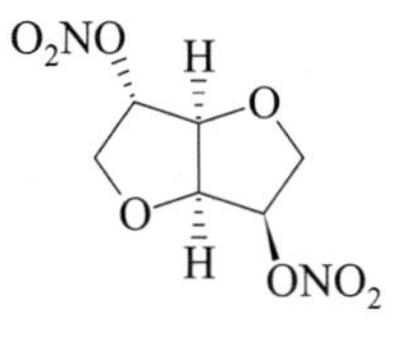

四、排列下列化合物在分子内脱水反应中的活性顺序

1. 叔丁醇 > 丁-2-醇 > 正丁醇

2.

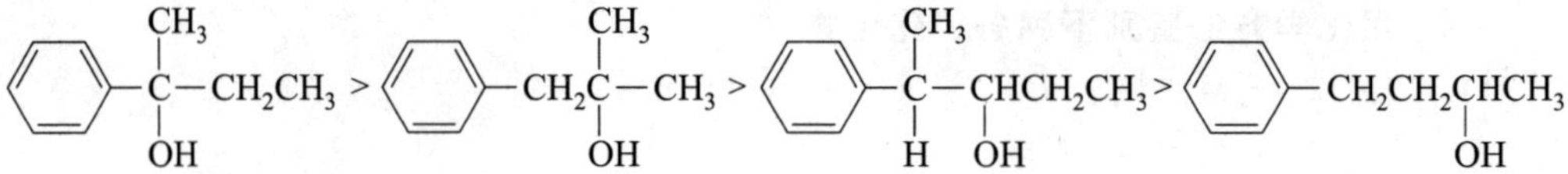

五、单项选择题

1. C 2. A 3. B 4. D 5. C 6. B 7. B 8. D

六、用化学方法鉴别下列各组化合物

1. 苯酚、环己醇、甘油 $\xrightarrow{FeCl_3}$ 苯酚：显色；环己醇：×；甘油：×
   环己醇、甘油 $\xrightarrow{新制\ Cu(OH)_2}$ 环己醇：×；甘油：蓝色溶液

2. 环己烷、乙醚、间苯二酚 $\xrightarrow{FeCl_3}$ 环己烷：×；乙醚：×；间苯二酚：显色
   环己烷、乙醚 $\xrightarrow{浓硫酸}$ 环己烷：分层；乙醚：不分层

七、推断题

1. $CH_3CH(CH_3)-CH(OH)CH_2CH_3$ 或 $CH_3CH_2CH(CH_3)-CH(OH)CH_3$

2. A. 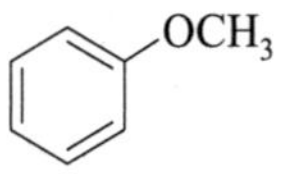 B. 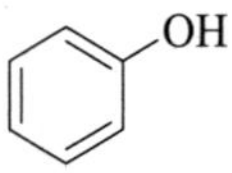 C. CH_3I

第十五章　醛、酮、醌

本章提要

第一节　醛　和　酮

醛和酮都是含氧的有机化合物，它们具有共同的官能团$\rangle C=O$，即羰基。醛分子通式为(H)R—CHO，—CHO 称为醛基。酮分子通式为$\begin{matrix}R\\R'\end{matrix}\rangle C=O$，$\rangle C=O$称为酮基。醌是一类具有环己二烯二酮结构的化合物，对苯醌是一个环烯酮，相当于 α,β-不饱和酮，因此醌不属于芳香化合物。

醛酮的羰基中，碳原子为 sp^2 杂化，为平面结构。氧原子带有部分的负电荷，碳原子带有部分的正电荷，因此羰基是一个极性基团。

对于结构较为简单的醛、酮，一般采用普通命名法命名。对于结构较为复杂的醛、酮，一般采用系统命名法命名。脂肪醛、酮命名时，以含有羰基碳原子的最长碳链作为主链，含有芳基的醛、酮命名时，把芳基作为取代基命名。

醛和酮的化学反应主要发生在其官能团羰基以及受羰基影响较大的 α-氢原子上。醛和酮具有相同的官能团羰基，所以它们的化学性质有相似之处。

一、羰基的亲核加成反应

（一）与氢氰酸加成

醛、酮与氢氰酸作用，生成 α-羟基腈。只有醛、脂肪族甲基酮、八个碳原子以下的环酮才能与氢氰酸反应。

（二）与亚硫酸氢钠加成

只有醛、脂肪族甲基酮、八个碳原子以下的环酮才能与饱和亚硫酸氢钠溶液反应，生成 α-羟基磺酸钠。

（三）与醇加成

在干燥氯化氢的催化下，醛与醇发生加成反应，生成半缩醛，进而与另一分子醇反应生成稳定的缩醛。在有机合成中，常利用生成缩醛或缩酮的方法来保护羰基。

(四) 与格氏(Grignard)试剂加成

格氏试剂 RMgX 与甲醛作用,在酸性条件下水解可得到比格氏试剂多一个碳原子的伯醇;与其他醛作用,可得到仲醇;与酮作用,可得到叔醇。

(五) 与氨的衍生物的加成

醛、酮与多种氨的衍生物(如羟胺、肼、苯肼、2,4-二硝基苯肼等)发生加成,进一步脱水生成含有碳氮双键的缩合产物。产物大多是晶体,可用来分离、提纯、鉴别羰基化合物。这些氨的衍生物也被称为羰基试剂。

二、α-H 的反应

(一) 卤代反应

在强碱作用下,醛和酮分子中的 α-氢原子可被卤原子(Cl、Br、I)取代。乙醛和甲基酮与 X_2-NaOH 溶液反应,3 个 α-氢原子均可被卤原子取代,发生碳碳键断裂,生成卤仿和羧酸盐,称为卤仿反应,当卤素为碘时,有黄色沉淀生成,称为碘仿反应。利用碘仿反应可鉴别乙醛和甲基酮。乙醇和甲基仲醇也能被碘的氢氧化钠溶液(NaOI)氧化为相应的乙醛和甲基酮,所以乙醇和甲基仲醇也能发生碘仿反应。

(二) 羟醛缩合反应

在稀碱溶液中,两分子含 α-氢原子的脂肪醛相互作用,一个醛分子中的 α-氢原子加到另一个醛分子的醛基氧原子上,其余部分加到醛基碳原子上,生成 β-羟基醛,称为羟醛缩合反应。β-羟基醛受热容易脱水,生成 α,β-不饱和醛。

三、氧化反应

醛羰基碳上连有氢原子,所以醛很容易被氧化为相应的羧酸,甚至较弱的氧化剂也可将醛氧化,而酮一般不被氧化。

弱氧化剂 Tollens 试剂(硝酸银的氨溶液)可将脂肪醛或芳香醛氧化为相应的酸,银离子则被还原为金属银沉积在反应器内壁形成银镜,即银镜反应。

弱氧化剂 Fehling 试剂(硫酸铜与酒石酸钠的氢氧化钠混合溶液)与脂肪醛作用,被还原成砖红色的氧化亚铜沉淀。由于芳香醛与 Fehling 试剂不发生反应,可利用 Fehling 试剂鉴别脂肪醛与芳香醛。

四、还原反应

用催化氢化的方法,醛、酮可分别被还原为伯醇或仲醇。

用金属氢化物如硼氢化钠($NaBH_4$)、氢化铝锂($LiAlH_4$)可选择性还原羰基,不还原分子中的不饱和键。

用锌汞齐与浓盐酸可将羰基直接还原为亚甲基,这个方法称为克莱门森(Clemmenson)还原法。

五、歧化反应

无 α-H 的醛,如 HCHO、R_3C—CHO 等,与浓碱共热可发生歧化反应,一分子醛被氧化成羧酸,另一分子醛被还原为醇。

六、显色反应

Schiff 试剂(品红亚硫酸试剂)与醛作用呈现紫红色,而与酮则不显色,因此可利用 Schiff 试剂鉴别醛与酮。除甲醛外,其他醛与 Schiff 试剂作用显紫红色后加硫酸都会褪色,因此利用 Schiff 试剂还可鉴别甲醛与其他醛。

第二节　醌(了解)

难题解析

例 15-1　用化学方法鉴别下列化合物:

丁-2-醇　丁醛　丁酮

解析思路:需鉴别的三个化合物分别属于醇、醛和酮,因此可利用它们各自的不同化学性质加以区别。

(1) 醇具有弱酸性,可与碱金属钠发生反应,放出氢气,该反应现象明显,可先鉴别出丁-2-醇;对于丁醛和丁酮,可利用 Tollens 试剂加以区分,因为醛可以与 Tollens 试剂发生银镜反应,除此之外,Fehling 试剂或 Schiff 试剂也可替代 Tollens 试剂达到同样鉴别目的。

(2) 丁醛与丁酮都含有羰基,能与羰基试剂 2,4-二硝基苯肼作用得到黄色晶体,可鉴别出不发生反应的丁-2-醇;丁酮具有甲基酮结构,能够发生碘仿反应,生成黄色固体,而丁醛不反应。

答:

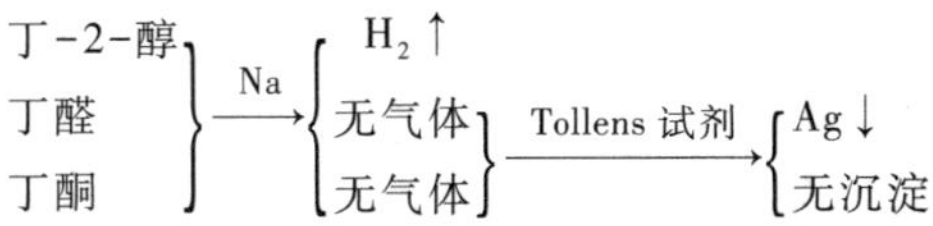

或

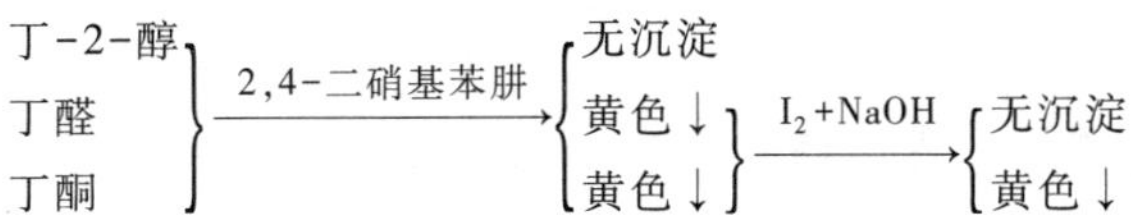

例 15-2　化合物 A 不与 Tollens 试剂反应,与羰基试剂 2,4-二硝基苯肼反应有橘黄色固体生成。A 与 HCN 反应生成化合物 B($C_6H_{11}ON$),A 与硼氢化钠反应可得手性化合物 C,C 在浓硫酸作用下生成戊-2-烯。试写出 A、B、C 的构造式。

解析思路:化合物 A 不与 Tollens 试剂反应,说明不含醛基,能与羰基试剂 2,4-二硝基苯肼反应,说明含有羰基,由此推测 A 为酮。A 能与 HCN 反应,说明 A 为甲基酮。A 与 HCN 反应生成的化合物 B,分子式为 $C_6H_{11}ON$,碳氢比例可推测 B 为 α-羟基腈且不带碳碳双键,及 A 分子中有 5 个碳原子。A 经硼氢化钠还原得化合物 C,此时 A 的羰基被还原为醇羟基,且 C 有手性,并在浓硫酸作用下生成戊-2-烯,说明 C 为戊-2-醇。

答:

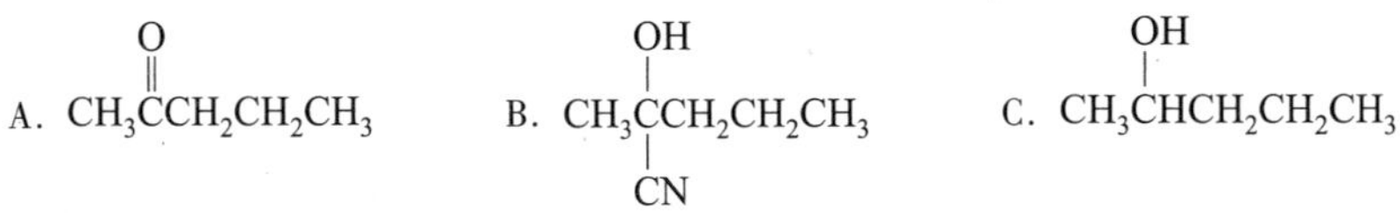

章节测试题

一、写出下列化合物的构造式

1. 3,4-二甲基戊-2-酮　　2. 乙二醛　　3. 戊-2,4-二酮

4. 丁-3-烯醛　　5. 环戊酮　　6. 2-羟基苯甲醛

二、命名下列化合物

1. 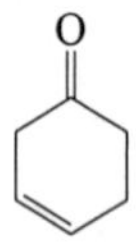

2. 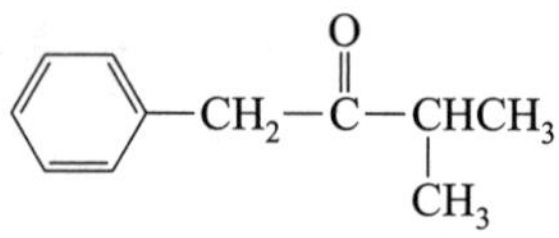

3. 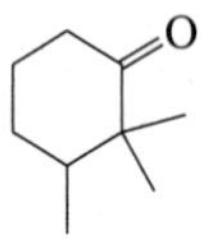

4. $CH_3CH_2\underset{\displaystyle CH_3}{\underset{|}{C}}HCHO$

三、写出下列反应的主要产物

1. 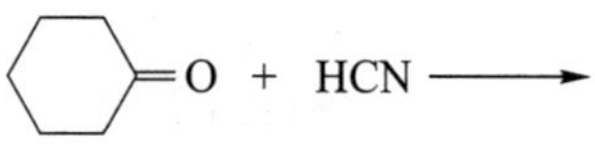

2. $2CH_3CH_2CHO \xrightarrow[\triangle]{OH^-}$

3. 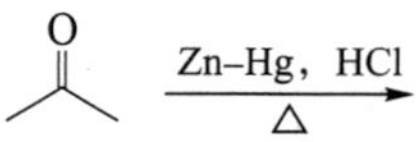

4. $CH_2{=}CH{-}\overset{\displaystyle CH_3}{\overset{|}{C}}HCHO \xrightarrow{NaBH_4}$

四、选择题

1. 下列化合物中既能发生碘仿反应，又能与亚硫酸氢钠加成的是(　　)。

A. CH_3CH_2CHO

B. 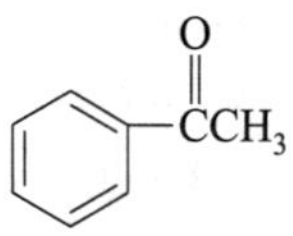

C. $CH_3CH_2\overset{\displaystyle O}{\overset{\|}{C}}CH_2CH_3$

D. CH_3CHO

2. 生物标本防腐剂“福尔马林”的成分是(　　)。

A. 40%甲醛水溶液　　B. 40%甲酸水溶液

C. 40%甲醇水溶液　　D. 40%苯甲酸水溶液

3. 有机反应中，可用于保护醛基的反应是(　　)。

A. 醇醛缩合　　B. 生成缩醛

C. 与 HCN 加成　　D. 与羰基试剂的反应

4. 下列化合物中能与2,4-二硝基苯肼反应生成黄色沉淀，但不能发生银镜反应和碘仿反应的是(　　)。

A. 丁酮　　B. 环己酮

C. 丙醛　　D. 环己醇

五、判断题

1. 格氏试剂与醛反应可以制备伯醇，与酮反应可以制备仲醇。(　　)

2. 饱和亚硫酸氢钠与醛酮作用，有结晶析出，可用于羰基化合物的鉴别，因此饱和亚硫酸氢钠溶液又叫作羰基试剂。(　　)

3. 羰基中，碳原子带部分负电荷，氧原子带部分正电荷。(　　)

4. 异丙醇能被 NaOI 氧化生成丙酮，所以能发生碘仿反应。(　　)

5. 所有的醛都可以发生羟醛缩合反应。(　　)

六、用简单的化学方法鉴别下列各组化合物

1. 乙醇　乙醛　丙酮

2. 甲醛　乙醛　丙醛

3. 苯甲醛　氯苯　己醛

七、推断题

1. 某化合物的分子式为 $C_5H_8O_2$，可被还原成正戊烷，可与两分子羟胺反应生成二肟，既能发生银镜反应，又能发生碘仿反应，请写出此化合物的构造式。

2. 分子式为 $C_5H_{10}O$ 的两种脂肪族无侧链的有机化合物 A 和 B，它们不能使溴的四氯化碳溶液褪色，加入2,4-二硝基苯肼都能产生黄色沉淀，它们可与饱和 $NaHSO_3$ 反应生成白色结晶物。A 也可以与碘的氢氧化钠溶液产生黄色沉淀，试推断 A 和 B 的结构。

3. 下列化合物中，哪些能发生羟醛缩合反应？哪些能发生 Cannizzaro 反应？

(1) 2,2-二甲基丁醛　　(2) 2-甲基丙醛

(3) 对羟基苯甲醛　　(4) 3-乙基戊醛

章节测试题答案

一、写出下列化合物的构造式

1. 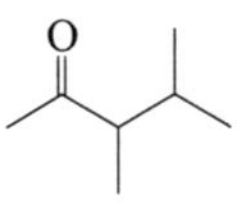

2. 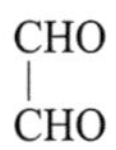

3. 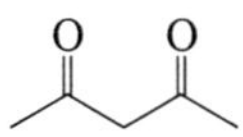

4. 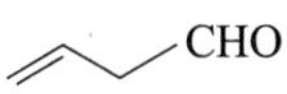

5. 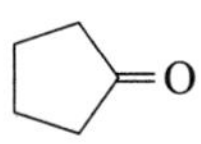

6. 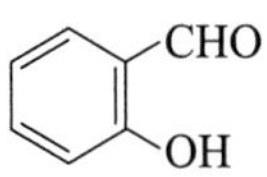

二、命名下列化合物

1. 环己-3-烯酮　　2. 3-甲基-1-苯基丁-2-酮

3. 2,2,3-三甲基环己酮　　4. 2-甲基丁醛

三、写出下列反应的主要产物

1. 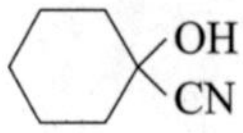

2. $CH_3CH_2CH{=}C(CH_3){-}CHO$

3. $CH_3CH_2CH_3$

4. $CH_2{=}CH{-}CH(CH_3)CH_2OH$

四、选择题

1. D 2. A 3. B 4. B

五、判断题

1. × 2. × 3. × 4. √ 5. ×

六、用简单的化学方法鉴别下列各组化合物

1. 乙醇、乙醛、丙酮 $\xrightarrow{Na}$ 乙醇：$H_2\uparrow$；乙醛：无↑；丙酮：无↑
乙醛、丙酮 $\xrightarrow{Ag(NH_3)_2^+}$ 乙醛：Ag↓；丙酮：无沉淀

2. 甲醛、丙醛、乙醛 $\xrightarrow[浓 H_2SO_4]{Schiff 试剂}$ 甲醛：显紫色；丙醛：无色；乙醛：无色
丙醛、乙醛 $\xrightarrow{I_2+NaOH}$ 丙醛：无沉淀；乙醛：黄色↓

3. 苯甲醛、氯苯、己醛 $\xrightarrow{Fehling 试剂}$ 苯甲醛：无沉淀；氯苯：无沉淀；己醛：砖红色↓
苯甲醛、氯苯 $\xrightarrow{2,4-二硝基苯肼}$ 苯甲醛：黄色↓；氯苯：无沉淀

七、推断题

1. 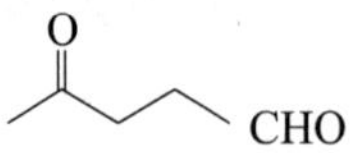

2. A：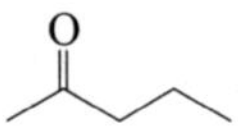 B：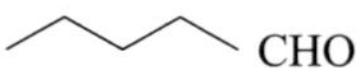

3. 能发生羟醛缩合反应的有(2)(4)；能发生 Cannizzaro 反应的有(1)(3)。

第十六章　羧酸及其衍生物、取代羧酸

本章提要

第一节　羧　　酸

一、羧酸的结构、分类和命名

（一）羧酸的结构

羧酸是分子中含有羧基（—COOH）的一类有机化合物。羧基由羰基和羟基组成，羧基碳原子为 sp^2 杂化，羰基的碳氧双键与羟基氧上未共用的电子对形成 p-π 共轭体系，见图 16-1。

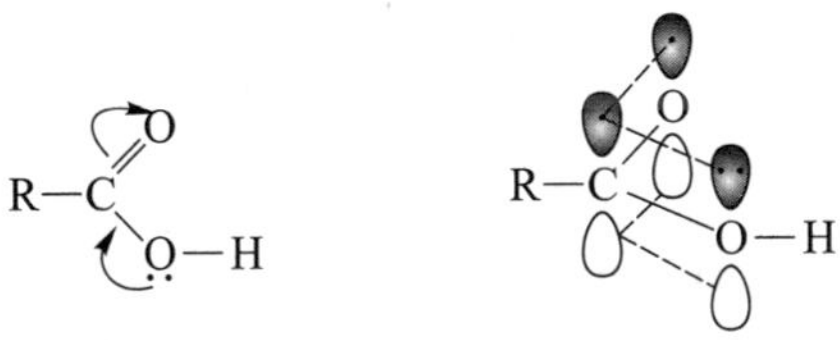

图 16-1　羧基中 p-π 共轭示意图

（二）羧酸的分类

根据烃基类型：脂肪酸（饱和脂肪酸、不饱和脂肪酸）；芳香酸

根据羧基数目：一元羧酸；多元羧酸

（三）羧酸的命名

系统命名法　羧酸的系统命名与醛类似，把“醛”字改为“酸”字即可。

（1）脂肪族一元羧酸：选择包括羧基在内的最长碳链作为主链，根据主链碳原子数称为“某酸”；

（2）脂肪族二元酸：选择包含有两个羧基的最长碳链作主链，根据主链碳原子的数目称为“某二酸”；

(3) 脂环酸和芳香酸:把环作为相应脂肪酸的取代基;

(4) 不饱和羧酸:选取包含不饱和键和羧基在内的最长碳链作主链,根据主链碳原子数称为“某烯酸”或“某炔酸”,不饱和键的位次写在“某”字的后面。

俗名 甲酸最初是由蒸馏蚂蚁得到的,所以俗名叫作蚁酸;乙酸最初发现于食醋中,俗名叫作醋酸;乙二酸最初是从酸模草中提取的,故称草酸。

二、羧酸的化学性质

羧酸的化学反应主要发生在羧基及受羧基影响的 α-氢原子上。主要反应有羧基的成盐反应、羟基被取代反应、脱羧反应、羧基的还原及 α-氢的卤代反应等。

(一) 酸性与成盐反应

甲酸的酸性比其他一元脂肪酸强;二元羧酸的酸性比对应的一元脂肪酸强;羧酸分子中烃基上的氢被卤素取代后,酸性增强。羧酸酸性的一般规律:若烃基上的取代基有利于负电荷分散,羧酸根负离子较稳定,酸性更强;反之则酸性更弱。

羧酸可与碱(NaOH、$NaHCO_3$ 等)反应,生成羧酸盐。

$$RCOOH+NaOH \longrightarrow RCOONa+H_2O$$

(二) 羧基中羟基的取代反应

$$RCOOH+\begin{cases} \xrightarrow{PX_3 \text{ 或 } PX_5 \text{ 或 } SOCl_2} RCOX \\ \xrightarrow{P_2O_5/\triangle} (RCO)_2O \\ \xrightarrow[H^+/\triangle]{R'OH} RCOOR' \\ \xrightarrow{NH_3/\triangle} RCONH_2 \end{cases}$$

(三) 脱羧反应

羧基相对稳定,α-碳上有强吸电子基团(如硝基、卤素、酰基、氰基和不饱和键)时易发生脱羧反应。

$$Y—CH_2COOH \xrightarrow{\triangle} Y—CH_3+CO_2 \quad Y=X,NO_2,CH,COOH$$

(四) α-H 的卤代反应

羧基使 α-H 活性增强的作用比羰基小得多。羧酸中的 α-H 需要在红磷、硫或碘等催化剂或光照下才能逐步被卤素取代,生成卤代酸。控制条件,反应可停留在一取代阶段。

α-卤代酸很活泼,常用来制备 α-羟基酸和 α-氨基酸。

(五) 二元酸的受热反应

两个羧基直接相连或连在同一个碳原子上的二元酸,受热后易脱羧成一元羧酸。两个羧基间隔两个或三个碳原子的二元酸,受热易脱水,生成环状的酸酐。两个羧基间隔四个或五个碳原子的二元酸,受热易脱水脱羧,生成五元或六元环酮。

第二节　羧酸衍生物

一、羧酸衍生物的结构、分类和命名

（一）羧酸衍生物的结构

羧酸衍生物的结构与羧酸的结构相似。可以表示如下

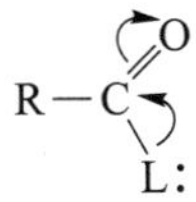

$$L=X, OCOR, OR', NH_2, NHR'$$

由于与羧基相连的卤原子、氧或氮原子的电负性不同，p-π 共轭的程度不一样，羧酸衍生物在化学性质上有一些差异。

（二）羧酸衍生物的分类

可将羧酸衍生物分为酰卤、酸酐、酯和酰胺。

（三）羧酸衍生物的命名

可根据分子中所含酰基来命名酰卤和酰胺；根据他们水解所得的酸来命名酸酐；根据水解所得的羧酸和醇来命名酯。

二、化学反应

（一）水解、醇解和氨解反应

通式如下

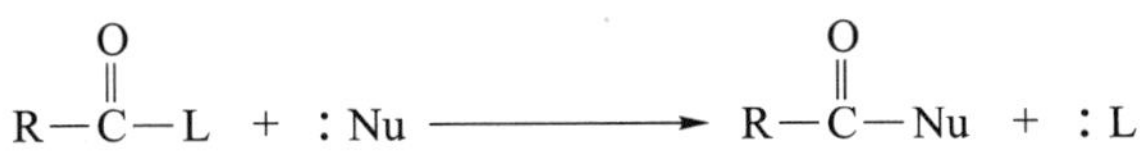

$$HNu = H_2O, R'OH, NH_3, R'NH_2$$
$$L=X, OCOR, OR', NH_2, NHR'$$

（二）亲核取代反应

羧酸衍生物亲核取代反应的活性次序为：酰卤>酸酐>酯>酰胺。

酰卤、酸酐的醇解、氨解又称为酰化反应，酯的醇解又称为酯交换反应。

（三）还原反应

羧酸衍生物均可被氢化铝锂还原。酰卤、酸酐、酯还原生成醇；酰胺、腈还原生成胺。

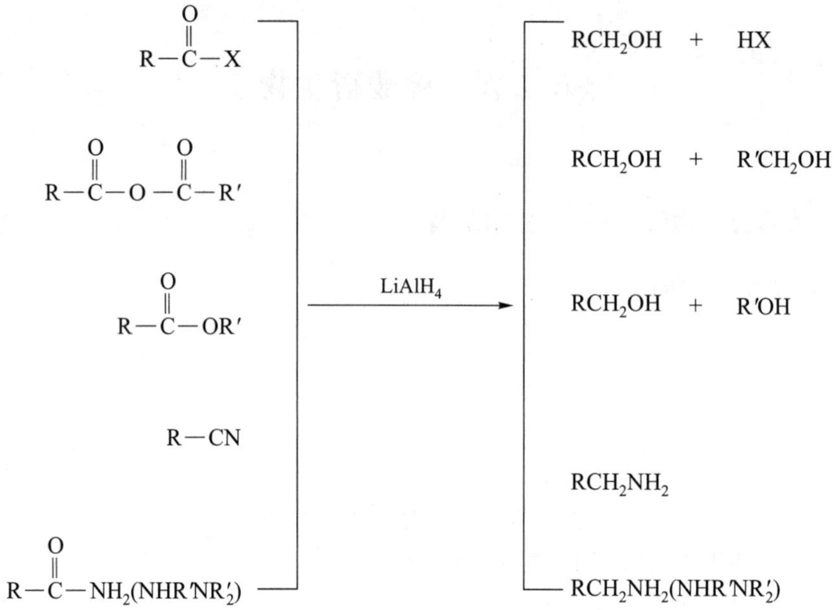

第三节　取代羧酸

一、羟基酸的结构、分类和命名

（一）羟基酸的结构

分子中同时具有羟基和羧基两种官能团的化合物称为羟基酸。

（二）羟基酸的分类

根据羟基所连烃基不同，羟基酸可以分为醇酸和酚酸两类；根据羟基和羧基的相对位置不同可以分为 α-，β-，γ-，δ-羟基酸。

（三）羟基酸的命名

系统命名以羧酸为母体，羟基作为取代基。

二、羟基酸的化学性质

（一）酸性

受羟基的影响，醇酸的酸性比相应羧酸的酸性强，羟基距羧基越远，酸性越弱。酚酸的酸性也与羟基和羧基的相对位置有关。

（二）醇酸的氧化反应

羟基酸中的羟基受羧基的影响易被氧化，发生氧化反应。

（三）羟基酸的脱水反应

两分子 α-羟基酸加热后脱水形成交酯；β-羟基酸加热后脱水形成 α,β-不饱和酸；γ-或 δ-羟基酸加热后脱水，生成五元或六元环内酯。

（四）酚酸的脱羧反应

羟基在羧基的邻位或对位的酚酸加热至熔点以上时，易分解脱羧生成相应的酚。

三、酮酸的结构、分类和命名

（一）酮酸的结构

脂肪酸中烃基上的氢原子被氧原子取代后生成的化合物叫羰基酸，分醛酸和酮酸两类。

（二）酮酸的分类

根据羰基和羧基的相对位置不同，可以将酮酸分为 α-，β-，γ-酮酸

（三）酮酸的命名

采用系统命名法时，以羧酸为母体，羰基作为取代基来命名。

四、酮酸的化学性质

（一）α-酮酸的脱羧反应

与稀硫酸共热脱羧生成醛，与浓硫酸共热脱去一分子 CO，主产物是羧酸。

（二）β-酮酸的脱羧反应

室温以上脱羧生成酮。在体内酶的作用下也可发生脱羧反应。

（三）互变异构现象

具有 α-氢的羰基化合物存在一对互变异构体：酮式和烯醇式，即氢原子在 α-碳和羰基氧之间来回移动。常见的例子是乙酰乙酸乙酯：

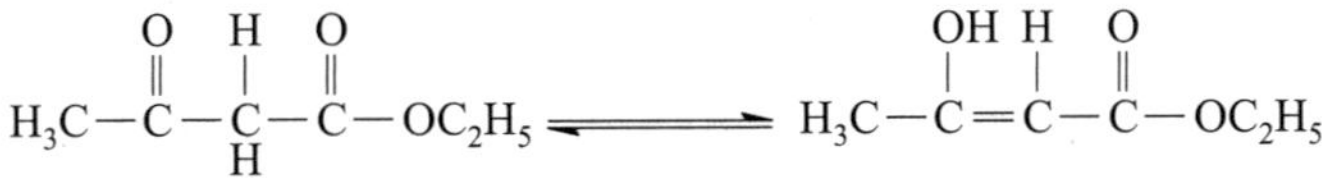

酮式(92.5%)　　烯醇式(7.5%)

难题解析

例 16-1　比较下列化合物的酸性强弱

丙二酸　草酸　丙酸　甲酸　甲醇　苯酚

解析思路：本题给出的化合物可以分为三类：醇、酚、酸。根据它们分子中与氧原子相连的氢原子的活性可判断，其酸性由强到弱排列是：酸>酚>醇。

四种酸类化合物中，酸性强弱可以用甲酸作为参比对象，其他三种可以看成甲酸分子中的氢原子分别被乙基、羧甲基和羧基取代的化合物：丙酸、草酸、丙二酸、甲酸。乙基是给电子基，由于给电子诱导效应不利于羧基中氢原子的解离，丙酸的酸性比甲酸弱；羧基是吸电子基，由于吸电子诱导效应有利于羧基中氢原子的解离，草酸的酸性比甲酸强；羧甲基也为吸电子基，但吸引电子的能力比羧基弱，所以丙二酸的酸性比丙酸强，但比草酸弱。化合物的酸性也可以从两个吸电子基距离羧基的远近来判断，吸电子基距离羧基越近，影响越大，酸性越强。

答：六种化合物的酸性由强到弱的排列是：

草酸>丙二酸>甲酸>丙酸>苯酚>甲醇

例 16-2　三种互为同分异构体的化合物 A、B、C 分子式为 $C_4H_6O_4$。A 和 B 都能溶于氢氧化钠

水溶液，与碳酸钠发生反应产生二氧化碳。A 受热失水形成酸酐，B 受热脱羧。C 不能溶于冷的氢氧化钠水溶液和碳酸钠水溶液。C 与氢氧化钠水溶液共热生成 D 和 E。D 的酸性比乙酸强。与酸性高锰酸钾共热，D 和 E 都生成二氧化碳。试推测 A、B、C、D 和 E 的结构式。

解析思路：要推出本题中 A、B、C、D 和 E 的结构式，必须熟悉二元羧酸受热时的反应。两个羧基相对位置不同，受热生成的产物不同。2~3 个碳原子的二元羧酸受热脱羧，生成少一个碳的一元羧酸；4~5 个碳原子的二元羧酸受热脱水，生成环状酸酐。由分子式和题目中 A、B 的反应可推测 A 和 B 为二元羧酸。C 不溶于冷的氢氧化钠水溶液，而在热的氢氧化钠水溶液中反应生成两个新的化合物，说明 C 不显酸性，属于酯类，由分子式可推知 C 是二元酸的酯类化合物。

答：根据题中一系列反应事实可知 A、B、C、D 和 E 的结构式分别为

A. $HOOCCH_2CH_2COOH$

B.
$CH_3CHCOOH$
|
$COOH$

C.
$COOCH_3$
|
$COOCH_3$

D.
$COOH$
|
$COOH$

E. CH_3OH

例 16-3　比较下列化合物酰基上亲核取代反应的活性

A. 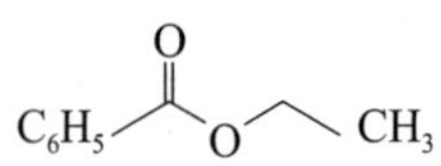

B. 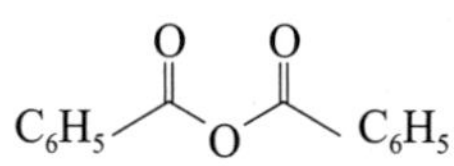

C. 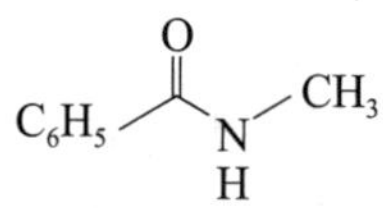

D. 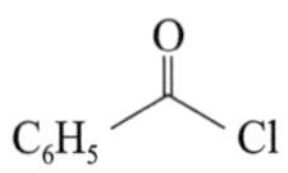

E. 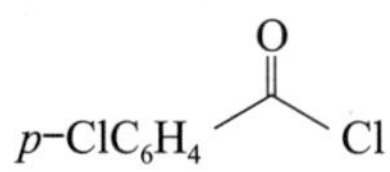

解析思路：本题给出的化合物可以分为四类：酰氯、酰胺、酯和酸酐。羧酸衍生物发生亲核取代反应的活性顺序是：酰卤>酸酐>酯>酰胺。化合物 A 是酯类，B 是酸酐，C 是酰胺，D 和 E 都是酰卤，但是化合物 E 中苯环上连了一个电负性较大的氯，使得羰基碳所带正电荷比化合物 D 的羰基碳带的正电荷多，所以亲核取代活性 E 比 D 强。

答：五种化合物酰基上亲核取代反应的活性由强到弱排列是：E>D>B>A>C

章节测试题

一、用系统命名法命名下列化合物或写出化合物的结构式

1.
　　　CH_3
　　　|
$CH_3CHCHCOOH$
　|
　Cl

2.
CH_2COOCH_3
|
$CH_2COOCH_2CH_3$

3. 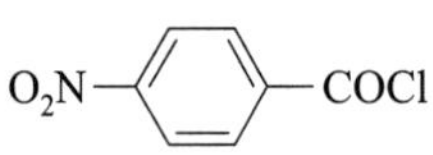

4. 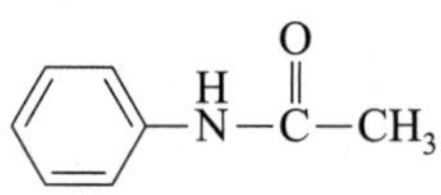

5. 乳酸

6. 2-氯乙酰氯

二、写出下列反应的主要产物

1. $CH_3CH_2\underset{\displaystyle CH_3}{\underset{|}{C}}HCOOH \xrightarrow{SOCl_2}$

2. 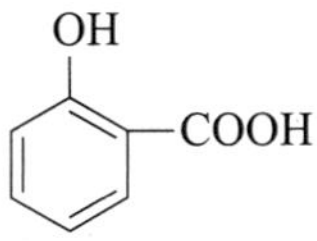 + $NaHCO_3$（过量）$\longrightarrow$

3. 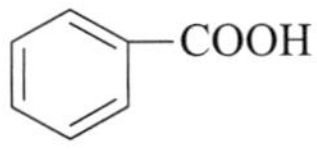 + $CH_3CH_2OH \longrightarrow$

4. $HOOCCH_2CH_2CH_2CH_2COOH \xrightarrow{\triangle}$

5. $CH_3CH_2CH_2COCl \xrightarrow{NH_3}$

6. $CH_3CH{=\!=}CHCOCl \xrightarrow{LiAlH_4}$

三、单项选择题

1. 羧酸的羧基存在(　　)。

A. π-π 共轭　　B. p-π 共轭

C. π-π 共轭和超共轭　　D. 以上选项均不正确

2. 酰氯分子中存在(　　)。

A. π-π 共轭　　B. p-π 共轭和超共轭

C. 无任何共轭　　D. π-π 共轭和超共轭

3. 丁-2-烯酸有(　　)种顺反异构体。

A. 1　　B. 2　　C. 3　　D. 0

4. 下列化合物受热时最容易产生二氧化碳的是(　　)。

A. 水杨酸　　B. 丙二酸　　C. 丙酸　　D. β-丁酮酸

5. $C_6H_5CH{=\!=}CHCOOH$ 的化学名称为(　　)。

A. 苯丙烯酸　　B. 萘丙烯酸

C. 丁-2-烯酸　　D. 顺苯丙烯酸

6. 下列化合物中,(　　)不能发生酰化反应。

A. 水　　B. 乙醇

C. *N*,*N*-二甲基苯胺　　D. 苯胺

7. 甲酸的酸性比(　　)强。

A. 苯甲酸　　B. 氯乙酸

C. 草酸　　D. 三氯乙酸

8. 酰卤、酸酐、酯、酰胺中,化学性质最活泼的是(　　)。

A. 酰卤　　B. 酸酐　　C. 酯　　D. 酰胺

9. α-醇酸受热时易发生(　　)反应。

A. 分子间脱水　　B. 分子内脱水

C. 还原　　D. 加成

10. 二元羧酸受热时可能发生(　　)反应。

A. 脱水　　B. 脱羧

C. 脱水和脱羧　　D. 以上都可以

四、写出下列各物质受热后的主要产物

1. α-羟基丁酸　2. β-羟基戊酸　3. γ-羟基己酸　4. 水杨酸(200 ℃)

五、下列各化合物中，哪个能与 $FeCl_3$ 发生颜色反应？

1. $CH_3COCH_2COOC_2H_5$　　2. CH_3COCH_3

六、推断题

(一) 推测分子式为 $C_6H_{10}O_4$ 的下列二元酸的结构式

1. 加热易脱羧生成 2-甲基丁酸

2. 加热至 300 ℃脱水生成乙基丁二酸酐

3. 与 P_2O_5 共热生成 2,3-二甲基丁二酸酐

(二) 推导结构式

从百花蛇草提取出来的一种化合物 $C_9H_8O_3$，能溶于碳酸氢钠溶液，与三氯化铁溶液作用呈红色，能使溴的四氯化碳溶液褪色，用高锰酸钾氧化得对羟基苯甲酸和 CO_2。试推测其结构式。

章节测试题答案

一、用系统命名法命名下列化合物或写出化合物的结构式

1. 3-氯-2-甲基丁酸　2. 丁二酸乙甲酯

3. 对硝基苯甲酰氯　4. 乙酰苯胺

5. $\underset{\displaystyle OH}{CH_3\underset{|}{C}HCOOH}$　6. $\overset{\displaystyle Cl}{\overset{|}{C}H_2COCl}$

二、写出下列反应的主要产物

1. $\underset{\displaystyle CH_3}{CH_3CH_2\underset{|}{C}HCOCl}$　2. 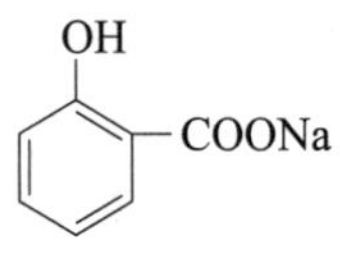　3. 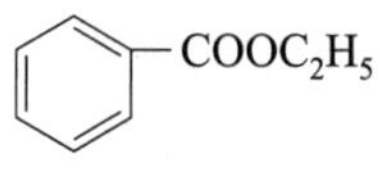

4. 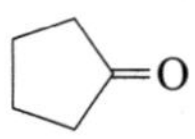　5. $CH_3CH_2CH_2CONH_2$　6. $CH_3CH=CHCH_2OH$

三、单项选择题

1. B　2. B　3. B　4. D　5. A　6. C　7. A　8. A　9. A　10. D

四、写出下列各物质受热后的主要产物

1. 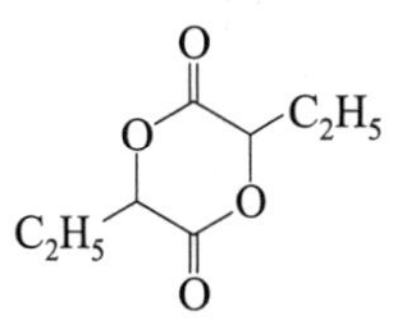　2. $CH_3CH_2CH=CHCOOH$

3. 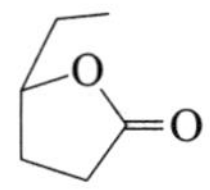　　4. 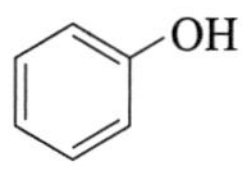

五、下列各化合物中，哪个能与 $FeCl_3$ 发生颜色反应？

$CH_3COCH_2COOC_2H_5$ 可以与 $FeCl_3$ 发生颜色反应。

六、推断题

（一）试推测分子式为 $C_6H_{10}O_4$ 的下列二元酸的结构式。

1. $CH_3CH_2C(CH_3)(COOH)—COOH$

2. $CH_3CH_2CH(COOH)—CH_2—COOH$

3. $CH_3CH(COOH)—CH(COOH)CH_3$

（二）推导结构式。

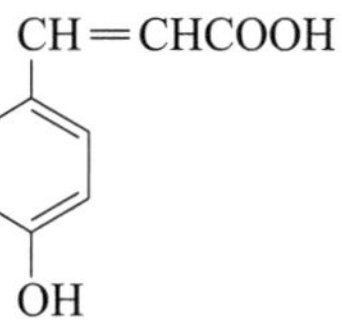

第十七章　含氮有机化合物

本章提要

第一节　胺

一、胺的分类和命名

（一）胺的分类

- 胺
  - 根据 N 原子上连的烃基种类
    - 脂肪族胺
    - 芳香族胺
  - 根据 N 原子上连的烃基数目
    - 伯胺（1°胺）
    - 仲胺（2°胺）
    - 叔胺（3°胺）
  - 根据氨基的数目
    - 一元胺
    - 二元胺
    - 多元胺

注意：脂肪族胺的 N 原子与脂肪烃基相连；芳香族胺的 N 原子直接与苯环相连。例如：

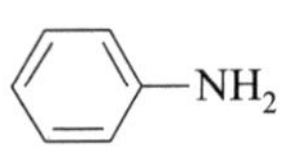

苯胺(芳香胺)

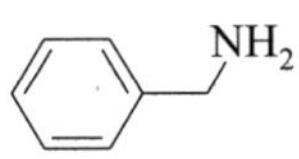

苯甲胺(脂肪胺)

$CH_3CH_2NHCH_3$

乙基甲基胺(脂肪胺)

按氮原子直接相连的烃基数目，胺可以分为伯、仲、叔胺。按羟基氧所连烃基碳的种类醇可以分别为伯、仲、叔醇。例如：

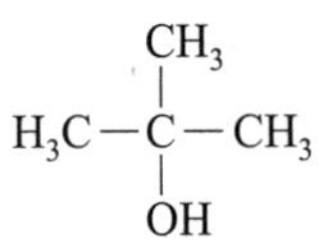

叔丁醇(叔醇)

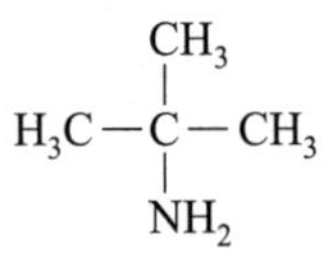

叔丁胺(伯胺)

（二）胺的命名

1. 简单胺

以胺为母体,烃基为取代基,把所含烃基的名称和数目写在前面,按基团英文字母顺序列出,后面加上胺字。伯胺按烃基名称命名为“某胺”。对于脂肪仲胺和叔胺,若烃基相同,在“某胺”前面用二或三表示烃基的数目。对于芳香仲胺和叔胺,以苯胺为母体,脂肪烃基为取代基,在烃基前冠以“N”,表示烃基连在氮原子上。例如:

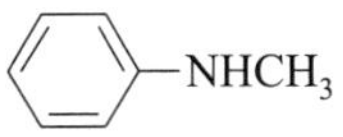

N−甲基苯胺

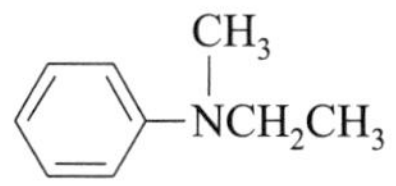

N−乙基−*N*−甲基苯胺

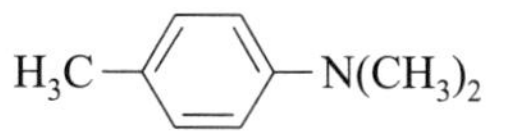

对−甲基−*N*，*N*−二甲基苯胺

2. 复杂烃基的胺类

以烃基为主体,氨基作为取代基来命名;多元胺命名与多元醇相似。例如

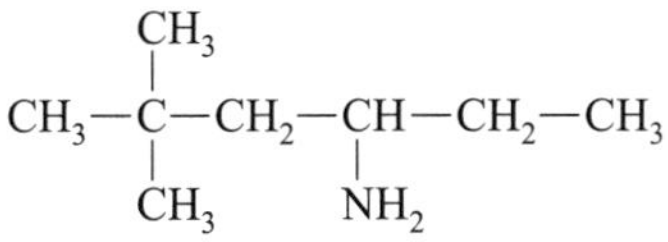

4−氨基−2，2−二甲基己烷

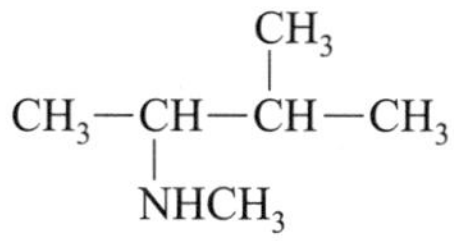

2−甲基−甲氨基丁烷

$H_2NCH_2CH_2CH_2CH_2NH_2$

1，4−丁二胺(腐胺)

3. 季铵碱和季铵盐

命名时一般用铵字代替胺字,并在前面加负离子的名称。铵与酸形成的盐命名时,可称为某铵某酸盐或某酸某铵,也可用与季铵类化合物一样的方法。例如

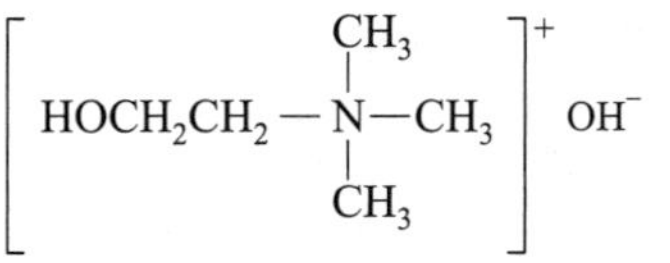

氢氧化三甲基-*β*−
羟基乙铵(胆碱)

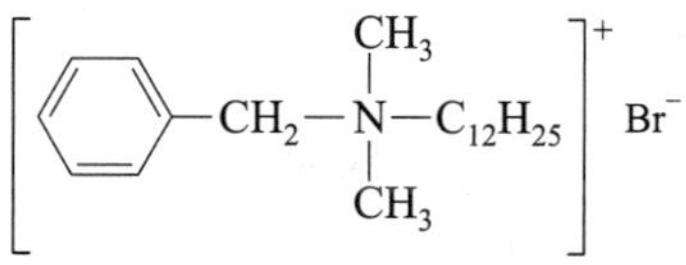

溴化二甲基十二烷基苄铵
(新洁尔灭，消毒剂，表面活性剂)

二、胺的结构

胺的结构与 NH_3 相似,N 原子均为 sp^3 杂化的三角锥形。

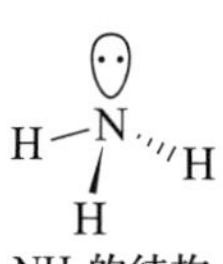

NH_3的结构

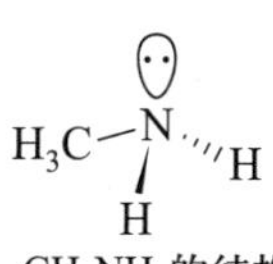

CH_3NH_2的结构

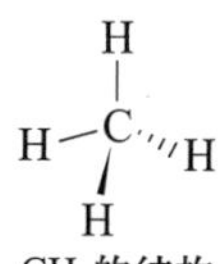

CH_4的结构

三、胺的性质

（一）物理性质

胺均能与水分子形成氢键,伯胺和仲胺均能形成分子间氢键,所以胺的熔点、沸

点、水溶性高于相对分子质量相近的烷烃。

（二）化学性质

1. 弱碱性

季铵碱（强碱）>脂肪胺（仲胺>伯胺>叔胺）>氨>芳香胺

2. 酰化反应

$$\left.\begin{array}{l} NH_3 \\ RNH_2 \\ R_2NH \\ R_3N \end{array}\right\} \xrightarrow{R'COCl} \left\{\begin{array}{l} R'CONH_2 \\ R'CONHR \\ R'CONR_2 \\ \text{不反应} \end{array}\right.$$

可以利用酰胺不易氧化，在酸性或碱性条件下加热能水解为胺的性质，在有机合成中来保护氨基。

3. 与亚硝酸反应

可以用亚硝酸来鉴别脂肪族或芳香族的伯、仲、叔胺。

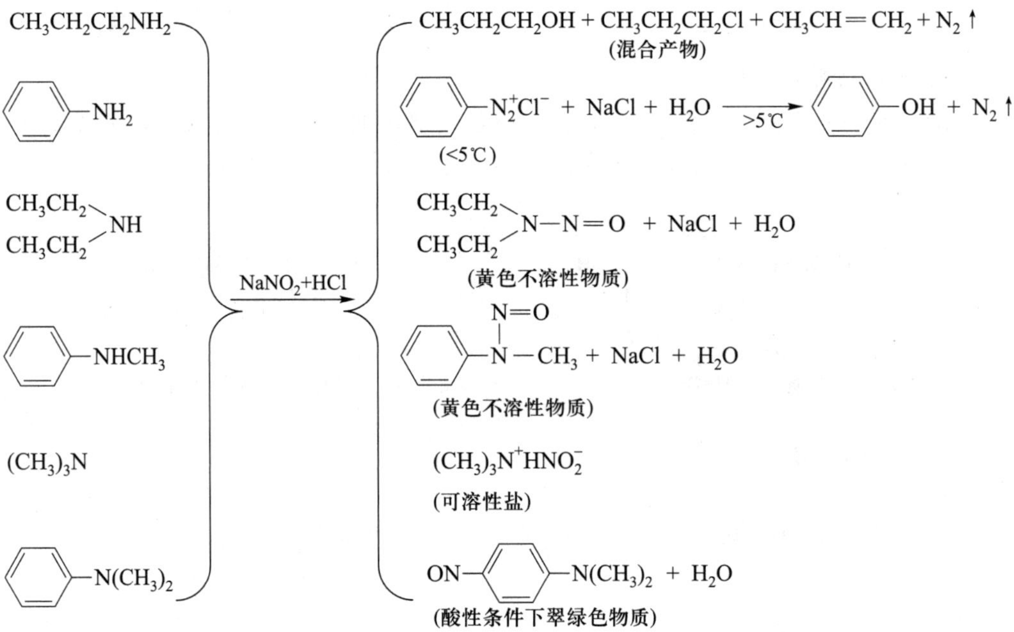

第二节 酰 胺

一、酰胺的命名

酰化剂与胺（氨）发生酰化反应的产物叫酰胺。命名时，根据酰基名称命名为“某酰胺”;N 上有取代的酰胺命名时,以“某酰胺”为主体,并在它前面指出烃基名称,用“*N*-”表示其位置。

二、酰胺的结构

在酰胺中,由于 C—N 键的碳是用 sp^2 杂化轨道与氮成键,s 成分较多;同时,氮原子 p 轨道上一对孤对电子与羰基形成了 p-π 共轭体系,使得 C—N 键具有一定程度的双键性质。

三、酰胺的性质

(一) 物理性质

由于氢键的存在,酰胺的熔、沸点比相对分子质量相近的羧酸更高。一般伯酰胺>仲酰胺>叔酰胺。低级的酰胺与水分子之间形成氢键,易溶于水,随着相对分子质量的增大,溶解度逐渐减小。

(二) 化学性质

1. 酸碱性

酰胺一般近中性。

2. 水解反应

酰胺在酸或碱催化下水解生成酸与胺。例如:

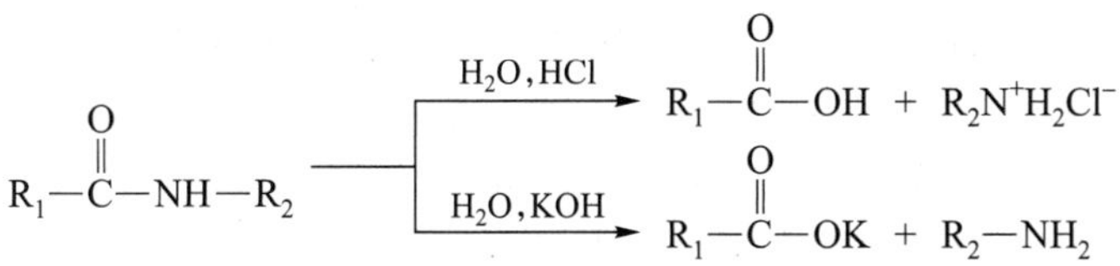

第三节　含氮杂环化合物

一、杂环化合物的分类与命名

重要的五元单杂环有吡咯、呋喃、噻吩,六元杂环有吡啶、4H—吡喃、嘧啶,苯稠杂环有吲哚、喹啉,稠杂环有嘌呤。

命名时,一般用音译法,即把杂环化合物的英文名称的汉字译音加“口”字旁表示。例如:

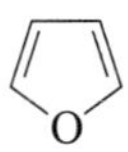

呋喃(furan)

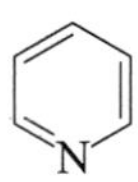

吡啶(pyridine)

二、杂环化合物的结构

(一) 五元杂环的结构

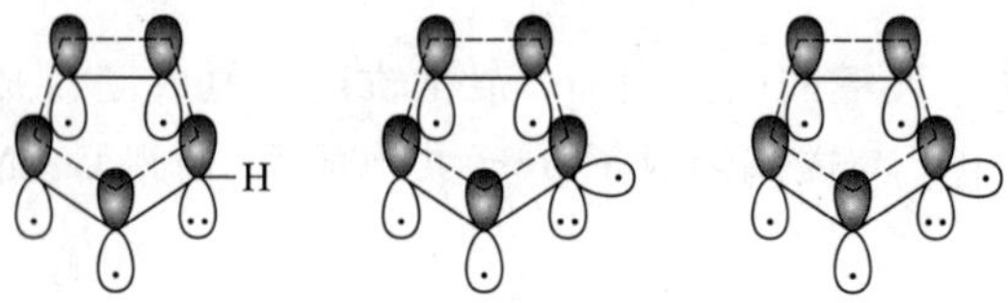

吡咯　　呋喃　　噻吩

吡咯、呋喃、噻吩环中的碳原子和杂原子均为 sp^2 杂化，杂原子上一对孤对电子位于未杂化的 p 轨道上，与四个碳原子未杂化的 p 轨道上单电子形成一个五原子六电子的大 π 键，符合 Hückel 规则，具有芳香性，主要在邻位发生卤代、硝化、磺化等亲电取代反应，取代活性大于苯环。

(二) 六元杂环(吡啶)的结构

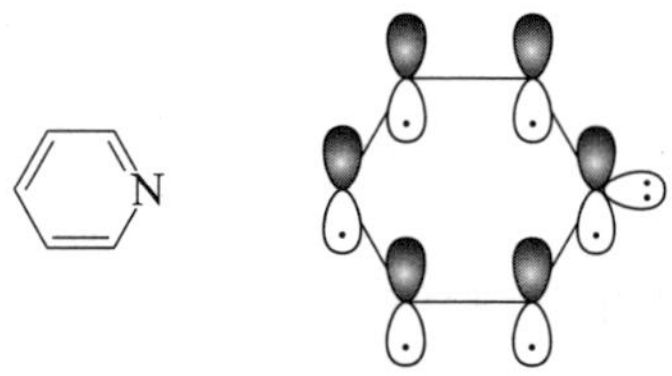

环中的碳原子和氮原子均为 sp^2 杂化，氮原子上一对孤对电子位于杂化的 sp^2 轨道上，表现出碱性；未杂化的 p 轨道有一个电子与五个碳未杂化的 p 轨道上单电子形成一个六原子六电子的大 π 键，符合 Hückel 规则，具有芳香性，主要在间位发生卤代、硝化、磺化等亲电取代反应，取代活性小于苯环。

第四节　生　物　碱

生物碱主要存在于植物中，是一种具有显著生理功能的含氮碱性有机化合物，大多数为结构复杂的杂环化合物。生物碱多数不溶于水，能溶于氯仿、乙醇、丙酮等有机溶剂，具有旋光性，左旋体通常具有较强的生理功能。生物碱具有碱性，溶于稀酸生成盐而溶于水。生物碱可以与鞣酸、苦味酸、碘化汞钾等生物碱沉淀剂发生沉淀反应，可以利用这种特性来分离生物碱；还可以与浓硝酸、浓硫酸、浓氨水等试剂发生显色反应，可以用此特性来鉴定生物碱。

难题解析

例 17-1　试比较甲胺、二甲胺、三甲胺、氢氧化四甲基铵、苯胺、氨气、乙酰胺、对甲基苯胺、对硝基苯胺、吡咯、吡啶的碱性强弱。

解析思路：本题涉及多种含氮化合物碱性强弱比较。可以先将上述有机物按不同类含氮化合物碱性强弱分组，然后再比较各组内碱性相对强弱。弱碱性物质：脂肪胺>氨气>吡啶>芳香胺。氢氧化四甲基铵为强碱，乙酰胺为中性，吡咯为弱酸性。由于综合诱导效应、空间位阻和溶剂化作用，脂肪胺的碱性强弱的排序为仲胺>伯胺>叔胺。芳香胺中，甲基为供电子基，碱性较强，而硝基为吸电子基，碱性较弱。

解：碱性由强到弱排序为：氢氧化四甲基铵 > 二甲胺 > 甲胺 > 三甲胺 > 氨气 > 吡啶 > 对甲基苯胺 > 苯胺> 对硝基苯胺 > 乙酰胺 > 吡咯

例 17-2　为什么吡啶的结构中氮原子类似于叔氮原子，而碱性却比脂肪叔胺要弱？

解析思路：由于吡啶环氮原子和脂肪叔胺氮原子杂化方式不同二者氮原子的电子云密度不同，与 H^+结合能力不同，所以碱性强弱有差异。

解：吡啶环中五个碳原子和一个氮原子均是 sp^2 杂化，脂肪叔胺氮原子是 sp^3 杂化，其中杂化氮原子的最外层电子分布分别为

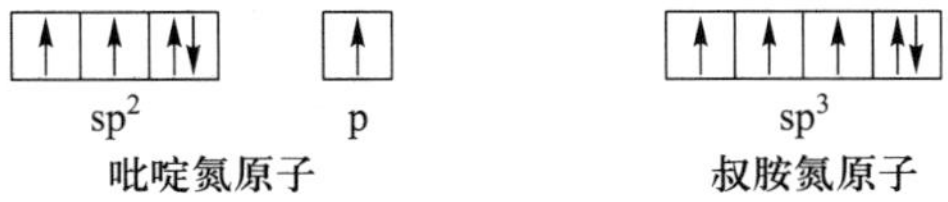

成键后，吡啶氮原子上孤对电子位于 sp^2 杂化轨道上，而叔胺氮原子上孤对电子位于 sp^3 杂化轨道上，所以两者均有碱性，但因 sp^2 杂化轨道中的 s 成分（1/3）较 sp^3 杂化轨道中的 s 成分（1/4）高，对孤对电子的吸引力强，所以吡啶氮原子给出电子结合质子的能力较叔胺氮原子低，导致碱性比脂肪叔胺弱。

例 17-3　分子式均为 $C_4H_{11}N$ 的 A、B、C 三种异构体，分别与亚硝酸作用时，A 和 B 分别得到四个碳原子的醇 D 和醇 E，C 则生成可溶性的盐 F，D 氧化得异丁酸，E 氧化则得酮 G。试推断 A～G 的构造式，并写出各步转化的反应式。

解析思路：从化学式可知 A、B、C 为饱和的胺类，A、B 与亚硝酸作用得到同碳数的醇 D、E，C 生成盐，表明 A、B 为伯胺，C 为叔胺，给合化学式四个碳，首先推断出 C 的构造式为 $CH_3CH_2N(CH_3)_2$，由醇 D 氧化得异丁酸 $(CH_3)_2CHCOOH$，可逆推出 D 和 A 的结构，四个碳的醇 E 氧化得到四个碳的酮 G 结构是唯一的丁酮。

解：

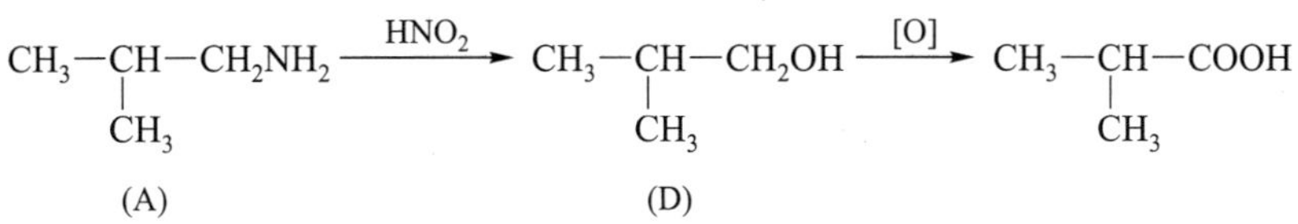

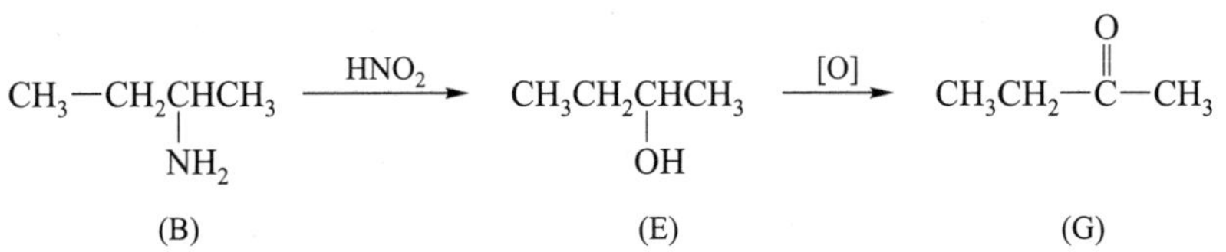

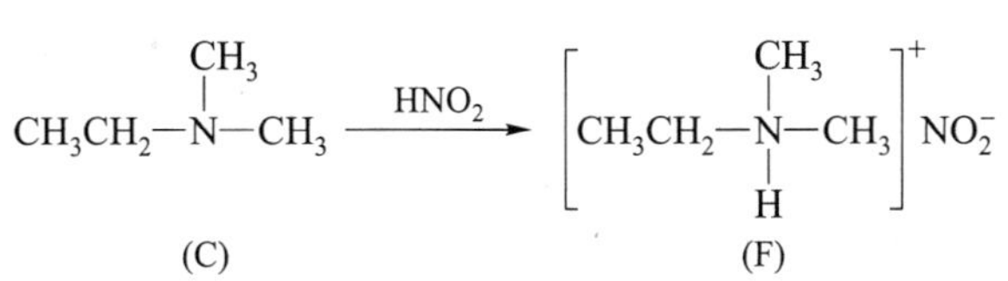

章节测试题

一、选择题

1. 下列含氮化合物,属于脂肪叔胺的是( )。

A. $(CH_3)_3CNH_2$　　B. $C_6H_5N(CH_3)_2$

C. $(C_2H_5)_3N$　　D. $C_2H_5NHCH_3$

2. 吡啶分子结构中,N上孤对电子所处的原子轨道是( )。

A. sp^3 杂化轨道　　B. sp^2 杂化轨道

C. sp 杂化轨道　　D. 未杂化 p 轨道

3. 吡咯分子结构中,N上孤对电子所处的原子轨道是( )。

A. sp^3 杂化轨道　　B. sp^2 杂化轨道

C. sp 杂化轨道　　D. 未杂化 p 轨道

4. 下列化合物中,没有芳香性的是( )。

A. 吡咯　　B. 噻吩　　C. 吡啶　　D. 四氢呋喃

5. 下列化合物在亲电取代反应中,活性最小的是( )。

A. 苯　　B. 吡啶　　C. 呋喃　　D. 吡咯

6. 下列化合物中,碱性最强的是( )。

A. 甲胺　　B. 二甲胺　　C. 三甲胺　　D. 氢氧化四甲基铵

7. 下列化合物,不能与酰化剂发生胺的酰化反应的是( )。

A. NH_3　　B. $(CH_3)_3N$　　C. $C_6H_5NH_2$　　D. $C_6H_5NHCH_3$

8. 某一磺胺类药物的结构如下,分子中所含的杂环的名称是( )。

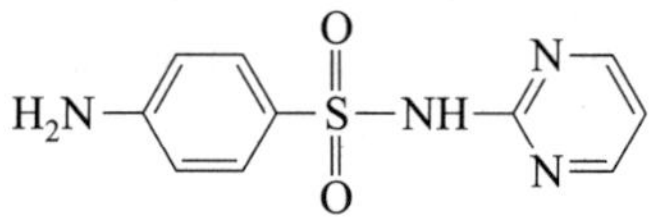

A. 嘧啶　　B. 吡啶　　C. 吡咯　　D. 嘌呤

9. 下列化合物与亚硝酸作用,没有氮气生成的是( )。

A. 对甲基苯胺　　B. 乙二胺　　C. 二苯胺　　D. 苯胺

10. 下列化合物属于季铵盐的是( )。

A. $CH_3CH_2CH_2CH_3\overset{+}{N}H_3Cl^-$　　B. $C_6H_5N_2^+Cl^-$

C. $CH_3CH_2NH(CH_3)_2Cl^-$　　D. $(CH_3)_4N^+Cl^-$

11. 下列化合物碱性最弱的是( )。

A. 苯甲酰胺　　B. 尿素

C. 邻苯二甲酰亚胺　　D. 苯胺

二、判断题

1. 叔丁醇和叔丁胺分别属于叔醇和叔胺。( )

2. 所有的胺类化合物都包含分子内氢键。( )

3. 在水溶液中,胺的碱性从强到弱的排序为:二甲胺>甲胺>三甲胺。( )

4. *N*-亚硝基胺、多环稠苯芳烃属于可能引起癌变的物质。（　）

5. 乙酰胺含有羰基，因此和醛酮一样容易发生亲核加成反应。（　）

三、命名下列化合物

1. 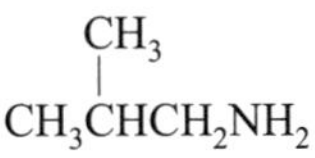

2. 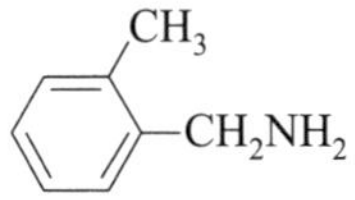

3. 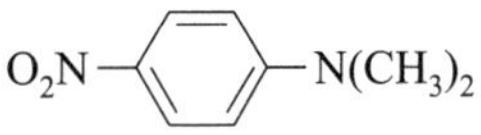

4. $CH_3NHCH(CH_3)_2$

5. 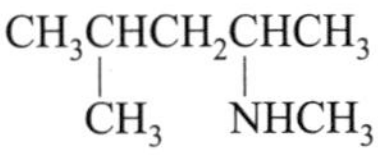

6. $[(CH_3CH_2)_4]N^+OH^-$

7. $[CH_3CH_2CH_2N(CH_3)_3]^+Cl^-$

8. 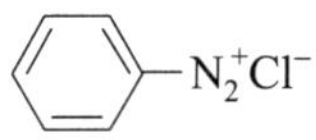

9. 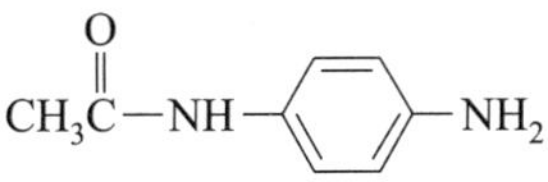

10. 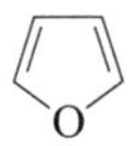

11. 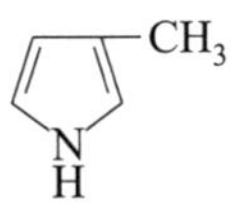

12. 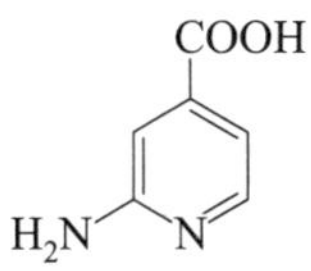

四、根据下列化合物的名称写出相应的构造式

1. 叔丁胺
2. 溴化三甲基苄铵
3. *N*-乙基对甲基苯甲酰胺
4. 对苯二胺
5. 8-羟基喹啉
6. 5-羟甲基-2-呋喃甲酸
7. 四氢吡咯
8. 3-吲哚乙酸甲酯

五、将下列化合物按碱性从强到弱排列

1. 乙胺、乙甲胺、苯胺、氨、*N*-甲基苯胺
2. 对甲基苯胺、苄胺、对硝基苯胺、2,4-二硝基苯胺、三甲胺
3. 吡咯、乙酰苯胺、吡啶、苯胺、胆碱

六、用化学方法鉴别下列各组化合物

1. 丙胺、乙甲胺、三甲胺
2. 苯胺、*N*-甲基苯胺、苯酚、苯甲酸

七、写出下列反应的主要产物

1. $CH_3CH_2NHCH_3 + HCl \longrightarrow$

2. 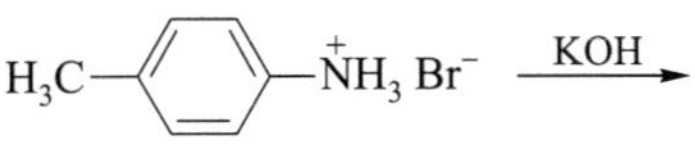

3. 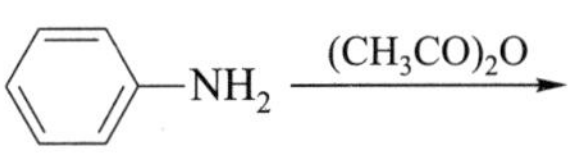

4. 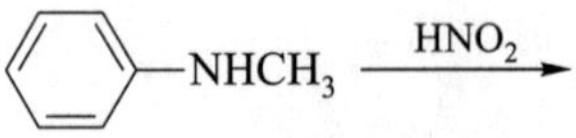

5. 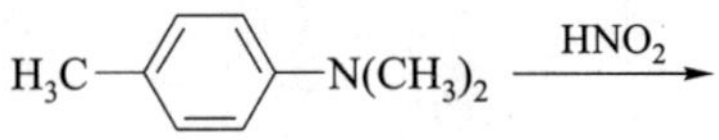

6. 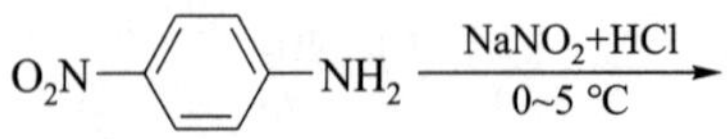

7. 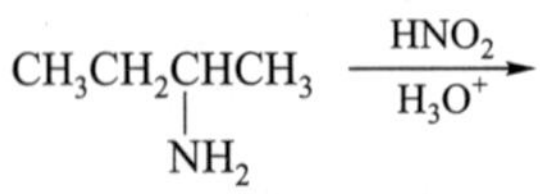

8. 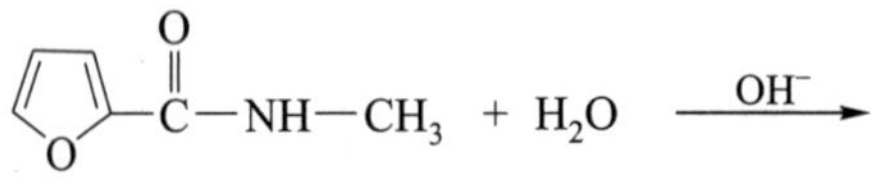

9. 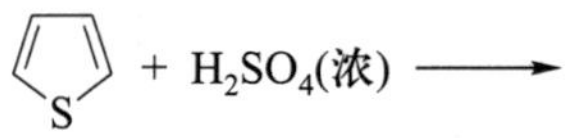

10. 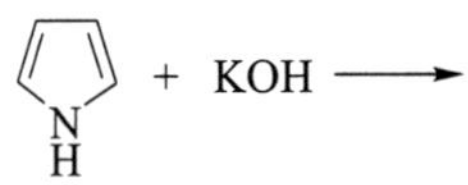

11. 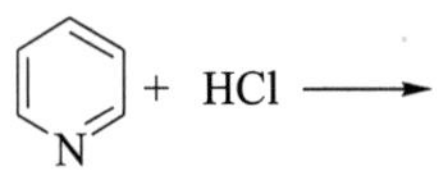

12. 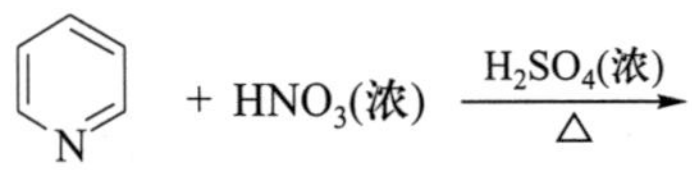

八、推断题

1. 某芳香族化合物 A，分子式 $C_8H_{11}N$，有旋光性，能溶于稀 HCl，与 HNO_2 作用时放出 N_2，试推出 A 的可能结构式并命名（用 Fischer 投影式表示）。

2. 某化合物 A（C_6H_7N）有毒，不溶于水，能溶于酸。低温时，A 可以与 $NaNO_2$ + HCl 作用生成 B（$C_6H_5N_2Cl$）。B 在稀碱性溶液中与苯酚作用生成有颜色的化合物 C（$C_{12}H_{10}ON_2$）。试推测 A、B、C 的构造式。

章节测试题答案

一、选择题

1. C　2. B　3. D　4. D　5. B　6. D　7. B　8. A　9. C　10. D　11. C

二、判断题

1. ×　2. ×　3. √　4. √　5. ×

三、命名下列化合物

1. 异丁胺（或 2-甲基正丙胺）　　2. 邻甲苄胺

3. *N*,*N*-二甲基对硝基苯胺　　4. 异丙基甲基胺

5. 2-甲基-4-甲氨基戊烷
6. 氢氧化四乙铵
7. 氯化三甲正丙铵
8. 氯化重氮苯
9. 对氨基乙酰苯胺
10. 呋喃
11. 3-甲基吡咯(β-甲基吡咯)
12. 2-氨基-4-吡啶甲酸

四、根据下列化合物的名称写出相应的构造式

1. 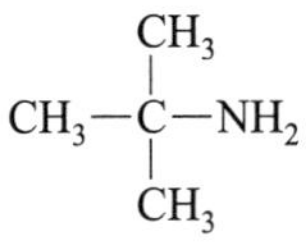

2. 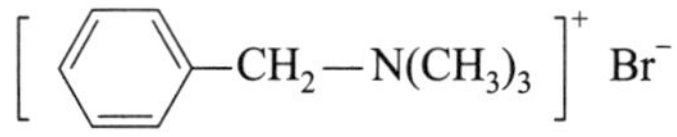

3. 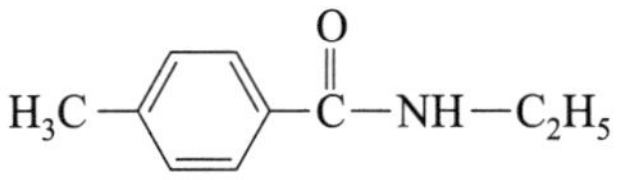

4. 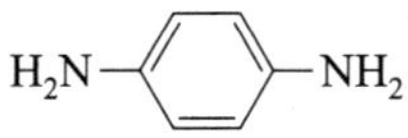

5. 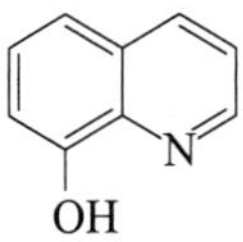

6. 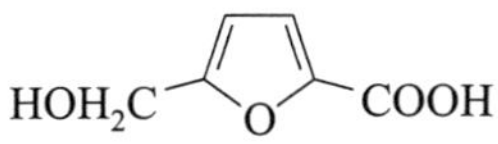

7. 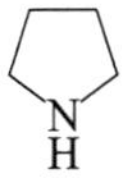

8. 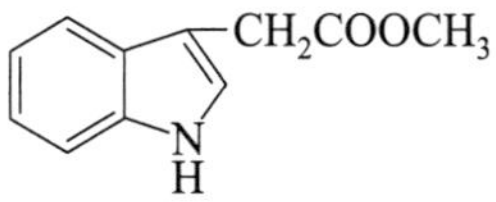

五、将下列化合物按碱性从强到弱排列

1. 乙甲胺>乙胺>氨>N-甲基苯胺>苯胺
2. 三甲胺>苄胺>对甲基苯胺>对硝基苯胺>2,4-二硝基苯胺
3. 胆碱>吡啶>苯胺>乙酰苯胺>吡咯

六、用化学方法鉴别下列各组化合物

1. 丙胺、乙甲胺、三甲胺 $\xrightarrow{NaNO_2+HCl}$ 丙胺：有气泡；乙甲胺：分层黄色油状物；三甲胺：不分层

2. 苯甲酸、苯酚、苯胺、N-甲基苯胺 $\xrightarrow{NaHCO_3\ 溶液}$ 苯甲酸：有气泡；苯酚、苯胺、N-甲基苯胺：无气泡
苯酚、苯胺、N-甲基苯胺 $\xrightarrow{FeCl_3\ 溶液}$ 苯酚：显紫色；苯胺、N-甲基苯胺：不显色
苯胺、N-甲基苯胺 $\xrightarrow{NaNO_2+HCl}$ 苯胺：有气泡；N-甲基苯胺：有黄色物

七、写出下列反应的主要产物

1. $CH_3CH_2NHCH_3 + HCl \longrightarrow CH_3CH_2\overset{+}{N}H_2CH_3Cl^-$

2. 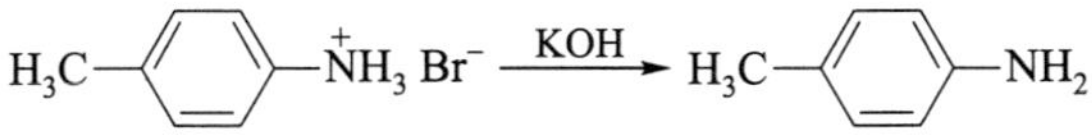

3. 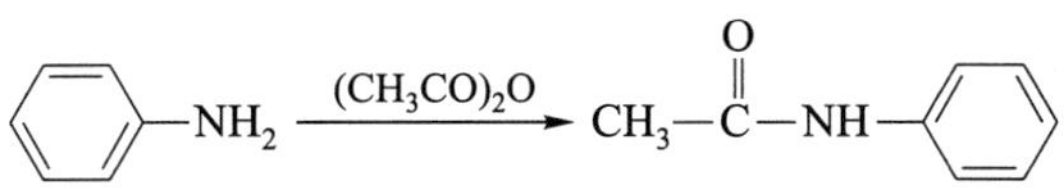

4. 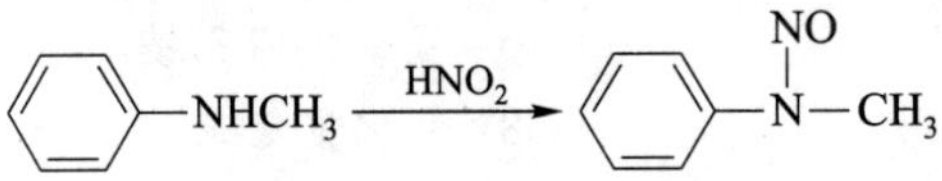

5. 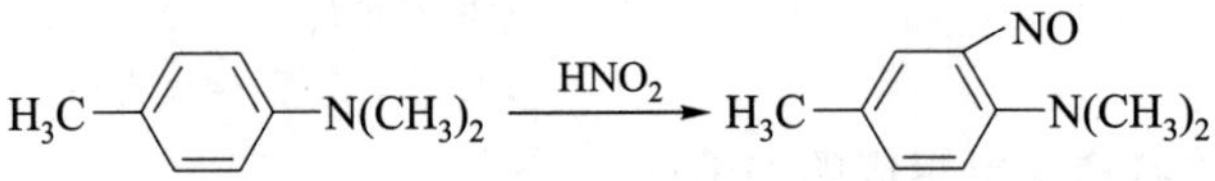

6. 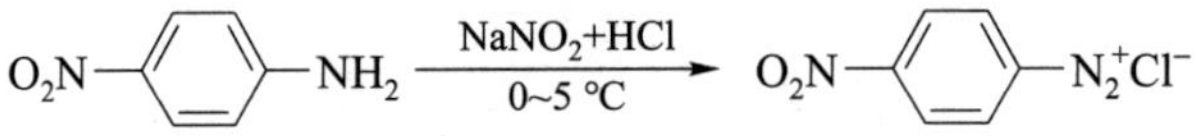

7. 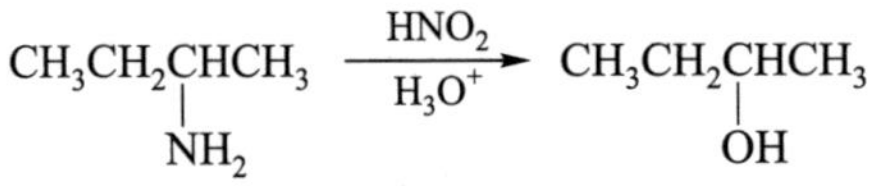

8. 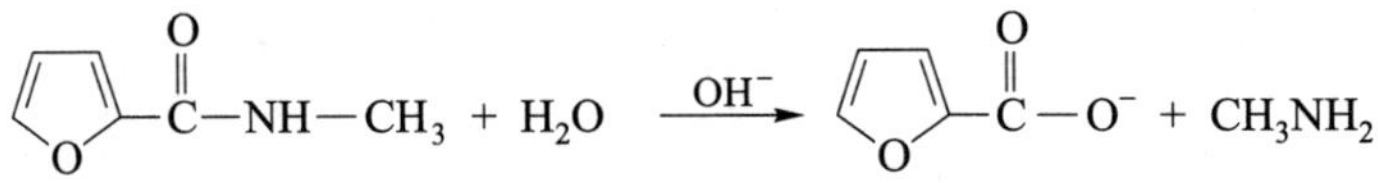

9. 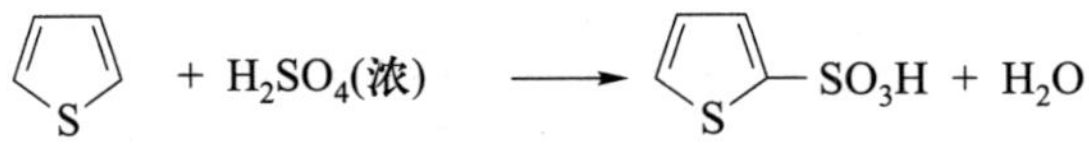

10. 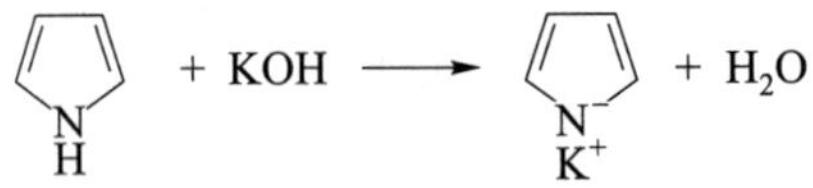

11. 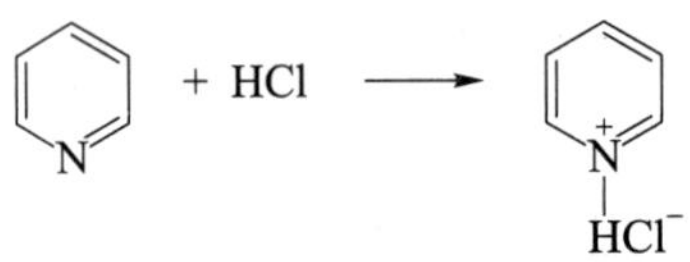

12. 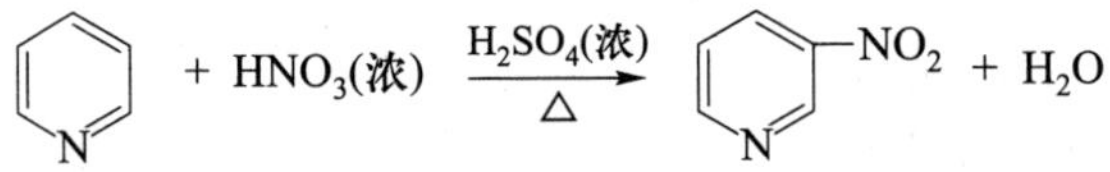

八、推断题

1. 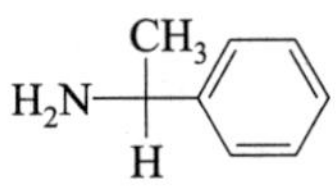

(*S*)-1-氨基-1-苯基乙烷

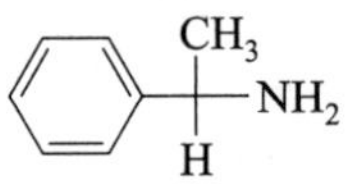

(*R*)-1-氨基-1-苯基乙烷

2. A. 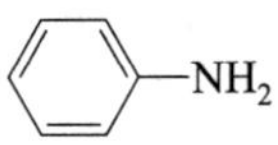 B. 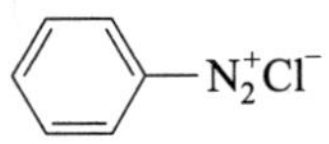 C. 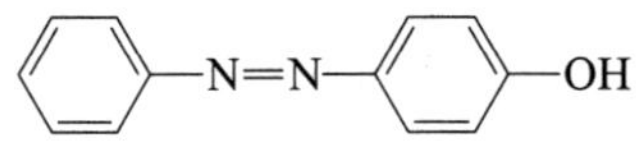

第十八章　脂类和甾族化合物

本章提要

第一节　油　　脂

一、油脂的组成、结构和命名

（一）油脂的组成和结构

从结构来看，油脂是甘油和高级脂肪酸结合生成的三酰甘油，也称为甘油三酯，其通式为：

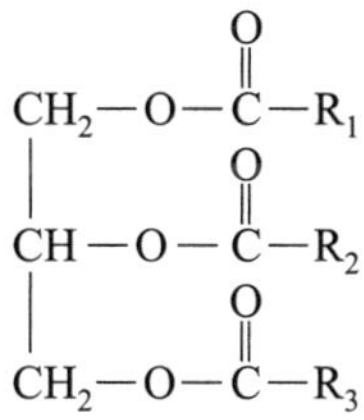

组成油脂的脂肪酸绝大多数是直链的含偶数碳原子的高级脂肪酸，从 C_{12} ~ C_{26} 不等。

（二）油脂的命名

式中 R_1、R_2、R_3 分别是脂肪酸的烃基，三者相同时，称为单三酰甘油；不完全相同时称为混三酰甘油。三酰甘油的命名可按多元醇的命名法称为甘油某酸酯。如果是混三酰甘油，则命名时用 α、β 和 α' 标明脂肪酸的位次。例如

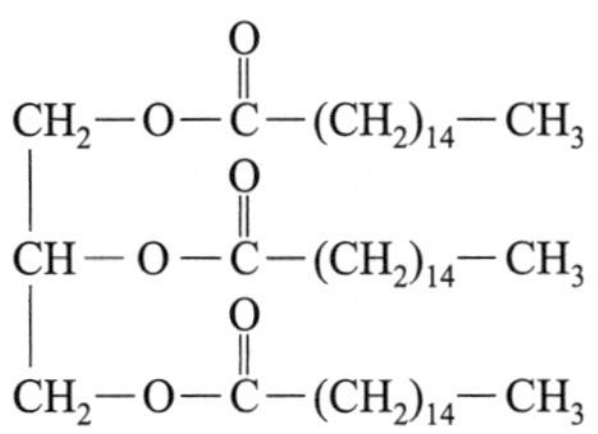

甘油三棕榈酸酯或甘油三软脂酸酯

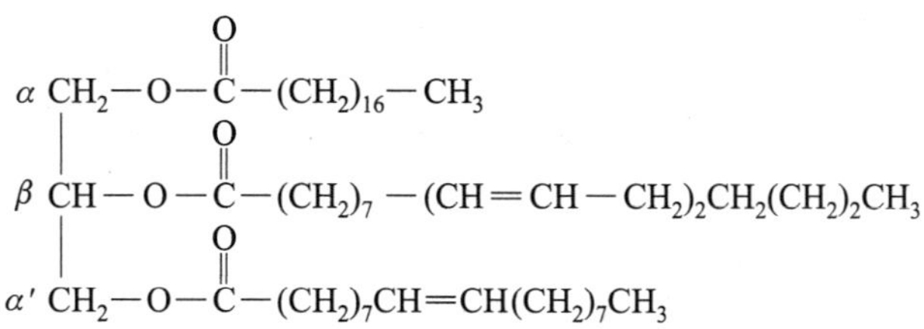

甘油-α-硬脂酸-β-亚油酸-α'-油酸脂

二、油脂的性质

（一）物理性质

纯净的油脂是无色、无味、无臭的。油脂的密度都小于 1，难溶于水，易溶于乙醚、氯仿、苯或丙酮等极性较小的有机溶剂，难溶于冷乙醇而能溶于热乙醇。

（二）化学性质

1. 水解

油脂是酯类化合物，在酸、碱或酶（如胰脂酶等水解酶）的催化下可发生水解反应生成一分子甘油和三分子脂肪酸。

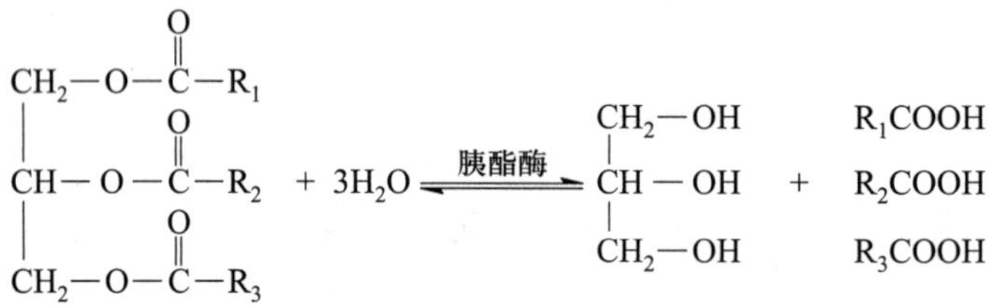

油脂在碱性溶液中的水解反应叫作皂化反应。

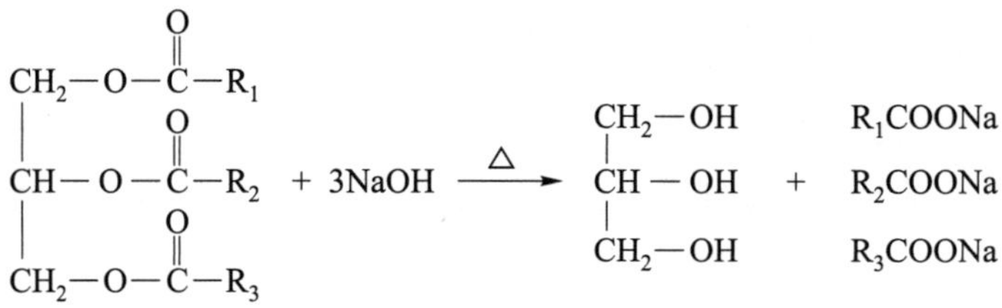

皂化值是指 1 g 油脂完全皂化所需要的氢氧化钾的质量（以 mg 为单位）。根据皂化值的大小可以判断油脂中所含甘油三酯的平均相对分子质量。

2. 加成

（1）加氢

油脂中不饱和脂肪酸的碳碳双键经氢化催化，可以转化为含饱和脂肪酸的油脂。

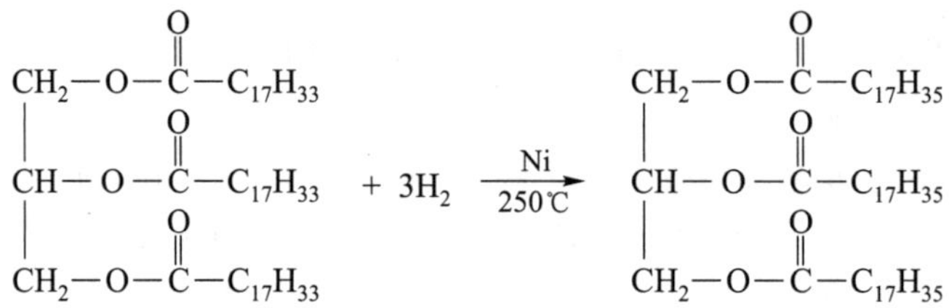

（2）加碘

油脂中不饱和脂肪酸的碳碳双键与碘的加成常用来测定油脂的不饱和程度。100 g 油脂所能吸收碘的质量（以 g 为单位）称为碘值。碘值越大，表示油脂的不饱和程度越高。

3. 酸败

油脂在空气中长期放置会产生难闻的气味，这种现象称为油脂的酸败。引起油脂酸败的主要原因有两个方面：

(1) 光、热、湿气或霉菌的作用　油脂中不饱和脂肪酸的碳碳双键活性较高，在空气中光、热、湿气或霉菌作用下被氧化，生成有臭味的低级醛和羧酸。

(2) 微生物或酶的作用　微生物和酶能使油脂水解成甘油和脂肪酸，再经过各种复杂的变化，脂肪酸转变成 β-酮酸，β-酮酸再经脱羧或氧化生成有臭味的低级酮和酸等化合物。

常用酸值来表示油脂中游离脂肪酸的含量。中和 1 g 油脂中的游离脂肪酸所需氢氧化钾的质量(以 mg 为单位)称为油脂的酸值。

第二节　磷　　脂

磷脂是含磷酸酯结构的类脂。常见的磷脂多属磷酸甘油酯，水解后的产物是脂肪酸、磷酸、含氮有机碱和甘油。

一、磷脂酰胆碱

磷脂酰胆碱又称为卵磷脂。其结构式如下

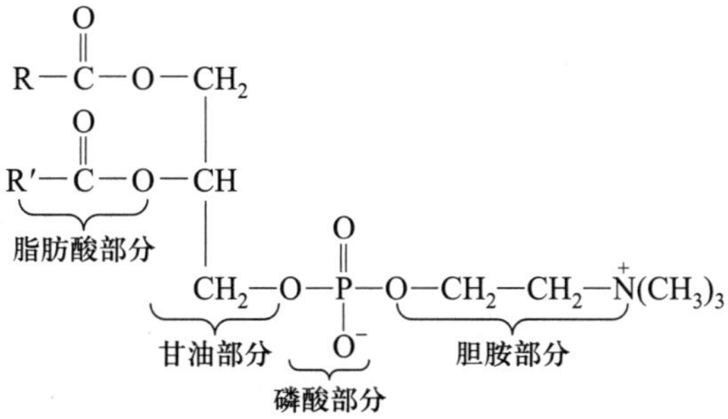

磷脂酰胆碱

卵磷脂可在肝内促进脂肪的转运，因此可作为抗脂肪肝药物。

二、磷脂酰乙醇胺

磷脂酰乙醇胺又称为脑磷脂，它与磷脂酰胆碱共同存在于动植物的组织和器官中，在动物的脑组织中含量最高。它的结构式如下

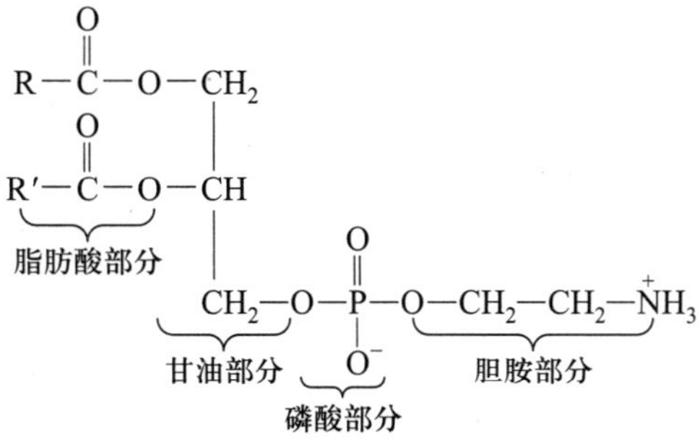

磷脂酰乙醇胺

脑磷脂水解的产物是甘油、磷酸、脂肪酸与胆胺。

三、鞘磷脂

鞘磷脂又称为神经鞘磷脂。鞘磷脂的组成和结构与卵磷脂、脑磷脂不同，其分子中含有一个长链不饱和醇，(神经)鞘氨(基)醇，而不是甘油。

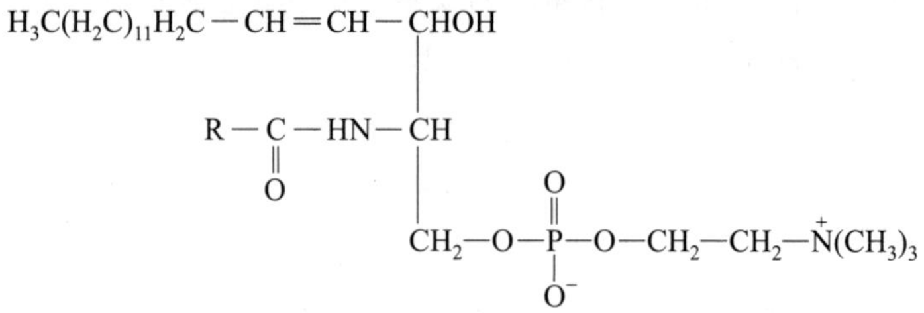

鞘磷脂

第三节　甾族化合物

一、甾族化合物的基本结构

甾族化合物由环戊烷并多氢菲母核和三个侧链形成。

甾族化合物三个侧链中，两个是甲基，一个是碳链或含氧基团。处在环平面上下的原子或基团有两种构型，处环平面上方的为 β 构型，用实线表示；处环平面下方的为 α 构型，用虚线表示。波纹线代表构型待定或包括 α、β 两种构型。

甾体化合物常用俗名命名。系统命名时，先确定甾体的母核，然后在其前后表明各取代基的名称、数量、位置与构型。差向异构体在名称前加“表”字。角甲基去除时，词头加“去甲基”或“失碳”。

甾族化合物分正系和别系两类构型。正系指 A/B 环间以顺式稠合；别系指 A/B 环以反式稠合。二者的 B/C 和 C/D 环的关系均为反式，故只需看 5-*H* 为 β 者为正系；5-*H* 为 α 者为别系。取代基处环上的 α 或 β 位，对生理活性有不同影响。

二、重要的甾族化合物

重要的甾族化合物有甾醇(包括胆甾醇、7-脱氢胆甾醇和麦角甾醇等)、胆甾酸(包括胆酸、脱氧胆酸、鹅胆酸和石胆酸等)和甾体激素(包括肾上腺皮质激素、性激素等)。

难题解析

例 18-1　胆酸在动物胆汁中存在，可与甘氨酸或牛磺酸($H_2NCH_2CH_2SO_3^-$)通过酰胺键结合，形成胆汁酸，以 K 或 Na 盐形式存在。胆汁酸盐对饮食中的脂类有增溶作用，可作为乳化剂，增加脂酶对脂类的水解和消化吸收作用。胆酸的结构式如下：

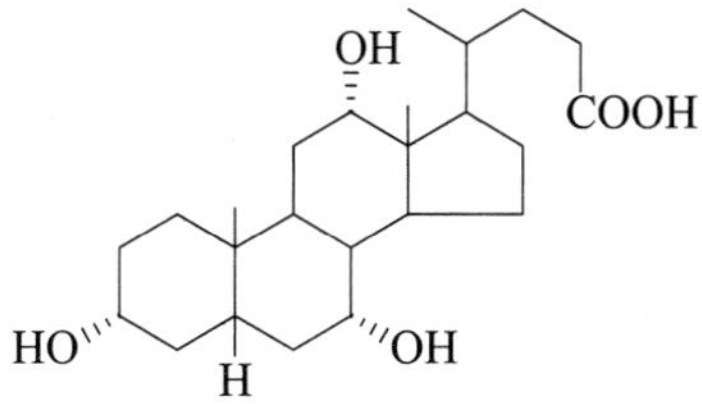

胆酸

试问：(1) 胆酸属于甾族化合物的何种构型（5α 还是 5β）？

(2) 结构中的三个—OH 基属于何种构型（α 或 β）？

(3) 以甘氨酸为例，写出胆酸与其形成的胆汁酸钠盐。

(4) 说明胆汁酸钠盐能促进脂类水解、消化吸收的原因。

解析思路：可以从给出的胆酸结构式判断其构型。根据其结构特点，可写出其胆汁酸钠盐结构和判断其有无乳化剂作用。

解：(1) 属于 5β 系列，因为 5 位的氢是处 β 构型，A/B 是顺式稠合。

(2) 三个—OH 基均为 α 构型，因虚线表示在环平面下方，即 α 构型。

(3)

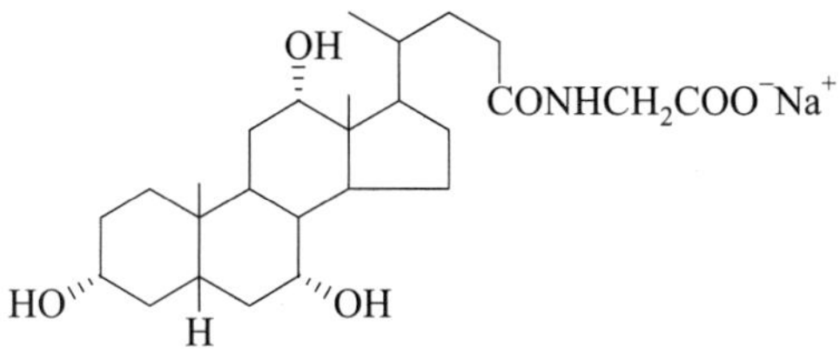

(4) 甾环部分具有疏水性；侧链具有亲水性，故为两性物质，可起乳化剂作用。

章节测试题

一、写出下列化合物的结构式

1. 油酸　　2. 硬脂酸　　3. 卵磷脂　　4. 雌二醇

二、解释下列名词

1. 碘值　　2. 皂化值

三、完成下列反应

1.

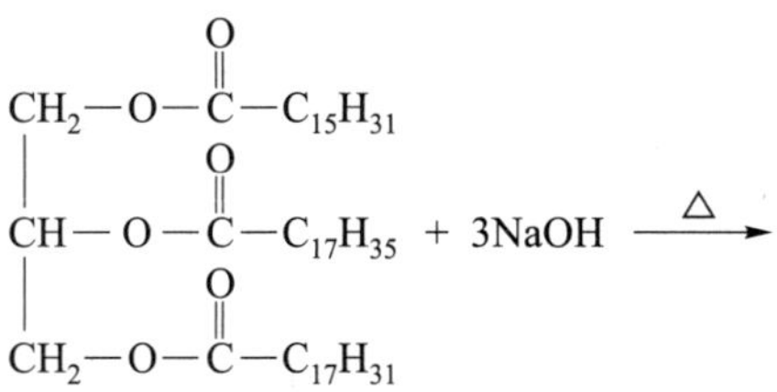

2.

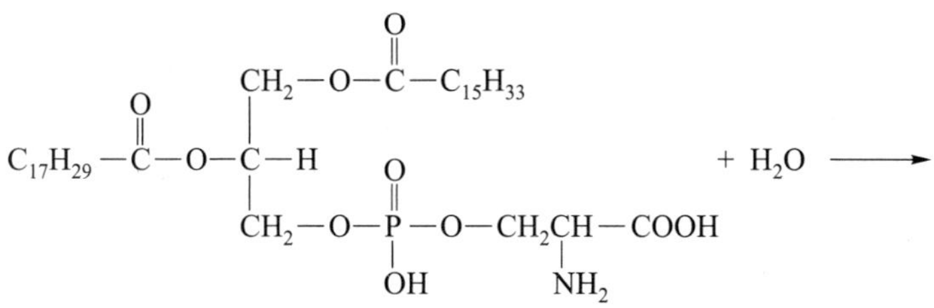

四、简答题

下面的甾体化合物为雄甾酮。请给各碳原子编号,用 * 号标出手性碳原子。指出该化合物理论上具有的旋光异构体数目,说明该化合物是正系还是异系。

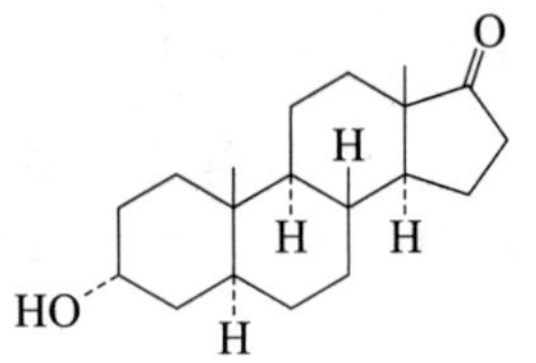

章节测试题答案

一、写出下列化合物的结构式

1. $CH_3(CH_2)_7CH{=}CH(CH_2)_7COOH$

2. $CH_3(CH_2)_{16}COOH$

3. 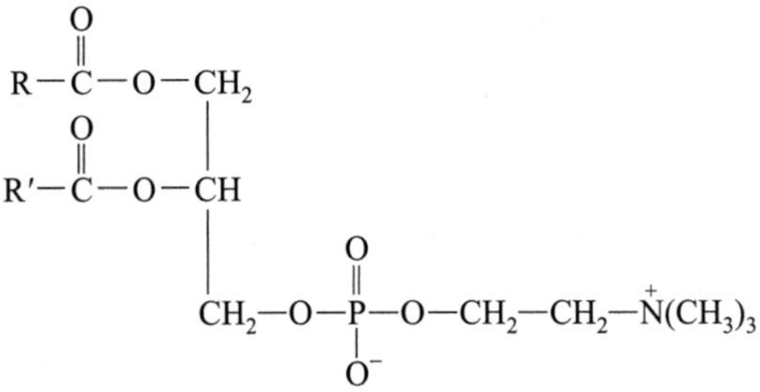

4. 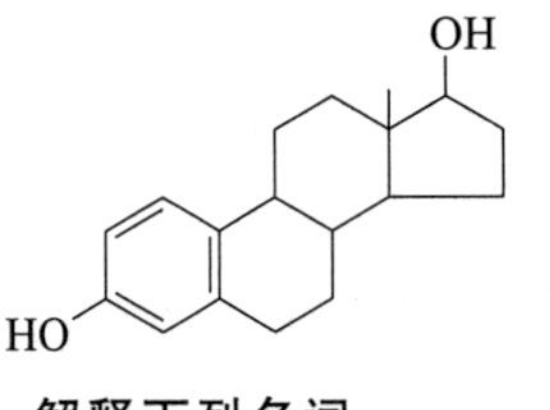

二、解释下列名词

1. 碘值是 100 g 油脂所能吸收碘的质量(以 g 为单位)。

2. 皂化值是指 1 g 油脂完全皂化所需要的氢氧化钾的质量(以 mg 为单位)。

三、完成下列反应

1. 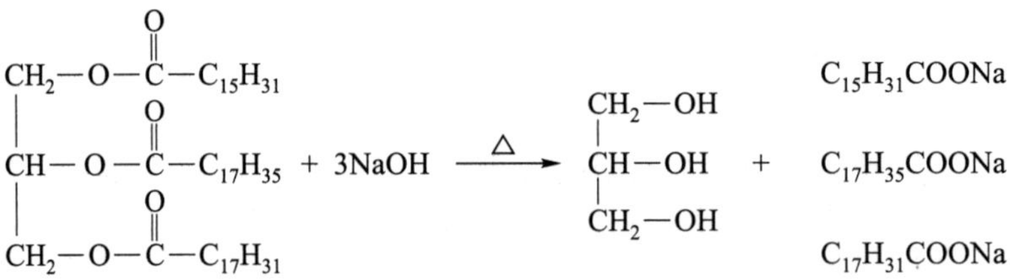

2\. 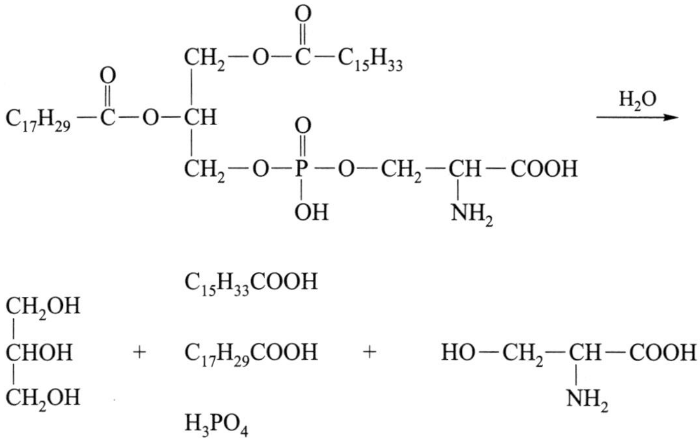

四、简答题

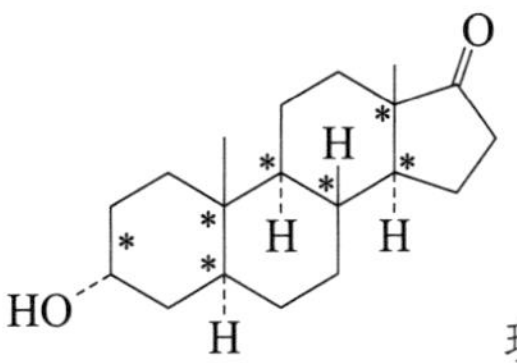

理论上共有 128 个旋光异构体，属于异系。

第十九章 糖 类

本章提要

第一节 单 糖

糖类化合物是多羟基醛或多羟基酮及其缩聚物和某些衍生物的总称；根据能否水解及水解所得基本组成单位的多寡，糖可分为单糖、低聚糖和多糖。

一、单糖的命名和结构

单糖是含有 3~6 个碳原子的多羟基醛或多羟基酮。含有醛基的糖称为醛糖，含有酮基的糖称为酮糖。

按碳原子数目多少，单糖又可分为丙糖、丁糖、戊糖、己糖等。

单糖的链状结构，常用 Fischer 投影式表示。按规定，糖中的碳链处于垂直方向，羰基须写在投影式的上端，碳原子的编号从靠近羰基的一端开始，氢原子和羟基位于链的两侧。

糖的环状结构可用 Haworth 透视式表示。用垂直于纸平面的六角形环（省略构成环的碳原子）表示己醛糖的吡喃环，用粗线表示靠近读者的环边缘，细线（含氧桥）表示远离读者的环边缘。

二、单糖的物理化学性质

糖在溶液中，比旋光度自行转变的现象称为变旋光现象（mutarotation）。凡能形成环状结构的单糖，都会产生变旋光现象。

含有两个或两个以上手性中心的两个化合物分子，若只有一个手性中心的构型相反，而其他手性中心的构型完全相同的，则互称为差向异构体（epimer）。两个差向异构体的相互转化，叫作差向异构化（epimerization）。例如，D-葡萄糖和 D-甘露糖只有 C-2 的构型相反，所以互为 C-2 的差向异构体。

单糖都能与 Tollens 试剂、Fehling 溶液和 Benedict 试剂等弱氧化剂作用，生成金属或金属的低价氧化物，被称为还原糖。

单糖在适当的还原条件下(如硼氢化钠),可被还原成多元醇。

环状单糖的半缩醛羟基与另一分子醇或羟基作用时,脱去一分子水而生成的缩醛,被称为糖苷或苷(glycoside)。苷由糖和非糖部分组成,糖部分称为糖基(glycone),非糖部分叫作糖苷配基(aglycone)。两者之间的连接键称为糖苷键(glycosidic bond)。

单糖与苯肼一起加热,反应生成的产物叫作糖脎(osazone),该反应称为糖脎反应。

第二节 二 糖

二糖(disaccharide)是最简单最重要的寡糖,也称双糖,由一个单糖分子中的半缩醛羟基和另一个单糖分子中的羟基脱水生成的化合物。

一、二糖的结构与分类

两个单糖分子都以其半缩醛羟基脱水形成二糖。这类二糖分子中没有半缩醛羟基,在溶液中不能通过互变再出现醛基,因而无变旋光现象及还原性等性质。这类二糖称为非还原性二糖,如蔗糖。二糖还可以由一个单糖分子的半缩醛羟基和另一个单糖的醇羟基之间脱水形成。这类二糖分子中还有一个半缩醛羟基未参与形成苷键,在溶液中可以形成醛基,显示出与一般单糖共同的化学性质,如有变旋光现象、有还原性、能成脎等,这类二糖称为还原性二糖,如麦糖、纤维二糖和乳糖等。

二、重要的二糖

重要的二糖有蔗糖、麦芽糖和乳糖等。

第三节 多 糖

多糖(polysaccharide)亦称聚糖,是由 10 个以上单糖分子以苷键结合形成的高分子糖类化合物,通常由几百甚至几千个单糖分子组成,可用通式$(C_6H_{10}O_5)_n$表示。由一种单糖组成的多糖称为均多糖,如淀粉、纤维素、糖原等;由两种以上的单糖组成的多糖称为杂多糖。

难题解析

例 19-1 核糖核酸水解后得一单糖 A,分子组成为 $C_5H_{10}O_5$。A 能与 Fehling 试剂反应,也可使溴水褪色,还能与过量苯肼反应生成糖脎。A 被硝酸氧化得一具有光学活性的二元酸 B。将 A 递降为丁醛糖 C 后(递降是指从醛基的一端去掉一个碳原子,变成低一级的醛糖),用硝酸氧化可得到内消旋的酒石酸。试写出 A、B、C 的结构式,以及相关的化学反应式。

解析思路:将 C 用硝酸氧化成内消旋的酒石酸,说明 C 为丁醛糖,且 C-2、C-3 上的羟基在

Fischer 投影式的同侧，其结构式为

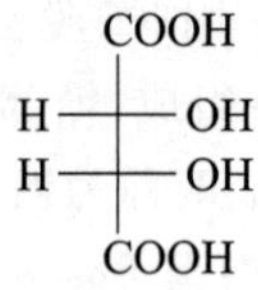

酒石酸

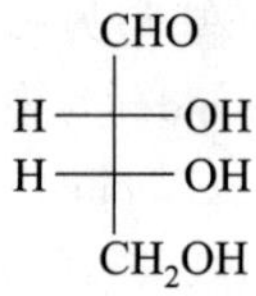

C(丁醛糖)

A 可使溴水褪色，说明 A 是醛糖，A 被硝酸氧化成二元酸 B 为具有光学活性的二元酸，说明不具有对称性，A 又能与过量的苯肼形成糖脎，说明 C-2 上连有羟基。

答：A、B 的结构如下：

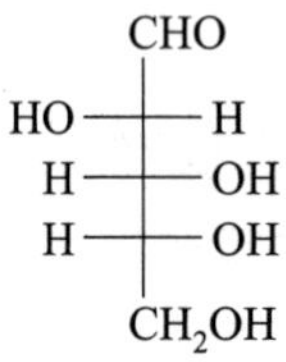

A

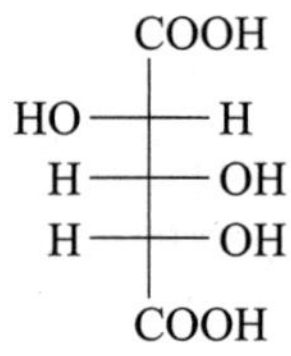

B

反应式为

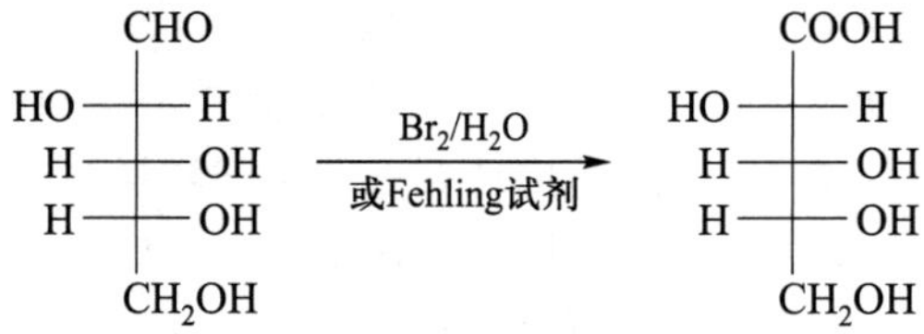

A

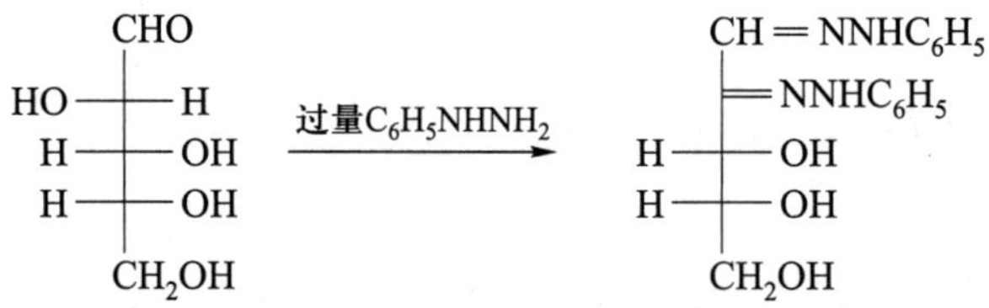

A

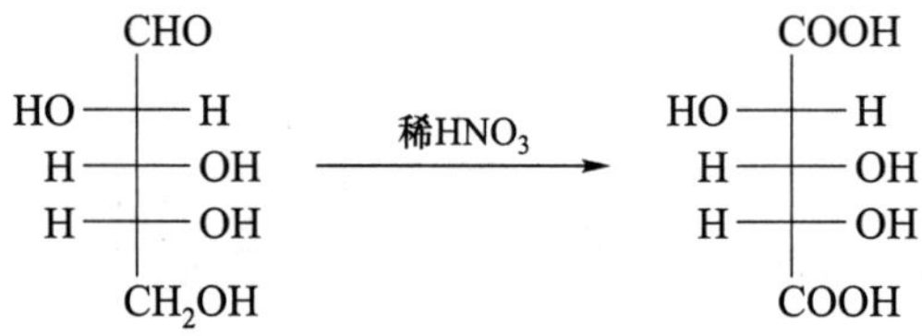

A　　　B

A　　　C

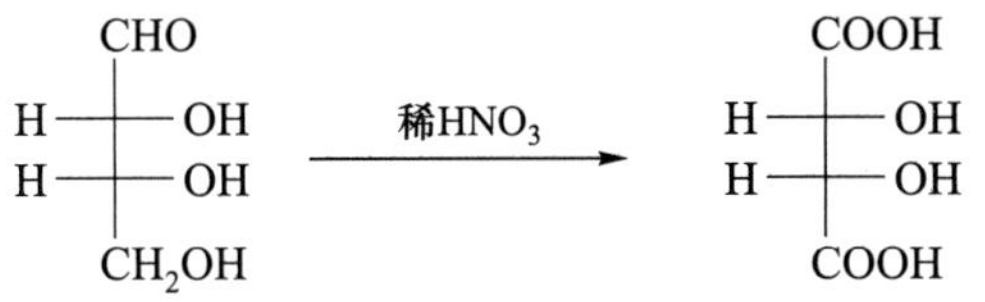

C　　　　　　　　　　内消旋酒石酸

章节测试题

一、判断题

1. 生物体内的糖是重要的能源和结构物质，但不具有生物活性。（　　）
2. 所有单糖分子中都包含手性碳原子。（　　）
3. 天然存在的糖均为 D 型糖。（　　）
4. 凡是能形成环状结构的单糖都具有变旋光现象。（　　）
5. 单糖与稀碱不发生化学反应。（　　）
6. 寡糖没有还原性和变旋光现象。（　　）
7. 生物体可以通过葡萄糖脱水形成糖原。（　　）
8. 糖原和纤维素都是葡聚糖。（　　）

二、填空题

1. 糖是含________化合物及其衍生物和缩聚物的总称。根据其分子大小可分为______、______和______三大类。

2. 糖类物质的主要生物学作用为____、____、____、____。

3. 单糖都能与______、________和________试剂等弱氧化剂作用，生成金属单质或金属的低价氧化物。

4. 单糖在适当的还原条件下可被还原成______。

5. 麦芽糖是________、________、________等多糖类物质的主要水解产物，由________组成，它们之间通过________糖苷键相连。

6. 乳糖是由一分子________和一分子________组成，它们之间通过________糖苷键相连。

7. 人血液中含量最丰富的糖是______。肝中含量最丰富的糖是________。肌肉中含量最丰富的糖是________。

8. 直链淀粉遇碘呈________色，糖原遇碘呈________色。

三、单项选择题

1. 下列无还原性的糖是（　　）。

A. 麦芽糖　　B. 蔗糖　　C. 木糖　　D. 果糖

2. 下列单糖中属于酮糖的是（　　）。

A. 果糖　　B. 核糖　　C. 甘露糖　　D. 半乳糖

3. 同种单糖可形成多种不同结构的多糖，原因是（　　）。

A. 单糖有变旋作用

B. 同种单糖有异构体、异头体和多羟基

C. 单糖有开链结构和环状结构

D. 单糖分子中有多个羟基

4. 下列无变旋光现象的糖是(　　)。

A. 麦芽糖　　B. 甘露糖

C. 蔗糖　　D. 半乳糖

5. 纤维二糖的糖苷键类型为(　　)。

A. α-1,4 糖苷键　　B. β-1,4 糖苷键

C. β-1,6 糖苷键　　D. α-1,6 糖苷键

6. 细菌细胞壁的多糖组分是(　　)。

A. 胞壁质　　B. 磷壁酸

C. 纤维素　　D. 硫酸角质素

7. 糖醛酸化合物可以看作是由单糖分子中的(　　)氧化得到的。

A. 仲醇基　　B. 伯醇基

C. 醛基　　D. 叔醇基

8. 蔗糖水解生成(　　)。

A. 果糖和葡萄糖　　B. 葡萄糖

C. 果糖和半乳糖　　D. 半乳糖和葡萄糖

四、简答题

1. 什么是旋光性,什么是变旋光现象?为什么说具有旋光性的物质不一定有变旋性,而具有变旋性的物质一定有旋光性?试举例说明。

2. 葡萄糖、半乳糖、甘露糖和果糖,哪几种可被糖脎反应所鉴定,哪些不能。为什么?

3. 如何区分下列化合物

(1) 蔗糖、葡萄糖、果糖

(2) 半乳糖、果糖

(3) 淀粉、纤维素、糖原

章节测试题答案

一、判断题

1. ×　2. ×　3. √　4. √　5. ×　6. ×　7. √　8. √

二、填空题

1. 多羟基醛或酮　单糖　寡糖　多糖

2. 抗病毒　抗肿瘤　免疫调节　降血糖

3. Tollens　Fehling　Benedict

4. 多元醇

5. 淀粉 糖原 糊精 D-葡萄糖 α-1,4-

6. D-半乳糖 D-葡萄糖 β

7. 葡萄糖 肝糖原 肌糖原

8. 蓝 红棕

三、单项选择题

1. B 2. A 3. B 4. C 5. B 6. C 7. B 8. A

四、简答题

1. 答:旋光性是指旋光物质使平面偏振光的偏振面发生旋转的能力,通过旋光度来表示其大小。变旋性是指物质的旋光度发生改变的性质,它是分子立体结构发生某种变化的结果。

例如,标准条件下蔗糖的旋光度是+66.5°,但无变旋光现象。葡萄糖中,α-、β-异头物的旋光度不同,在溶液中,这两种形式可以互变,直至最终达到平衡,在此过程中会出现变旋现象。

2. 答:糖脎为不溶于水的黄色晶体。不同糖脎的晶型和熔点不同。苯肼与醛、酮在第1、2位碳原子上发生反应。葡萄糖和半乳糖的第4位碳原子的构型,反应后形成的糖脎不同,因此葡萄糖和半乳糖可以通过糖脎反应来鉴别。葡萄糖和果糖第3、4、5位碳原子的构型相同,反应后形成相同的糖脎,无法用糖脎反应来进行区分。甘露糖可以与苯肼反应生成甘露糖腙,是不溶于水的白色固体,故可用此反应来进行鉴别。

3. 答:(1) 可使用 Tollens 试剂和溴水来进行鉴别。将三种糖分别加入 Tollens 试剂中,葡萄糖组和果糖组会产生灰黑色沉淀,蔗糖组无现象。再将葡萄糖和果糖分别加入溴水中,葡萄糖可使溴水褪色。

(2) 用溴水鉴别,半乳糖使溴水褪色,果糖无现象。

(3) 用碘鉴别,淀粉显蓝色,纤维素无现象,糖原显棕红色。

第二十章　蛋白质和核酸

本章提要

第一节　氨　基　酸

一、氨基酸的结构、分类和命名

羧酸的烃基中引入氨基的化合物称为氨基酸。由蛋白质水解所得的氨基酸绝大多数为具有旋光性的 L 构型的 α-氨基酸，常见有 20 种。

在氨基酸结构中，氨基和羧基数目相等时，为中性氨基酸（等电点 5.6~6.3），羧基数目多于氨基时，为酸性氨基酸（等电点 2.8~3.2），羧基数目少于氨基时，为碱性氨基酸（等电点 7.6~10.8）。人体必需的但自身不能合成的氨基酸称为必需氨基酸（8 种）。

二、氨基酸的性质

（一）两性

α-氨基酸同时具有羧基和氨基，呈两性，晶体以内盐形式存在，属于两性离子，可与酸、碱反应生成盐。

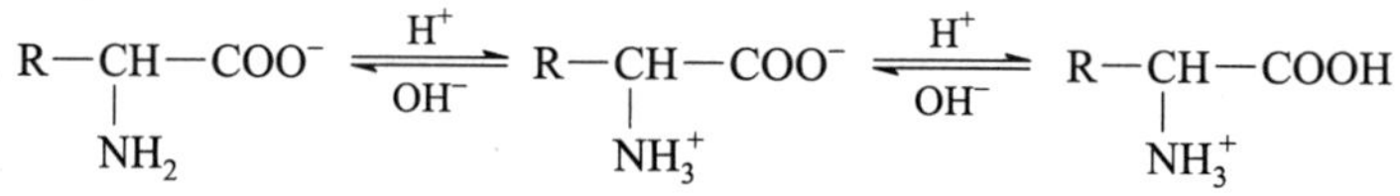

（二）等电点

等电点（pI）是指氨基酸主要以两性离子存在时溶液的 pH，此时氨基酸净电荷为零，在电场中不发生移动，在水中的溶解度最小，易结晶析出。加酸，溶液 pH<pI，氨基酸主要以阳离子形式存在，加碱，溶液 pH>pI，氨基酸主要以阴离子形式存在。

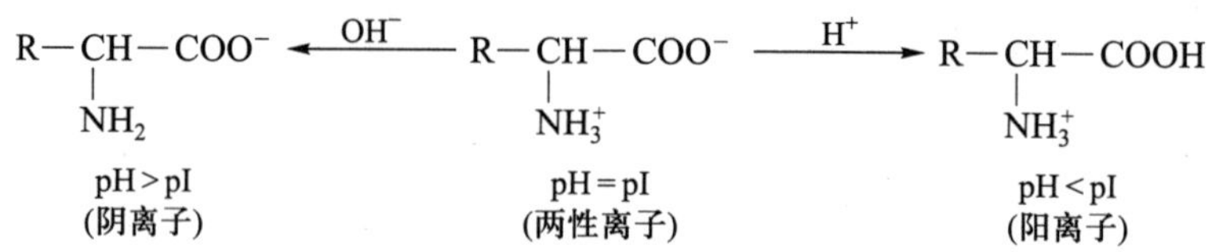

（三）化学反应

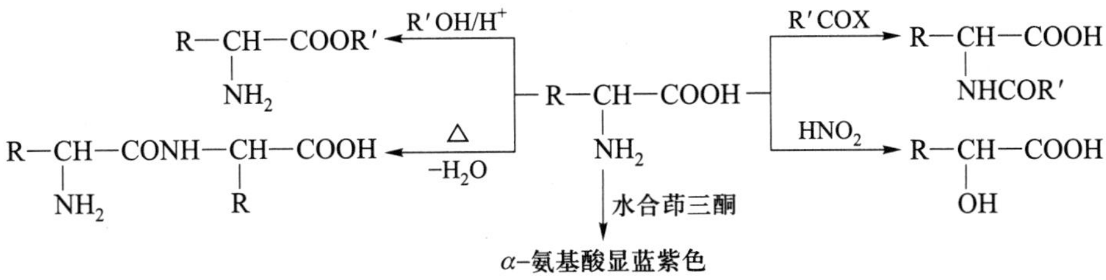

第二节　蛋　白　质

一、蛋白质的分类和结构

蛋白质种类繁多,一般按形状和溶解性,将蛋白质分为纤维蛋白和球蛋白。蛋白质结构分为一级、二级、三级和四级结构。

（一）一级结构

蛋白质的一级结构是指多肽链中氨基酸残基的连接顺序,它是高级结构的基础,肽键是一级结构中的化学键。

（二）二级结构

蛋白质的二级结构主要是指多肽链上的原子之间相互作用形成的特定构象,氢键是主要的副键,有 α-螺旋和 β-折叠两种空间构象。

（三）三级结构

在二级结构基础上,多肽链进一步盘曲折叠形成紧密的三维空间构象,通过静电引力、van der Waals 力、氢键等作用。

（四）四级结构

蛋白质四级结构是指具有三级结构的多个亚基之间相互作用形成的特定构象的大分子,静电引力是其主要的副键,具有完整四级结构的蛋白质才有生物功能。

二、蛋白质的性质

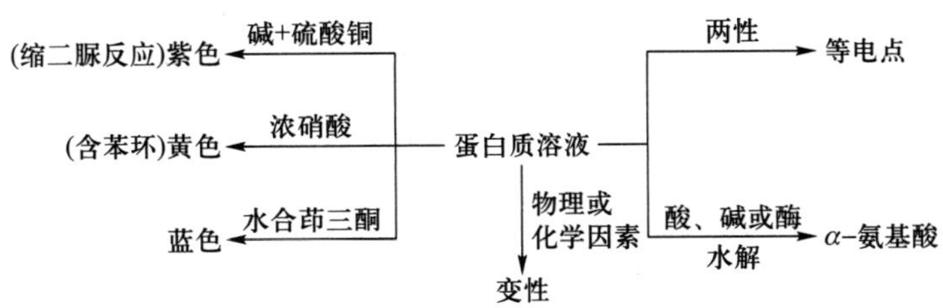

第三节　核　　酸

一、核酸的组成

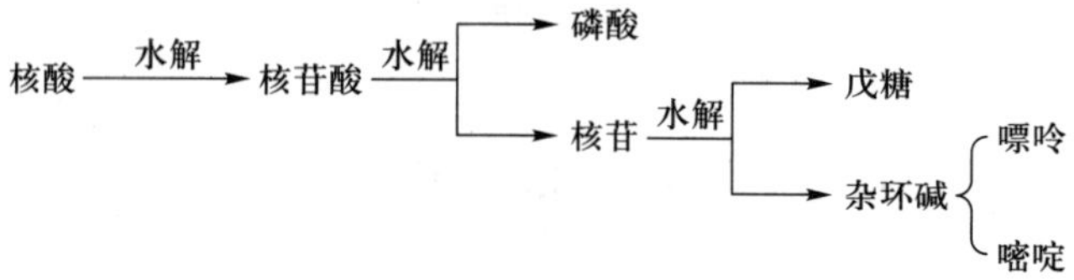

二、DNA 和 RNA

核酸种类	分布	主要功能	组成单位	戊糖	嘌呤碱	嘧啶碱
核糖核酸（RNA）	细胞质	遗传信息翻译和表达	核苷酸	核糖	腺嘌呤 A、鸟嘌呤 G	胞嘧啶 C、尿嘧啶 U
脱氧核糖核酸（DNA）	细胞核	遗传信息携带者和传递	脱氧核苷酸	2-脱氧核糖	腺嘌呤 A、鸟嘌呤 G	胞嘧啶 C、胸腺嘧啶 T

三、核苷与核苷酸

β-戊糖的 C-1 羟基（半缩醛羟基）与嘌呤类碱基的 N-9 或嘧啶类碱基的 N-1 的 H 脱水形成的氮苷叫做核苷；核苷中的戊糖部分 C-3 或 C-5 上的羟基与磷酸脱水生成的酯叫做核苷酸。

四、核酸的一级、二级和三级结构

核酸的一级结构是各种核苷酸通过 3,5-磷酸二酯键按一定的次序排列而成的多核苷酸链；DNA 的二级结构是双螺旋结构，两条反向平行的 DNA 链沿着一个轴向右盘旋成双螺旋体，位于双螺旋内侧的碱基之间通过氢键配对，配对原则为 A═T（或 A═U），G≡C。在二级结构的基础上进一步紧缩、扭曲成闭链状环或开链状环及麻花状的一定空间关系称为核酸的三级结构。

五、核酸的性质

（一）物理性质

DNA 和 RNA 均为高分子量的白色固体，微溶于水，不溶于有机溶剂，溶液黏度 DNA 较 RNA 大。

（二）化学性质

核酸是两性化合物，磷酸基的酸性较强，等电点低。酸可使核酸的糖苷键和磷酸二酯断裂水解，碱和酶能使核酸的磷酸二酯键断裂水解，但碱不能使 DNA 的磷酸二酯键水解。

（三）核酸的变性、复性和杂交

核酸的双螺旋区的氢键断裂，形成单链的现象叫作变性，变性后的单链碱基重新配对缔合成双螺旋结构的过程叫作复性，在复性过程中，单链的 DNA 与其他有大致相同的互补碱基顺序的 DNA 或 RNA 缔合成的新的杂种双螺旋结构的过程叫作杂交。

难题解析

例 20-1　某氨基酸可完全溶于 pH = 7 的纯水中，所得溶液的 pH = 6。若要使该氨基酸达到等电点可采取什么方法？等电点是____6（填>、<或=）。

解析思路：氨基酸溶于 pH = 7 的纯水中，所得溶液的 pH = 6，水溶液 pH 变小，表明氨基酸结合了水解离出的 OH^- 形成了较多的氨基酸阴离子，即 pH = 6 的溶液中，氨基酸阴离子存在形式多于氨基酸阳离子存在形式，应该加入酸才能使氨基酸阴、阳离子量相等，达到等电点，故该氨基酸的等电点小于 6。

答：加入酸能使氨基酸阴、阳离子数量相等，达到等电点。等电点 <6。

例 20-2　写出下列各氨基酸在所处介质中的主要存在形式。

（1）丙氨酸（pH = 4）

（2）谷氨酸（pH = 8）

（3）赖氨酸（pH = pI = 9.74）

解析思路：氨基酸在晶体时以两性离子（内盐）的形式存在。加酸时，两性离子结合 H^+，转变成阳离子，此时溶液 $pH<pI$；加碱时，两性离子结合 OH^-，转变成阴离子，此时溶液 $pH>pI$。当 pH = pI 时，两性离子是主要的存在形式。赖氨酸为两氨基一羧基的碱性氨基酸，因羧基是吸电子基，α-氨基离羧基近，受吸电子诱导效应影响大，碱性较 ε-氨基弱，所以 ε-氨基形成阳离子，羧基形成阴离子，组成两性离子。

答：

（1）丙氨酸 $pI = 6.0 > pH = 4$，主要以阳离子形式存在，其结构式为 $CH_3CHCOOH$
　　|
　　NH_3^+

（2）谷氨酸 $pI = 3.32 < pH = 8$，主要以阴离子形式存在，其结构式为 $^-OOCCH_2CH_2CHCOO^-$
　　|
　　NH_2

（3）赖氨酸 pH = pI，主要以两性离子形式存在，其结构式为 $H_3N^+CH_2CH_2CH_2CH_2CHCOO^-$
　　|
　　NH_2

章节测试题

一、单项选择题

1. 下列氨基酸等电点高低排列正确的是（　　）。

① $CH_3CHCOOH$
　|
　NH_2

② $HSCH_2CHCOOH$
　|
　NH_2

③ 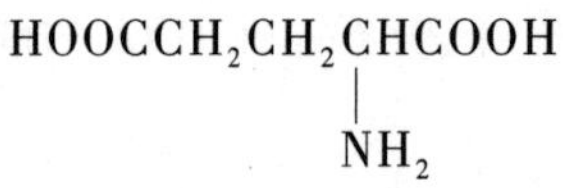 ④ 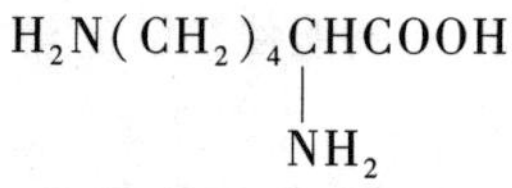

A. ①>②>④>③ B. ②>①>④>③

C. ④>①>②>③ D. ③>④>②>①

2. 已知谷氨酸（$HOOCCH_2CH_2CH(NH_2)COOH$）的 pI=3.22。在 pH=2.5 的溶液中，该氨基酸的主要存在形式为（ ）。

A. 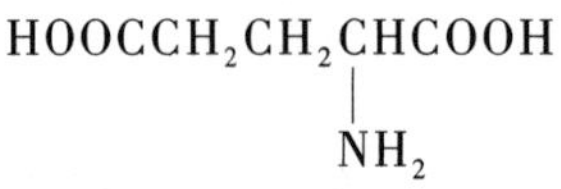 B. 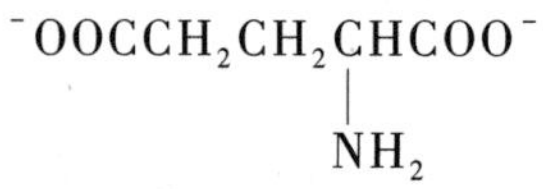

C. 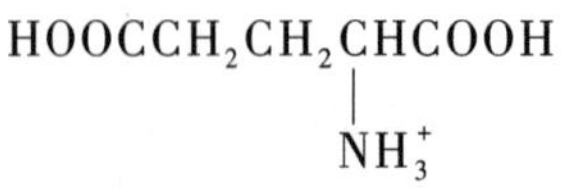 D. 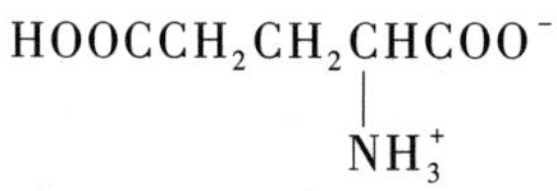

3. 下列化合物不能和水合茚三酮溶液反应的是（ ）。

A. H_2NCH_2COOH B. $H_2NCH_2CH_2CH_2COOH$

C. $CH_3CH(NH_2)COOH$ D. 蛋白质

4. DNA 碱基之间相互作用主要靠（ ）。

A. 肽键 B. 氢键

C. van der Waals 力 D. 疏水作用

5. DNA 和 RNA 完全水解后的产物（ ）。

A. 核糖相同，碱基小部分相同 B. 核糖不同，碱基相同

C. 核糖相同，碱基不同 D. 核糖不同，碱基小部分不同

6. 游离核苷酸结构中，磷酸常位于（ ）。

A. 戊糖的 C-5 上 B. 戊糖的 C-3 上

C. 戊糖的 C-2 上 D. 戊糖的 C-2 和 C-5 上

7. 在核酸中，核苷酸之间靠（ ）连接。

A. 2,3-磷酸二酯键 B. 2,5-磷酸二酸键

C. 3,5-磷酸二酯键 D. 氢键

8. 关于 DNA 的二级结构，下列叙述错误的是（ ）。

A. DNA 二级结构是双螺旋结构

B. 双螺旋结构中两条链的方向相同

C. 两条链之间靠碱基配对相互联结

D. 碱基配对之间的作用力主要靠氢键的作用力

9. 以甘氨酸、丙氨酸为原料合成的二肽中，氨基酸的排列方式可能有（ ）种。

A. 3 B. 4 C. 5 D. 6

10. 某氨基酸溶于 pH=7 的纯水中，所得溶液的 pH=8。若要使此氨基酸溶液达到等电点，可加（ ）。

A. 氢氧化钠溶液 B. 盐酸 C. 水 D. 氯化钠溶液

11. 味精能增加食物的鲜味，其主要成分 L-谷氨酸单钠盐，其结构式如下。关于

味精，下列说法正确的是( )。

$$HOOCCH_2CH_2—\underset{\displaystyle NH_2}{\underset{|}{CH}}—COONa$$

A. 味精能溶于水，没有旋光性

B. 谷氨酸既是酸性氨基酸，又是人体必需氨基酸

C. 味精属于两性化合物，既能与酸反应，又能与碱反应

D. 谷氨酸既能与水合茚三酮反应，又能发生缩二脲反应

12. 已知某氨基酸等电点为 6.02，在 pH = 9 的溶液中，该氨基酸的主要存在形式为( )。

A. 阴离子 B. 阳离子 C. 两性离子 D. 中性分子

13. 蛋白质的基本结构是( )。

A. 一级结构 B. 二级结构 C. 三级结构 D. 四级结构

14. 关于氨基酸的结构和分类，叙述错误的是( )。

A. 蛋白质水解得到的都是 α-氨基酸，除甘氨酸外，都是 L 型

B. 酸性氨基酸水溶液呈酸性，碱性氨基酸水溶液呈碱性，中性氨基酸水溶液呈中性

C. 人体不能自身合成的氨基酸称为必需氨基酸，必须从食物中摄取

D. 蛋白质水解得到的氨基酸都有各自的俗名

15. 关于蛋白质的颜色反应，下列说法正确的是( )。

A. 只有蛋白质溶液才能发生缩二脲反应

B. 蛋白质都能与浓硝酸作用生成黄色物质

C. 蛋白质都能与水合茚三酮发生显色反应

D. 蛋白质的颜色反应是一种变性作用，在一定条件下是可逆的

16. 下列关于核酸结构的叙述，不正确的是( )。

A. 核苷是核糖或脱氧核糖的 C-1 苷羟基与嘌呤环的 N-9 上 H 或嘧啶环 N-1 上 H 脱水生成的 β-糖苷

B. 核苷酸是核苷或脱氧核苷中糖的 C-3 或 C-5 上的羟基与磷酸脱水形成的磷酸酯

C. 核酸的一级结构是指一个核苷酸 C-5 上磷酸的与另一个核苷酸 C-3 上的羟基脱水通过磷酸二酯键相连

D. RNA 和 DNA 通过碱基 A═T、A═U、G≡C 配对，形成双股右螺旋的结构

二、判断题

1. 氨基酸是无色或白色晶体，易溶于水，难于非极性的有机溶剂。 ( )

2. 氨基酸熔点较高的主要原因与晶体以两性离子形式存在有关。 ( )

3. 蛋白质水解得到的氨基酸都是 α-氨基酸，含有手性碳原子，具有旋光性。 ( )

4. pH>pI 时，氨基酸在电场中向阴极方向移动。 ( )

5. pH<pI 时，氨基酸主要以阳离子形式存在。 ( )

6. pH＝pI 时,氨基酸溶解度最大,在溶液中最稳定。（　　）

7. 通过调节等电点,可以使不同等电点的氨基酸混合物一一分离。（　　）

8. 蛋白质一级结构中主要作用力是肽键和二硫键。（　　）

9. 蛋白质二级结构中主要作用力是氢键和二硫键。（　　）

10. 蛋白质三级结构中主要作用力是氢键和范德华力。（　　）

11. 蛋白质四级结构中主要作用力是氢键和静电引力。（　　）

12. 蛋白质的水溶液属于胶体,能发生丁达尔现象。（　　）

13. 蛋白质的等电点在 6.1~6.5,人体中蛋白质主要以阳离子形式存在。（　　）

14. 向蛋白质溶液中加入大量的饱和硫酸铵,会析出蛋白质沉淀,这种现象属于变性现象,变性是不可逆的过程。（　　）

15. 变性是指蛋白质的一级和二级结构发生变化,使蛋白质的性质和功能不能恢复,是不可逆的。（　　）

16. 核酸组成的基本单位是核苷酸,核苷酸由核苷和磷酸组成。（　　）

17. 核苷由戊糖和杂环碱组成,其中杂环碱有嘌呤碱和嘧啶碱两类。（　　）

18. 组成 RNA 的核苷由 β-D-核糖、腺嘌呤、鸟嘌呤、胞嘧啶和胸腺嘧啶组成。（　　）

19. 组成 DNA 的核苷由 β-D-脱氧核糖、腺嘌呤、鸟嘌呤、胞嘧啶和胸腺嘧啶组成。（　　）

三、完成下列反应式

1. $HOCH_2\underset{|\atop NH_3^+}{C}HCOO^- + NaOH \longrightarrow$

2. 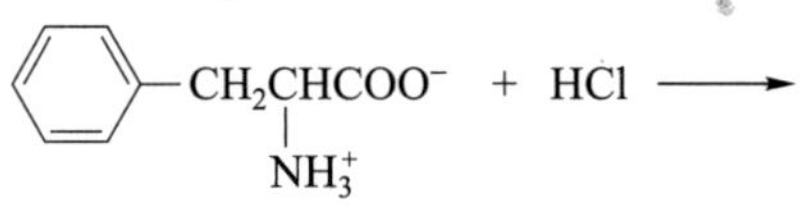

3. $H_2NCH_2COOH + CH_3\overset{O \atop \|}{C}Cl \longrightarrow$

4. $CH_3\underset{|\atop NH_2}{C}HCOOH + HNO_2 \longrightarrow$

5. $2CH_3\underset{|\atop NH_2}{C}HCOOH \xrightarrow[-H_2O]{\triangle} \quad \xrightarrow[-H_2O]{\triangle}$

6. $CH_3CH_2\underset{|\atop NHCO\underset{|\atop NH_2}{C}HCH_3}{C}HCONHCH_2COOH \xrightarrow{水解}$

7. 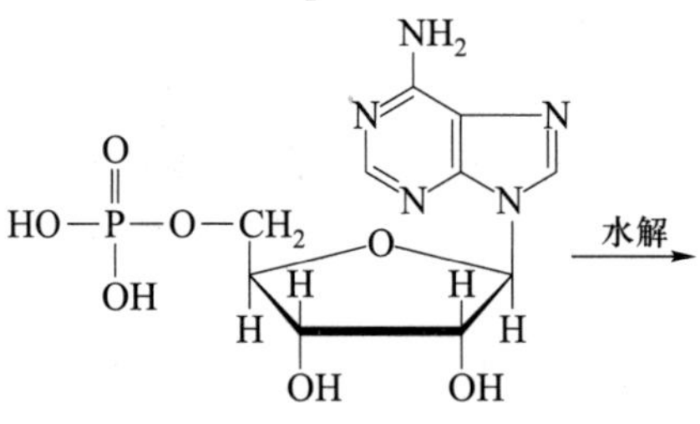

四、简答题

1. 下列氨基酸的等电点大于还是小于7？把它们分别溶于水中，为使之达到等电点，需要加酸还是加碱？

(1) 苯丙氨酸

(2) 精氨酸

(3) 天冬氨酸

2. 已知某蛋白质的等电点为9.3，该蛋白质在水中溶解后，在电场中向哪一极移动？若要使该蛋白质在水溶液中溶解度最小，如何调节pH？

3. 用简单的化学方法鉴别α-丙氨酸、β-丙氨酸和乳酸。

五、推断题

化合物A的分子式为$C_3H_7O_2N$，有旋光性。A能与NaOH和HCl反应生成盐，并能与乙醇生成酯B，与亚硝酸作用生成C，放出N_2。试推断A、B、C的结构式。

章节测试题答案

一、单项选择题

1. C　2. C　3. B　4. B　5. D　6. A　7. C　8. B　9. B　10. A　11. C　12. A　13. A　14. B　15. D　16. D

二、判断题

1. √　2. √　3. ×　4. ×　5. √　6. ×　7. √　8. √　9. ×　10. √　11. ×　12. √　13. ×　14. ×　15. ×　16. √　17. √　18. ×　19. √

三、完成下列反应式

1. 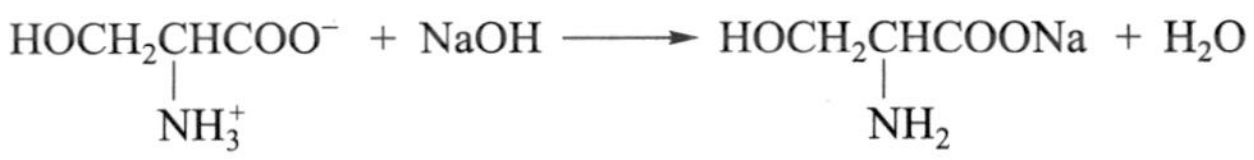

2. 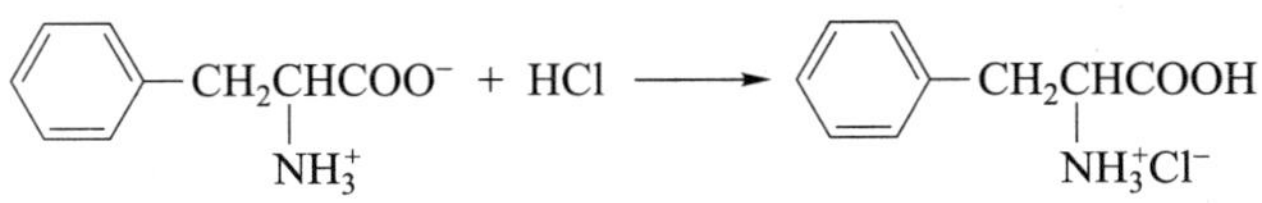

3. 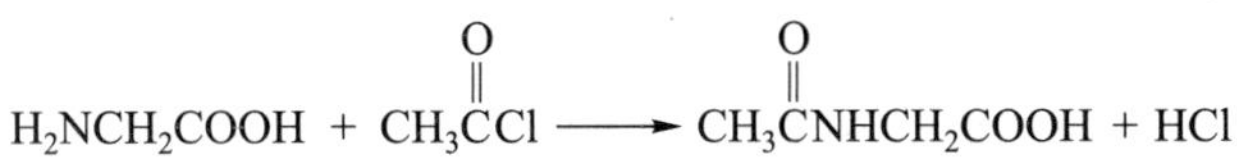

4. 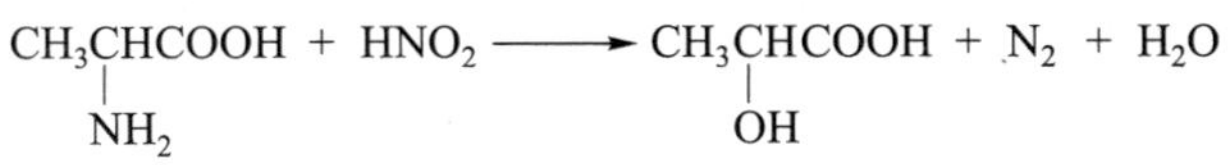

5. 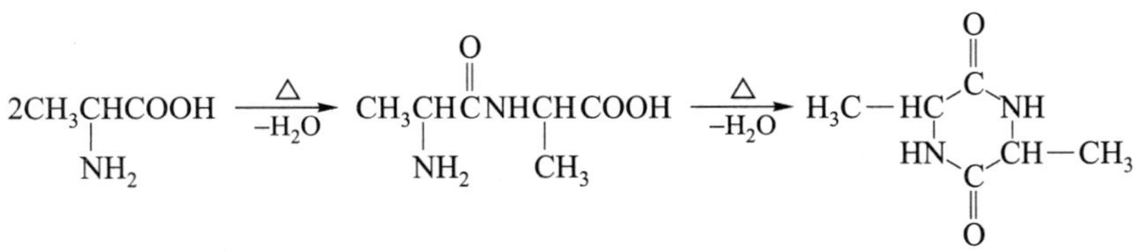

6. 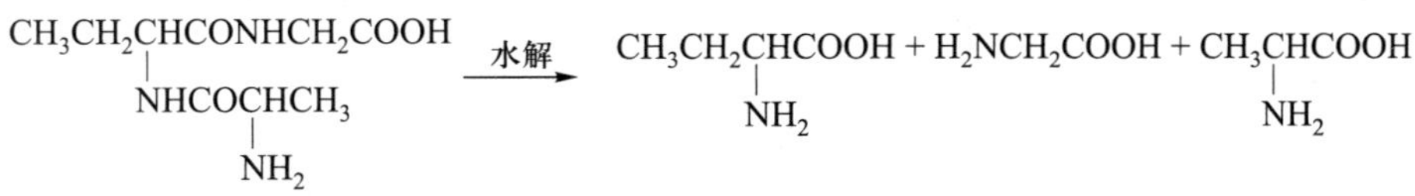

7. 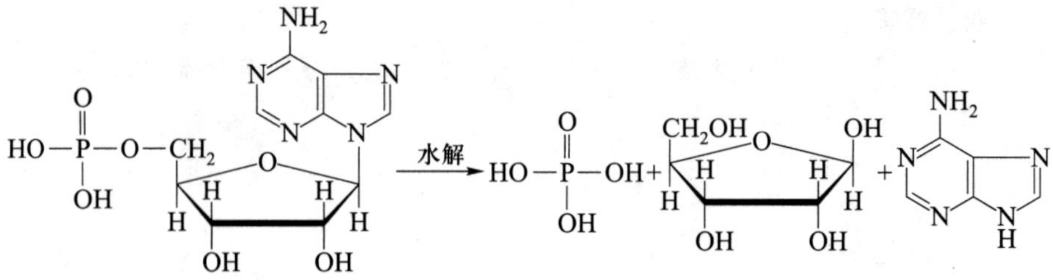

四、简答题

1.（1）苯丙氨酸为中性氨基酸，溶于水时，其羧基电离程度略大于氨基，所以溶液中苯丙氨酸的阴离子形式多于阳离子，加入酸可使阴、阳离子量相等，达以等电点。等电点小于7。

（2）精氨酸为碱性氨基酸，溶于水，因氨基结合水中 H^+ 程度大，所以阳离子形式多于阴离子，加入碱可使阴、阳离子量相等，达以等电点，等电点大于7。

（3）天冬氨酸是酸性氨基酸，等电点是小于7。

2. 因 $pH_{水}=7<9.3$，所以该蛋白质在水溶液中主要以阳离子形式存在，电泳时向阴极方向移动。蛋白质在等电点时，溶解度为最小，可以向该蛋白质溶液中加入碱，来减少阳离子数量，使阴、阳离子数量相等达到等电点，即加碱调节 pH 到 9.3。

3. α-氨基酸可与水合茚三酮反应显蓝紫色，而β-氨基酸则不能。乳酸中有甲基醇结构，可用碘仿反应加以鉴别。

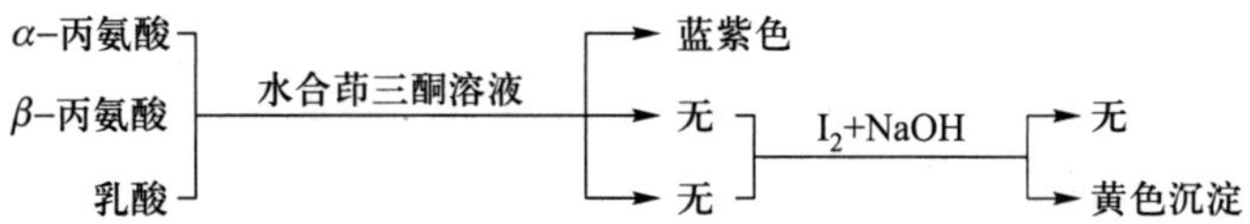

五、推断题

A 能 NaOH 和 HCl 反应生成盐，说明 A 为两性氨基酸。又因 A 具有旋光性，所以 A 为 α-丙氨酸（β位的 $H_2NCH_2CH_2COOH$ 无旋光性）。

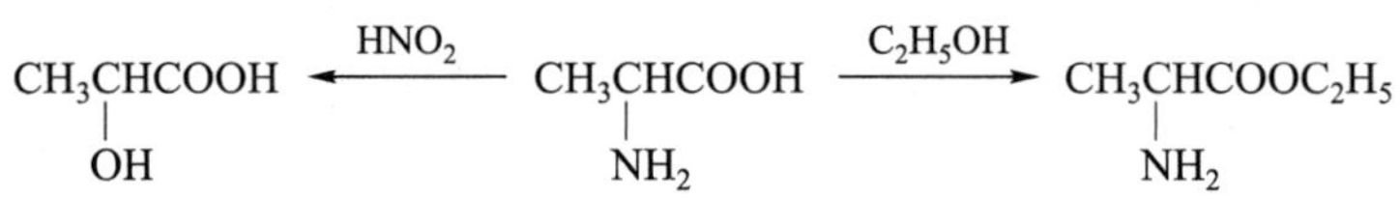

(C)　　(A)　　(B)

第二十一章　化学消毒剂

本章提要

一、消毒和灭菌的概念

消毒是杀灭或清除传播媒介上的病原微生物，使其达到无害化的过程。灭菌是杀灭或清除传播媒介上的一切微生物，使其达到没有任何微生物的程度。消毒处理不一定都能达到灭菌要求，但灭菌一定达到消毒目的。

二、化学消毒剂

化学消毒剂按其化学结构，分为卤素类、过氧化物类、醛类、杂环类、醇类、酚类、胍类、季铵盐类等；按其消毒效果，分为灭菌剂、高水平消毒剂、中水平消毒剂、低水平消毒剂四类。

（一）卤素类消毒剂

卤素类消毒剂主要包括含氯消毒剂和含碘消毒剂，含氯消毒剂是指溶于水中能产生次氯酸的化合物，属于高效消毒剂，是医院常用消毒剂。含氯消毒剂可分为两类：一类是无机氯消毒剂，如漂白粉、84 消毒液；另一类是有机氯消毒剂，如三氯异氰尿酸、二氯异氰尿酸钠。优点是杀菌谱广、杀菌速度快、效果可靠、价格低廉、使用方便，缺点是对人体皮肤，尤其黏膜有刺激性，对织物有漂白作用，对金属有腐蚀作用，消毒效果受有机物影响大，其水溶液稳定性差。含氯消毒剂主要用于物体表面、分泌物、排泄物等的消毒。

含碘消毒剂主要包括碘酊和碘伏。2%碘酊可用于注射部位、手术、创面周围皮肤的消毒。碘酊消毒皮肤后，需用乙醇脱碘。碘酊不能用于黏膜和伤口皮肤破损处的消毒。碘伏是一种碘与载体（表面活性剂等）配合而成的配合物，可缓慢释放碘，保持较长时间的杀菌作用。碘伏适用于手、皮肤、黏膜及伤口的消毒，使用后无须脱碘。

（二）过氧化物类消毒剂

过氧化物消毒剂具有强氧化能力，各种微生物对其十分敏感，可将所有微生物杀灭。这类消毒剂包括过氧化氢、过氧乙酸、臭氧和二氧化氯等。过氧化物类消毒剂的优点是：可分解成为无毒的成分，在物品上不留残余毒性；易溶于水，使用方便；为无色透明液体，无染色之弊害；杀菌能力强，多作为灭菌剂使用。缺点是：化学性质不稳定，需现用现配，使用不方便；因其氧化能力强，未分解前高浓度时会刺激、损害皮肤黏膜，或腐蚀物品。过氧化氢可用于外科伤口、皮肤黏膜冲洗消毒；过氧乙酸可用于耐腐蚀物品、环境、室内空气等的消毒；二氧化氯可用于环境、物体表面、空气的消毒，以及饮水消毒；臭氧可用于无人状态下病房、口腔科等场所的空气和物体表面的消毒。

（三）醛类消毒剂

醛类消毒剂包括甲醛、戊二醛、邻苯二甲醛等，对所有病原微生物都具有较强的杀灭作用（可杀灭芽孢），其溶液的杀菌作用不受有机物质的影响，对金属、颜料、纤维均无腐蚀作用。

甲醛是第一代化学消毒剂的代表，其应用开始于1892年。20世纪20年代之后，甲醛作为一种优良的消毒剂被广泛应用于医学消毒。由于甲醛有刺激性气味和致癌作用，且消毒作用慢，其使用逐步减少，不可用于空气消毒。甲醛价格便宜，灭菌效果显著，近年来研发的密闭灭菌箱，采用提高消毒环境温度和湿度的办法可避免甲醛的缺点，同时取得很好的消毒效果。

戊二醛是继甲醛（第一代）和环氧乙烷（第二代）之后的第三代化学灭菌剂。戊二醛杀菌力比甲醛强2~10倍，为高效灭菌剂，对细菌繁殖体、芽孢、分枝杆菌、真菌和病毒均有杀灭作用，对金属、玻璃、橡胶、塑料制品均无腐蚀性，对皮肤、黏膜刺激性较小，且穿透力强，不凝血、性能稳定，在碱性情况下杀菌效果最好。虽然价格较高，但消毒有效时间长（可持续14~30天），相对费用较低。目前最常用的器械消毒液是2%戊二醛溶液。

邻苯二甲醛具有比戊二醛广谱、高效、低腐蚀的优点，还具有刺激性小、使用浓度低等自身特性，有可能成为戊二醛的替代品。

（四）杂环类化合物

环氧乙烷是一种广谱高效的气体灭菌剂，杀菌谱广、杀菌力强、易于挥发，消毒后无残余毒性，对物品无损害或损害轻微；但对人有一定毒性，可能有致癌作用。环氧乙烷现多用于不耐热、不耐湿的诊疗器械、器具和其他物品的灭菌，如电子仪器、光学仪器、纸制品、化纤制品、塑料制品、陶瓷及金属制品等诊疗用品，不适用于食品、液体、粉剂等物质的灭菌。

（五）醇类消毒剂

醇类是较早使用的一类消毒剂，优点是：作用较快，性质稳定，无腐蚀性，基本无毒，可与其他药物配成酊剂，起增效作用。缺点是：不能杀灭细菌芽孢，受有机物影响大，有效浓度较高。目前使用最多的是乙醇，其次是异丙醇。乙醇常作为其他消毒剂的助溶剂、增效剂使用。常使用乙醇来进行皮肤消毒、物体表面消毒和医疗器械、器材消毒。

（六）酚类消毒剂

酚类消毒剂是最古老的消毒剂之一。19世纪末，一种名叫来苏儿的消毒剂的生产和使用，标志着人类消毒灭菌史上真正意义的化学消毒剂诞生。现在来苏儿的使用已经越来越少，现以含氯消毒剂、戊二醛和碘伏为主，基层医院通常用于走廊，地板等表面消毒。

（七）胍类化合物

洗必泰是常用的胍类皮肤黏膜消毒剂，具有杀菌范围广、毒性小、性质稳定、不易分解、成本低、使用方便等优点，应用广泛。主要用于皮肤、物体表面、伤口、创面特别是妇产科、泌尿科的创面消毒。

（八）季铵盐类化合物

季铵盐类消毒剂使用广泛，具有除臭、清洁和表面消毒的作用。季铵盐类消毒剂是一种阳离子表面活性剂，目前国内外普遍使用的有苯扎溴铵（新洁尔灭）、氯苄烷铵（洁尔灭）、十二烷基二甲基乙苯乙基溴化铵（度米芬）。此类消毒剂的优点是：杀菌浓度较低（千分之几）；毒性与刺激性低，气味小；无色，不会污染、腐蚀或漂白物品；水溶性好，使用方便；性质稳定，耐热、耐光、耐储存。缺点是：对部分微生物杀灭效果不好；受有机物影响较大；配制禁忌较多；价格较高。此类消毒剂可以用于皮肤黏膜的消毒、器具消毒与养殖业的环境消毒。季铵盐类消毒剂可与其他化学消毒剂合用，发挥协同杀菌作用。

（九）复方化学消毒剂

复方化学消毒剂配制主要有两大类，一是消毒剂与消毒剂的复配，二是消毒剂与辅助剂的复配。复配应遵循一定的原则，掌握配制禁忌。复配可以提高杀菌效果，改善消毒剂的综合性能，主要有醛类、醇类、含氯类、含碘类、季铵盐类等。

章节测试题

一、单项选择题

1. 器械浸泡灭菌时选择消毒剂的原则是（　　）。

A. 各种消毒剂均可　　B. 对金属基本无腐蚀性的灭菌剂

C. 各种灭菌剂均可　　D. 能达到灭菌效果即可

2. 使用化学消毒剂的注意事项中，下列错误的是（　　）。

A. 严格掌握药物的有效时间和浓度

B. 浸泡前要打开器械的轴节

C. 物品应全部浸没在消毒液中

D. 用化学消毒剂浸泡过的物品，取出后可直接使用

3. 甲醛不可用于室内空气的消毒，是由于甲醛（　　）。

A. 有刺激性　　B. 有致癌性

C. 有致敏性　　D. 有腐蚀性

4. 下列消毒剂属于含氯消毒剂的是（　　）。

A. 漂白粉　　B. 碘伏

C. 来苏儿　　D. 氯己定

5. 下列消毒剂可用于皮肤黏膜消毒的是（　　）。

A. 5%的过氧乙酸　　B. 2%的戊二醛

C. 2.0%的碘酊　　D. 3%的过氧化氢

6. 用臭氧进行消毒空气的应用场景是(   )。

A. 有人的开放空间　B. 有人的封闭空间

C. 无人的封闭空间　D. 有人的半封闭空间

7. 使用二元过氧乙酸前,一般应将A、B液混合作用(   )方可生成过氧乙酸原液。

A. 12 h　B. 10 h　C. 24 h　D. 8 h

8. 使用过氧乙酸消毒时,操作错误的是(   )。

A. 将消毒物品悬挂或者抖散

B. 放于阴凉处避免高温引起爆炸

C. 现用现配

D. 将2%过氧乙酸用于手的消毒

9. 氯己定消毒不适用于(   )。

A. 手术部位皮肤消毒　B. 外科洗手消毒

C. 黏膜消毒　D. 医疗器械消毒

10. 75%的乙醇的消毒机制是(   )。

A. 变性和凝固蛋白质　B. 损伤细胞膜

C. 灭活酶类　D. 氧化作用

11. 下列消毒灭菌使用错误的是(   )。

A. 排泄物——漂白粉　B. 皮肤——碘伏

C. 饮水——氯气　D. 金属器械——漂白粉

12. 下列可以达到灭菌效果的是(   )。

A. 碘伏擦拭　B. 2%戊二醛浸泡

C. 漂白粉喷洒　D. 洗必泰浸泡

二、判断题

1. 对微生物污染特别严重的物品进行消毒时,应加大消毒药剂的使用剂量和(或)延长消毒作用时间。(   )

2. 对于不耐热、不耐湿的物品,以及贵重物品,可选择环氧乙烷气体消毒、灭菌。(   )

3. 灭菌注射器时,管套和管芯应装在一起包装灭菌。(   )

4. 环氧乙烷易燃、易爆,且对人有毒,所以使用时必须在密闭的环氧乙烷灭菌器内进行消毒灭菌。(   )

5. 盛装戊二醛消毒液的容器不需加盖,放于通风良好处。(   )

6. 使用二元包装的过氧乙酸消毒,需要现用现配。(   )

7. 用2%的碘酊给皮肤消毒,碘酊在皮肤作用5 min,然后再用75%酒精脱碘。(   )

8. 稳定态二氧化氯为二元包装的消毒剂,使用前应按使用说明书先进行活化。(   )

9. 氯己定包括醋酸氯己定和葡萄糖酸氯己定,属于低效消毒剂。(   )

10. 新洁尔灭可以与阴离子表面活性剂如肥皂、洗衣粉等合用。（　　）

三、填空题

1. 消毒是杀灭或清除传播媒介上的________，使其达到无害化的过程。用于消毒的化学药品称为________。

2. 黏膜、伤口创面消毒方法有________和________。

3. 可杀灭一切细菌繁殖体（包括分枝杆菌）、真菌、病毒及其孢子等，对细菌芽孢（致病性芽孢菌）也有一定的杀灭作用的消毒剂为________。

4. 用臭氧消毒空气，消毒后至少________分钟后人才能进入。

5. 2%的戊二醛对医疗器械浸泡消毒和灭菌的时间分别是________________。

6. 常用的过氧乙酸消毒方法有________________（写出2种）。

7. 过氧化氢消毒常用的浓度是________。

8. 碘酊________（能、不能）应用于黏膜和伤口的消毒。

9. 能用于饮水消毒的消毒剂有________________（写出2种）。

10. 配制复方化学消毒剂时注意，氧化剂与________不能发生复配，酸性消毒剂与________表面活性剂不能复配。

四、简答题

1. 列举皮肤消毒用的消毒剂的名称和使用方法。

2. 消毒体温表需要0.2%过氧乙酸溶液2 000 mL，需要浓度为18%过氧乙酸原液多少毫升，加水多少毫升？

3. 判断下列消毒剂属于灭菌剂、高水平、中水平还是低水平消毒剂？

碘伏、碘酊、苯扎溴铵、氯己定、二氧化氯、戊二醛、乙醇、来苏儿、过氧乙酸、漂白粉、臭氧、过氧化氢、环氧乙烷

章节测试题答案

一、单项选择题

1. B　2. D　3. B　4. A　5. D　6. C　7. C　8. D　9. D　10. A　11. D　12. B

二、判断题

1. √　2. √　3. ×　4. √　5. ×　6. ×　7. ×　8. √　9. √　10. ×

三、填空题

1. 病原微生物；化学消毒剂

2. 擦拭法；冲洗法

3. 高效消毒剂

4. 30

5. 20 min（消毒）；10 h（灭菌）

6. 浸泡、擦拭、喷洒、喷雾、熏蒸

7. 3%

8. 不能

9. 氯气、二氧化氯、漂白粉

10. 还原剂;阴离子

四、简答题

1. 擦拭法

(1) 用浸有碘伏消毒液原液的无菌棉球局部擦拭2遍。

(2) 使用碘酊原液直接涂擦皮肤表面2遍以上,作用时间为1~3 min,待稍干后再用70%~80%乙醇脱碘。

(3) 使用70%~80%的乙醇溶液擦拭消毒2遍,作用时间为3 min。

(4) 使用有效含量大于等于2 g/L氯己定-乙醇(70%)溶液局部擦拭2~3遍。

(5) 使用复方季铵盐消毒剂原液皮肤擦拭消毒,作用时间为3~5 min。

2. 用18%的过氧乙酸溶液配制成0.2%的过氧乙酸2 000 mL

$18\% \times V_1 = 0.2\% \times 2\,000\ \text{mL}$

$V_1 = 0.2\% \times 2\,000\ \text{mL}/18\% = 22.2\ \text{mL}$

加水:2 000 mL-22.2 mL=1 977.8 mL

取18%过氧乙酸22.2 mL,加水1 977.8 mL,即成0.2%过氧乙酸2 000 mL。

3. 灭菌剂:戊二醛、过氧乙酸、过氧化氢、环氧乙烷。

高水平消毒剂:漂白粉、二氧化氯、臭氧。

中水平消毒剂:乙醇、来苏儿、碘伏、碘酊。

低水平消毒剂:苯扎溴铵、氯己定。

第二部分

综合测试题

基础化学部分综合测试题(1)

一、选择题

1. 配制 2.0 mol · L^{-1} KNO_3 溶液 0.50 L 需要(　　)mol KNO_3。

A. 1.0　　B. 2.0　　C. 0.50

D. 4.0　　E. 3.0

2. 将红细胞置于生理盐水中,红细胞将(　　)。

A. 皱缩　　B. 膨胀　　C. 不受影响　　D. 无法判断

3. 用理想半透膜将 0.02 mol · L^{-1} 蔗糖溶液和 0.02 mol · L^{-1} NaCl 溶液隔开时,会发生的现象是(　　)。

A. 蔗糖分子从蔗糖溶液向 NaCl 溶液渗透

B. Na^+从 NaCl 溶液向蔗糖溶液渗透

C. 水分子从 NaCl 溶液向蔗糖溶液渗透

D. 水分子从蔗糖溶液向 NaCl 溶液渗透

4. 在配合物[$PtCl_2(NH_3)_2$]中,中心原子的配位数是(　　)。

A. 2　　B. 3　　C. 4　　D. 5

5. 液氨分子间存在的作用力有(　　)。

A. 色散力　　B. 取向力和诱导力

C. 色散力和诱导力　　D. 取向力、诱导力、色散力和氢键

6. 已知某元素原子的外层电子的量子数如下,能量最高的电子是(　　)。

A. 2,1,1,+1/2　　B. 3,2,0,-1/2

C. 3,1,1,-1/2　　D. 2,0,0,+1/2

7. 一定温度下,稀溶液的渗透压决定于溶液中(　　)。

A. 溶剂本性　　B. 溶质本性

C. 溶质的分子数　　D. 溶液的渗透浓度

8. 已知 $\varphi^{\ominus}(Cl_2/Cl^-) = +1.36$ V,$\varphi^{\ominus}(Fe^{3+}/Fe^{2+}) = +0.77$ V,$\varphi^{\ominus}(I_2/I^-) = 0.54$ V,$\varphi^{\ominus}(Sn^{4+}/Sn^{2+}) = +0.15$ V,则 Cl_2、$FeCl_3$、I_2、$SnCl_4$ 在标准状态下按氧化能力由高到低的顺序为(　　)。

A. $SnCl_4>I_2>FeCl_3>Cl_2$　　B. $Cl_2>I_2>SnCl_4>FeCl_3$

C. $Cl_2>FeCl_3>I_2>SnCl_4$　　D. $Cl_2>I_2>FeCl_3>SnCl_4$

9. 某酸碱指示剂的 $K_{In}^{\ominus}=1\times10^{-9}$,则其理论变色范围为(　　)。

A. pH=1~9　　B. pH=2~7

C. pH=3~5　　D. pH=8~10

10. 根据酸碱质子理论,下列叙述不正确的是(　　)。

A. 强酸和强碱反应生成弱酸和弱碱

B. 化合物中没有盐的概念

C. 酸越强，其共轭碱也越强

D. 水的解离也是质子自递过程

11. 配位滴定终点所呈现的颜色为(　　)。

A. 金属指示剂与待测金属离子形成的配合物的颜色

B. 游离金属指示剂的颜色

C. EDTA 与待测离子所形成的配合物的颜色

D. 上述 A 项与 B 项的混合色

12. 下列说法不正确的是(　　)。

A. $K_w^\ominus$ 值随温度变化而变化

B. 水的离子积原理不仅适用于纯水，也适用于一切稀水溶液

C. 水的质子自递作用是不可逆的

D. 任何稀水溶液中都同时有 H_3O^+ 和 OH^-

13. 酸碱滴定中选择指示剂的原则是(　　)。

A. 指示剂的变色范围应全部落在突跃范围内

B. 指示剂应在 pH = 7 时变色

C. 指示剂的变色点应与化学计量点重合

D. 指示剂的变色范围应全部或部分落在突跃范围内

14. 在弱电解质溶液中，加入与弱电解质无关的强电解质盐类，则该弱电解质的解离度(　　)。

A. 减小　　B. 增大　　C. 不变　　D. 无法判断

15. 可与中心原子形成螯合物的配体是(　　)。

A. NH_3　　B. Cl^-

C. H_2O　　D. $NH_2CH_2CH_2NH_2$

16. 用碘量法测定 $K_2Cr_2O_7$，以下操作正确的是(　　)。

A. 把 I_2 标准溶液滴加到 $K_2Cr_2O_7$ 中

B. 把过量 I^- 加入 $K_2Cr_2O_7$ 中，再用 $Na_2S_2O_3$ 标准溶液滴定

C. 把过量 $Na_2S_2O_3$ 加入 $K_2Cr_2O_7$ 中，再用 I_2 标准溶液滴定

D. 以上三种操作均正确

17. 欲配制 pH = 9.0 的缓冲溶液，最好选用下列缓冲系中的(　　)。

A. 邻苯二甲酸($pK_{a_1}^\ominus = 2.89$，$pK_{a_2}^\ominus = 5.51$)　　B. 甲胺盐酸盐($pK_a^\ominus = 10.63$)

C. 硼酸($pK_a^\ominus = 9.27$)　　D. 氨水($pK_b^\ominus = 4.75$)

18. 中心原子的配位数在数值上等于(　　)。

A. 配体与中心原子的配位键数　　B. 配体数

C. 配体的孤对电子数　　D. 中心原子的氧化数

19. 25 ℃时将铂丝插入 Sn^{4+} 和 Sn^{2+} 浓度分别为 0.10 mol · L^{-1} 和 0.01 mol · L^{-1} 的溶液中，电对的电极电势为(　　)。

A. $\varphi^\ominus(Sn^{4+}/Sn^{2+})$　　B. $\varphi^\ominus(Sn^{4+}/Sn^{2+})$ +0.059 16 V/2

C. $\varphi^\ominus(Sn^{4+}/Sn^{2+})$ +0.059 16 V　　D. $\varphi^\ominus(Sn^{4+}/Sn^{2+})$ −0.059 16 V/2

20. 在下列氧化剂中，随着溶液中 H^+ 浓度增加，氧化性增强的是(　　)。

A. $FeCl_3$　　B. $K_2Cr_2O_7$　　C. Cl_2　　D. $CrCl_3$

21. 已知 $\varphi^\ominus(Fe^{3+}/Fe^{2+})=0.77$ V，$\varphi^\ominus(Sn^{2+}/Sn)=-0.14$ V，$\varphi^\ominus(Sn^{4+}/Sn^{2+})=0.15$ V，$\varphi^\ominus(Fe^{2+}/Fe)=-0.45$ V。在标准状态下，下列各组物质中能共存的是(　　)。

A. Fe^{3+}、Sn^{2+}　　B. Fe、Sn^{2+}

C. Fe^{2+}、Sn^{2+}　　D. Fe^{3+}、Sn

22. 已知 $\varphi^\ominus(Cu^{2+}/Cu)=0.34$ V，$\varphi^\ominus(Fe^{2+}/Fe)=-0.45$ V，$\varphi^\ominus(Fe^{3+}/Fe^{2+})=0.77$ V，将铁片投入 $CuSO_4$ 溶液中，会发生的现象是(　　)。

A. 铁片不溶解　　B. 生成 Fe^{2+}，铁片溶解

C. 生成 Fe^{3+}，铁片溶解　　D. 同时生成 Fe^{2+} 和 Fe^{3+}，铁片溶解

23. 下列化合物中命名正确的是(　　)。

A. $[CoCl_2(NH_3)_4]Cl$　　氯化四氨·二氯合钴(Ⅲ)

B. $K[Co(NO_2)_4(NH_3)_2]$　　二氨·四硝基合钴(Ⅲ)酸钾

C. $[CoCl_2(NH_3)_2(H_2O)_2]Cl$　　氯化二氯·二氨·二水合钴(Ⅲ)

D. $[Co(NO_2)_2(en)_2]Cl$　　氯化二(乙二胺)·二硝基合钴(Ⅲ)

24. 关于螯合物的稳定性，下列说法正确的是(　　)。

A. 螯环以四元环最为稳定

B. 螯合物中环的键角越趋于 90°越稳定

C. 螯环中的张力越大越稳定

D. 螯合物中形成的螯环数目越多越稳定

25. 下列配合物中，稳定性最大的是(　　)。

A. $[Cu(NH_3)_4]^{2+}(K_s^\ominus=4.8\times10^{12})$　　B. $[Cu(en)_2]^{2+}(K_s^\ominus=4.0\times10^{19})$

C. $[Cr(NH_3)_4]^{2+}(K_s^\ominus=3.6\times10^{6})$　　D. $[Zn(NH_3)_4]^{2+}(K_s^\ominus=5.0\times10^{8})$

26. EDTA 与金属离子形成的螯合物的螯环数目为(　　)。

A. 2　　B. 3　　C. 4　　D. 5

27. 胶体分散系、真溶液和粗分散系按分散相粒子大小的排序为(　　)。

A. 粗分散系>胶体分散系>真溶液

B. 胶体分散系>真溶液>粗分散系

C. 粗分散系>真溶液>胶体分散系

D. 胶体分散系>粗分散系>真溶液

28. 使 $Fe(OH)_3$ 溶胶聚沉，下列电解质效果最好的是(　　)。

A. $AlCl_3$　　B. $NaNO_3$　　C. Na_2SO_4　　D. $MgBr_2$

29. 关于使用 $AgNO_3$ 和 KCl(过量)制备 AgCl 溶胶，下列说法错误的是(　　)。

A. 胶核是 AgCl　　B. 胶核吸附的离子是 Cl^-

C. 在电场中胶粒向负极运动　　D. 胶粒带负电荷

30. 加入少量电解质使溶胶发生聚沉的原理是(　　)。

A. 电解质离子对吸附层的改变　　B. 电解质吸附了溶剂

C. 电解质形成离子对　　D. 增加了胶粒的电荷

二、判断题

1. 晶体渗透压是决定细胞内液和细胞外液水分转移的主要因素。 ( )
2. 质量摩尔浓度是指 1 000 g 溶液中所含溶质的物质的量。 ( )
3. 若两种溶液的渗透压相等,其物质的量浓度也必然相等。 ( )
4. 当渗透达到平衡时,膜两边溶液的浓度相等。 ( )
5. 稀释某弱酸,弱酸的解离度增大,溶液的酸度也增大。 ( )
6. 根据酸碱质子理论,任何碱得到质子后就成为酸。 ( )
7. 主量子数 $n=3$ 时,有 3s、3p 和 3d 三个原子轨道。 ( )
8. 非极性分子中的化学键一定都是非极性键。 ( )
9. $KMnO_4$ 溶液的最大吸收峰位置不随浓度而改变。 ( )
10. 两电对组成一原电池,则标准电极电势 $\varphi^{\ominus}$ 大的电对的氧化型物质在电池反应中一定是氧化剂。 ( )
11. 在氧化还原反应中,氧化剂失去电子,氧化数升高,发生还原反应。 ( )
12. 符合 Lambert-Beer 定律的某有色溶液,其浓度越低,透光率越小。 ( )
13. 有色溶液的浓度越大,吸光系数也越大。 ( )
14. 电极电势只取决于电极本身的性质,与其他因素无关。 ( )
15. "物质 B 的浓度"是"物质 B 的物质的量浓度"的简称。 ( )
16. 两个临床上的等渗溶液只有以相同的体积混合时,才能得到临床上的等渗溶液。 ( )
17. 在原电池中,正极发生还原反应,负极发生氧化反应。 ( )
18. 顺式二氯·二氨合铂(Ⅳ)具有脂溶性载体配体 NH_3,可顺利通过细胞膜的脂质层进入癌细胞,其可取代配体 Cl^- 能被 DNA 中的配位原子所取代,从而破坏癌细胞 DNA 的复制能力。 ( )
19. 只与溶质微粒数目有关,而与溶质本性无关的性质,称为稀溶液的依数性。 ( )
20. 单齿配体也能形成螯合物。 ( )
21. 注射螯合剂治疗重金属中毒时,选用 $Na_2[CaY]$ 溶液比 Na_2H_2Y 溶液好。 ( )
22. 溶液产生正吸附时,表面张力增大,溶液表层中溶质分子数目增多。 ( )
23. 胶体分散系不一定都是多相系统。 ( )
24. 配体是质子碱时,溶液 pH 较低导致配离子解离的作用,叫作酸效应。 ( )
25. 在螯合滴定中,金属原子与 EDTA 形成的螯合物的 $\lg K_s^{\ominus}(MY)$ 越大,允许滴定的 pH 越低。 ( )

三、填空题

1. $11.1\ g\cdot L^{-1}$ 的 $CaCl_2(M=111.0\ g\cdot mol^{-1})$ 溶液的渗透浓度为____ $mmol\cdot L^{-1}$。
2. 医学上的等渗溶液,其渗透浓度范围为____ $mmol\cdot L^{-1}$。
3. 将氧化还原反应 $2Fe^{3+}+Cu=Cu^{2+}+2Fe^{2+}$ 设计成原电池,其电池组成式为

______，负极发生______反应，正极发生______反应。

4. NH_3 的共轭酸是______，HAc 的共轭碱是______。

5. HAc-NaAc 缓冲溶液中，起抗酸作用的是______，起抗碱作用的是______。

6. 根据电极电势，可以判断氧化剂的氧化能力和还原剂的还原能力的相对强弱。电极电势越小，表示电对中的还原态物质______，是较强的______。

7. 测定待测溶液的 pH 时，常用的参比电极是______，常用的指示电极是______。

8. 四硫氰合钴(Ⅱ)配离子的化学式是______。

9. 表面活性剂是可以显著______水的表面张力作用的物质。从结构上分析，表面活性剂分子由______和______组成。

10. 溶胶具有相对稳定性是由______、______和______决定的。

四、计算题

1. 将 2.00 g 白蛋白溶于 100 mL 水中，25 ℃时此溶液的渗透压力为 0.717 kPa，求白蛋白的相对分子质量。

2. 在 0.10 $mol \cdot L^{-1}$ HAc 溶液中加入少量 NaAc，使 HAc 浓度为 0.10 $mol \cdot L^{-1}$，求该溶液的 H^+的浓度和 HAc 的解离度。

3. 将 100 mL 0.10 $mol \cdot L^{-1}$ 盐酸加入 400 mL 0.10 $mol \cdot L^{-1}$ 氨水中，求混合后溶液的 pH。

4. 25 ℃时，将铜片插入 0.10 $mol \cdot L^{-1}$ $CuSO_4$ 溶液中，把银片插入 0.01 $mol \cdot L^{-1}$ $AgNO_3$ 溶液中组成原电池，(1) 计算原电池的电动势；(2) 写出电极反应式和电池总反应式；(3) 写出原电池的符号。已知：$\varphi^{\ominus}(Cu^{2+}/Cu) = 0.34$ V，$\varphi^{\ominus}(Ag^+/Ag) = 0.80$ V。

参考答案

一、选择题

1. A　2. C　3. D　4. C　5. D　6. B　7. D　8. C　9. D　10. C　11. B
12. C　13. D　14. B　15. D　16. B　17. C　18. A　19. B　20. B　21. C
22. B　23. C　24. D　25. B　26. D　27. A　28. A　29. C　30. A

二、判断题

1. √　2. ×　3. ×　4. ×　5. ×　6. ×　7. ×　8. ×　9. √　10. ×　11. ×
12. ×　13. ×　14. ×　15. ×　16. ×　17. √　18. ×　19. √　20. ×　21. √
22. ×　23. √　24. √　25. √

三、填空题

1. 300

2. 280~320

3. $(-)Cu|Cu^{2+}(c_1) \parallel Fe^{3+}(c_2), Fe^{2+}(c_3)|Pt(+)$；氧化；还原

4. NH_4^+；Ac^-

5. NaAc；HAc

6. 还原能力越强；还原剂

7. 甘汞电极和氯化银电极；玻璃电极

8. $[Co(SCN)_4]^{2-}$

9. 降低；疏水性（或亲脂性、非极性）基团；亲水性（或极性）基团

10. Brown 运动；带相同电荷的胶粒间的静电斥力；胶粒表面水合膜的保护作用

四、计算题

1. 解：$\Pi = cRT = \dfrac{\dfrac{m_B}{M_B} \times RT}{V}$

$$M_B = \frac{m_B RT}{\Pi V}$$

$$M_B = \frac{2.00 \times 8.314 \times 298}{0.717}\ g \cdot mol^{-1} = 6.91 \times 10^4\ g \cdot mol^{-1}$$

2. 解：

$$HAc \rightleftharpoons H^+ + Ac^-$$

$0.10-[H^+]$　　$[H^+]$　　$0.10+[H^+]$

平衡浓度/$(mol \cdot L^{-1})$　　≈ 0.1　　　　≈ 0.1

$$[H^+] = \frac{[HAc]}{[Ac^-]} \times K_a^\ominus = \frac{0.1}{0.1} \times 1.76 \times 10^{-5}\ mol \cdot L^{-1} = 1.76 \times 10^{-5}\ mol \cdot L^{-1}$$

$$\alpha = \frac{[H^+]}{[HAc]} \times 100\% = \frac{1.76 \times 10^{-5}}{0.1} \times 100\% = 0.0176\%$$

3. 解：加入的盐酸完全与氨反应：$NH_3 + H^+ \longrightarrow NH_4^+$

生成的 NH_4^+ 有 $0.1 \times 0.10\ mol = 0.01\ mol$

剩余的 NH_3 有 $0.4 \times 0.10 - 0.1 \times 0.10\ mol = 0.03\ mol$

溶液中的 NH_3 和 NH_4^+ 组成缓冲溶液。

根据 $K_a^\ominus \cdot K_b^\ominus = K_w^\ominus$ 得 NH_4^+ 的 $K_a^\ominus$ 值

$$K_a^\ominus = \frac{K_w^\ominus}{K_b^\ominus} = \frac{10^{-14}}{1.79 \times 10^{-5}} = 5.59 \times 10^{-10}$$

溶液的 pH：

$$\begin{aligned} pH &= pK_a^\ominus + \lg \frac{c(NH_3)}{c(NH_4^+)} \\ &= -\lg(5.59 \times 10^{-10}) + \lg \frac{0.03}{0.01} \\ &= 9.73 \end{aligned}$$

4. 解：(1) $\varphi(Cu^{2+}/Cu) = \left(0.34 + \dfrac{0.059}{2} \lg 0.10\right)\ V = 0.31\ V$

$\varphi(Ag^+/Ag) = (0.80 + 0.059 \lg 0.01)\ V = 0.68\ V$

$\varphi(Ag^+/Ag) > \varphi(Cu^{2+}/Cu)$，$Ag^+/Ag$ 为正极，Cu^{2+}/Cu 为负极。

$E = 0.68 - 0.31\ V = 0.37\ V$

(2) 正极反应:$Ag^+ + e^- \longrightarrow Ag$

负极反应:$Cu \longrightarrow Cu^{2+} + 2e^-$

电池反应:$2Ag^+ + Cu = 2Ag + Cu^{2+}$

(3) $(-)Cu \mid Cu^{2+}(0.1\ mol \cdot L^{-1}) \parallel Ag^+(0.01\ mol \cdot L^{-1}) \mid Ag(+)$

基础化学部分综合测试题(2)

一、选择题

1. 下列溶液会使红细胞发生溶血现象的是(　　)。

A. 50.0 g · L^{-1} 葡萄糖溶液　　B. 100 g · L^{-1} 葡萄糖溶液

C. 9.0 g · L^{-1} NaCl 溶液　　D. 5.0 g · L^{-1} NaCl 溶液

2. 室温下,下列溶液与 0.2 mol · L^{-1} 葡萄糖溶液渗透压相同的是(　　)。

A. 0.1 mol · L^{-1} 蔗糖溶液　　B. 0.1 mol · L^{-1} KCl 溶液

C. 0.2 mol · L^{-1} $NaHCO_3$ 溶液　　D. 0.2 mol · L^{-1} Na_2SO_4 溶液

3. 某水溶液在 25 ℃下的 pH 为 5.5,则其 pOH 为(　　)。

A. 6.5　　B. 7.5　　C. 8.5　　D. 9.5

4. $H_2PO_4^-$ 的共轭碱是(　　)。

A. H_3PO_4　　B. HPO_4^{2-}　　C. PO_4^{3-}　　D. OH^-

5. 下列各对物质属于共轭酸碱对的是(　　)。

A. HAc-NaOH　　B. HAc-HCl

C. HAc-NaCl　　D. HAc-NaAc

6. 下列溶液缓冲容量最大的是(　　)。

A. 0.10 mol · L^{-1} NH_3 和 0.10 mol · L^{-1} NH_4Cl 溶液等体积混合形成的溶液

B. 0.15 mol · L^{-1} NH_3 和 0.05 mol · L^{-1} NH_4Cl 溶液等体积混合形成的溶液

C. 0.12 mol · L^{-1} NH_3 和 0.08 mol · L^{-1} NH_4Cl 溶液等体积混合形成的溶液

D. 0.05 mol · L^{-1} NH_3 和 0.15 mol · L^{-1} NH_4Cl 溶液等体积混合形成的溶液

7. 在电场中,胶粒在分散介质中的定向移动称为(　　)。

A. 电泳　　B. 电解　　C. 扩散　　D. 沉降

8. 表面能的大小和物质的(　　)有关。

A. 表面积　　B. 表面张力

C. 表面积和表面张力　　D. 组成

9. 欲使 $Fe(OH)_3$ 正溶胶聚沉,下列电解质中聚沉能力最大的是(　　)。

A. NaCl　　B. $CaCl_2$　　C. K_2SO_4　　D. K_3PO_4

10. 形成 O/W 型乳状液,需要加入(　　)。

A. 足够量的油溶性乳状液　　B. 水溶性乳状液

C. 足够量的水溶性乳状液　　D. 油溶性乳状液

11. 太阳光是可见光,其光的波长范围为(　　)。

A. 200~400 nm　　B. 400~600 nm

C. 200~760 nm　　D. 400~760 nm

12. $[Cu(en)_2]^{2+}$配离子中,中心原子 Cu^{2+} 的配位数为(　　)。

A. 2　　B. 3　　C. 4　　D. 6

13. 下列各物质可做螯合剂的是(　　)。

A. $H_2N—CH_2—NH_2$　　B. H—O—O—H

C. NaOOC—COONa　　D. SCN^-

14. 在 $CaSO_4$ 溶液中加入少量 Na_2SO_4 固体,下列说法正确的是(　　)。

A. $CaSO_4$ 的溶解度降低,$K_{sp}^{\ominus}$ 不变

B. $CaSO_4$ 的溶解度不变,$K_{sp}^{\ominus}$ 减小

C. $CaSO_4$ 的溶解度不变,$K_{sp}^{\ominus}$ 不变

D. $CaSO_4$ 的溶解度增大,$K_{sp}^{\ominus}$ 减小

15. 已知 $\varphi^{\ominus}(Cu^{2+}/Cu)=0.3415\ V$,$\varphi^{\ominus}(Fe^{3+}/Fe^{2+})=0.771\ V$,则较强的氧化剂与还原剂是(　　)。

A. Fe^{3+}和 Cu　　B. Fe^{3+}和 Cu^{2+}

C. Fe^{2+}和 Cu　　D. Fe^{2+}和 Cu^{2+}

二、判断题

1. 发生渗透时,渗透方向总是由高渗溶液到低渗溶液。(　　)
2. 当缓冲溶液的缓冲比一定时,总浓度越大,缓冲能力越强。(　　)
3. 一般来说,五元环和六元环结构的螯合物较稳定。(　　)
4. 电极电势只取决于电极本身的性质,与其他因素无关。(　　)
5. 对油和水混合体系进行剧烈的振荡,可形成稳定的乳状液。(　　)
6. 将弱酸稀释时,解离度增大,溶液中 H^+的浓度也增大。(　　)
7. 配离子所带的电荷数就是中心原子的氧化数。(　　)
8. 只要向自来水中加入大量的 CO_3^{2-},Ca^{2+}就可以被完全除去。(　　)
9. 已知 $K_a^{\ominus}(HA)$大于 $K_a^{\ominus}(HB)$,则 B^-的碱性比 A^-强。(　　)
10. CH_3Cl 分子间存在有取向力、诱导力和色散力。(　　)

三、填空题

1. 向 HAc 溶液中加入少量的 NaAc 固体,HAc 的解离度将______,标准解离常数 $K_a^{\ominus}$______。

2. 影响缓冲溶液缓冲容量的主要因素有__________和__________。

3. 用一定体积的 $AgNO_3$ 溶液和 NaBr 溶液混合制备 AgBr 负溶胶,该胶团的结构简式为____________________。

4. 正常人血浆的 pH 范围为______,在血浆中,维持这一狭小范围的主要缓冲对是______。

5. 在室温下,浓度为 $0.1\ mol\cdot L^{-1}$ 的 HF 溶液中,水的离子积常数为________,溶液的 pH 为__________。已知:$K_a^{\ominus}(HF)=3.5\times10^{-4}$。

6. 胶粒带电的主要原因有__________和__________。

7. 降低表面能的途径有__________和__________。

8. 标准状态下,$\varphi^{\ominus}(Fe^{3+}/Fe^{2+})=0.771\ V$,$\varphi^{\ominus}(Ce^{4+}/Ce^{3+})=1.44\ V$,反应:$Fe^{2+}+Ce^{4+}\rightleftharpoons Fe^{3+}+Ce^{3+}$应向__________自发进行。如将此反应设计成原电池,电池符号为____________________。

9. 按原子轨道重叠方式不同，共价键可分为________键和________键。

10. 元素的电负性是指________________________________。

四、简答题

1. 什么是渗透现象？产生渗透现象的条件是什么？

2. 什么是缓冲溶液？影响缓冲溶液 pH 的主要因素有哪些？

3. 什么是螯合物？影响螯合物稳定性的主要因素有哪些？

五、计算题

1. 将 20 mL 0.10 mol·L^{-1} HAc 溶液与 10 mL 0.10 mol·L^{-1} NaOH 溶液混合，求所得溶液的 pH。已知 $pK_a^{\ominus}(HAc) = 4.75$。

2. 已知$[Ag(NH_3)_2]^+$的 $K_s^{\ominus} = 1.1\times10^7$，向 1 L 0.20 mol·$L^{-1}$$[Ag(NH_3)_2]^+$溶液中加入 2.0 mol NH_3，求该溶液中 Ag^+的浓度。

3. 向 0.10 mol·L^{-1} $AgNO_3$ 溶液中加入等体积的 0.08 mol·L^{-1} NaCl 溶液制备 AgCl 溶胶，试写出胶团的结构简式，并指出这种溶胶的电泳方向。

参考答案

一、选择题

1. D　2. B　3. C　4. B　5. D　6. A　7. A　8. C　9. D　10. C　11. D
12. C　13. C　14. A　15. A

二、判断题

1. ×　2. √　3. √　4. ×　5. ×　6. ×　7. ×　8. ×　9. √　10. √

三、填空题

1. 降低；不变

2. 总浓度；缓冲比

3. $[(AgBr)_m\cdot nBr^-\cdot(n-x)Na^+]^{x-}xNa^+$

4. 7.35~7.45；H_2CO_3~HCO_3^-

5. 1.1×10^{-14}；2.23

6. 胶核的选择性吸附；胶核表层分子的解离

7. 减小表面积；减小表面张力

8. 正向；(−)Pt | $Fe^{3+}(c_1)$，$Fe^{2+}(c_2)$ ‖ $Ce^{4+}(c_3)$，$Ce^{3+}(c_4)$ | Pt (+)

9. σ；π

10. 某元素的原子在分子中吸引电子能力的大小

四、简答题

1. 答：溶剂分子通过半透膜从溶剂到溶液或从稀溶液到浓溶液的扩散现象称为渗透现象。发生渗透的两个必要条件是半透膜的存在和半透膜两侧单位体积内溶剂分子数不相等。

2. 答：能够抵抗外加少量强酸或强碱，保持溶液 pH 不发生明显改变的溶液称为

缓冲溶液。影响缓冲溶液 pH 的主要因素包括共轭酸的标准解离常数和缓冲比。

3. 答:由中心原子与多齿配体形成的具有环状结构的配合物称为螯合物。螯合物的稳定性与螯合环的大小及数目有关。

五、计算题

1. 解:混合液中 NaAc 的浓度和 HAc 的浓度可通过以下方程式计算

$$HAc \quad + \quad NaOH = NaAc + H_2O$$

浓度/($mol \cdot L^{-1}$)　20×0.10　10×0.10

$$c(HAc)=\frac{20\times0.10-10\times0.10}{30}\ mol\cdot L^{-1}=\frac{1}{30}\ mol\cdot L^{-1},\ c(NaAc)=\frac{1}{30}\ mol\cdot L^{-1}$$

$pH=pK_a^{\ominus}+\lg$(共轭碱/共轭酸)

$$pH=4.75+\lg\left(\frac{1}{30}\right)\bigg/\left(\frac{1}{30}\right)=4.75$$

2. 解:

$$Ag^{+}+2NH_3 \rightleftharpoons [Ag(NH_3)_2]^{+}$$

初始浓度/($mol \cdot L^{-1}$)　0　2.0　0.2

平衡浓度/($mol \cdot L^{-1}$)　x　$2.0+2x$　$0.2-x$

由于$[Ag(NH_3)_2]^{+}$配离子很稳定,解离程度很低,故在平衡时

$$[NH_3]=2.0+2x\approx2.0$$

$$[Ag(NH_3)_2]^{+}=0.2-x\approx0.2$$

则 $K_s^{\ominus}=[Ag(NH_3)_2]^{+}/[NH_3]^2[Ag]^{+}$

得$[Ag]^{+}=0.2/(1.1\times10^{7}\times2^{2})\ mol\cdot L^{-1}=4.5\times10^{-9}\ mol\cdot L^{-1}$

3. 解:$AgNO_3+NaCl = AgCl+NaNO_3$

$$c(Ag^{+})=0.1/2\ mol\cdot L^{-1}=0.05\ mol\cdot L^{-1}$$

$$c(Cl^{-})=0.08/2\ mol\cdot L^{-1}=0.04\ mol\cdot L^{-1}$$

Ag^{+}过量被胶核吸附,NO_3^{-} 为反离子,故胶团结构简式为

$$[(AgCl)_m\cdot nAg^{+}\cdot(n-x)NO_3^{-}]^{x+}\cdot xNO_3^{-}$$

胶粒带正电荷,所以电泳时向负极移动。

有机化学部分综合测试题(1)

一、选择题

1. 能与硝酸银的氨水溶液产生白色沉淀的物质是(　　)。

A. 己-1-烯　　B. 己-1-炔　　C. 己-2-炔　　D. 己-3-炔

2. 下列化合物沸点最高的是(　　)。

A. 丙醇　　B. 异丙醇　　C. 丙-1,3-二醇　　D. 丙三醇

3. 下列环烃中,稳定性最差的是(　　)。

A. 环丙烷　　B. 环丁烷　　C. 环戊烷　　D. 环己烷

4. 下列化合物与 Lucas 试剂反应最先生成混浊的是(　　)。

A. 正丁醇　　B. 异丁醇　　C. 仲丁醇　　D. 叔丁醇

5. 下列化合物中,构型为(2*S*,3*S*)的是(　　)。

A. 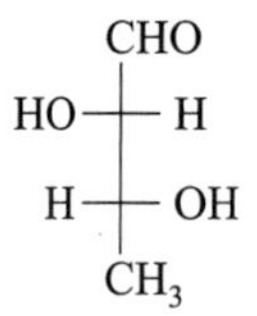

B. 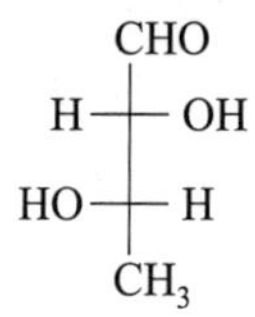

C. 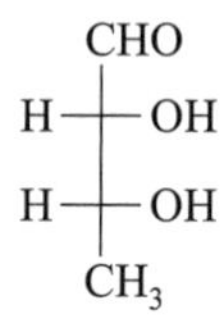

D. 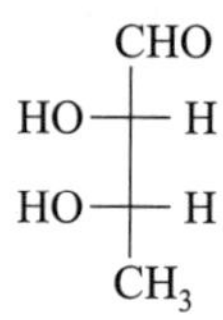

6. 己二酸加热的产物是(　　)。

A. 一元羧酸　　B. 内酯　　C. 酸酐　　D. 环酮

7. 下列化合物既能与饱和 $NaHSO_3$ 溶液反应,又能进行碘仿反应的是(　　)。

A. 丙酮　　B. 丙醛　　C. 苯甲醛　　D. 苯乙酮

8. 下列化合物中既能发生亲电加成,又能进行亲核加成的是(　　)。

A. 丁-1,3-二烯　　B. 苯甲醛　　C. 环己酮　　D. 对苯醌

9. 下列化合物中最容易与 NaOH 水溶液反应的是(　　)。

A. 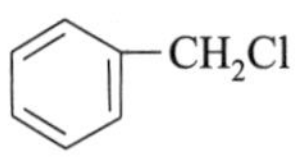

B. 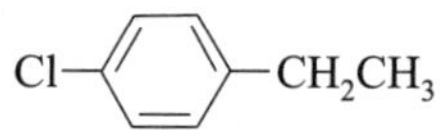

C. $CH_2{=}CHCl$

D. 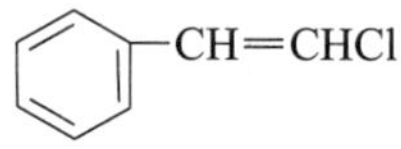

10. 下列化合物溶液中,碱性最强的是(　　)。

A. 二甲胺　　B. 苯胺　　C. 甲胺　　D. 三甲胺

11. 生物标本防腐剂“福尔马林”的成分是(　　)。

A. 40%甲醇水溶液　　B. 40%甲醛水溶液

C. 40%甲酸水溶液　　D. 40%甲胺水溶液

12. 下列反应可用于鉴别伯、仲、叔胺的是(　　)。

A. 与 HCl 的反应　　B. 与 HNO_2 的反应

C. 酰化反应　　D. 与 NaOH 的反应

13. 甲苯在光照射下的氯代反应属于(　　)。

A. 自由基取代反应　　B. 亲电取代反应

C. 亲核取代反应　　D. 亲电加成反应

14. 临床上常用于检验尿中是否含有葡萄糖的试剂是(　　)。

A. Tollens 试剂　　B. Fehling 试剂

C. Lucas 试剂　　D. Benedict 试剂

15. 测定油脂不饱和度的方法是(　　)。

A. 加氢　　B. 加溴　　C. 加碘　　D. 加氯化氢

16. 下列氨基酸中含有巯基的是(　　)。

A. 亮氨酸　　B. 色氨酸　　C. 半胱氨酸　　D. 组氨酸

17. 糖原的结构单元是(　　)。

A. α-D-葡萄糖　　B. β-D-葡萄糖

C. α-L-葡萄糖　　D. β-L-葡萄糖

18. 下列物质中不能使高锰酸钾溶液褪色的是(　　)。

A. 戊-2-炔　　B. 甲苯　　C. 苯　　D. 戊-2-烯

19. 不属于酮体成分的是(　　)。

A. 丙酮　　B. 丙醛

C. β-羟基丁酸　　D. β-丁酮酸

20. 在 pH 为 12 的溶液中,天冬氨酸(pI=2.77)的主要存在形式是(　　)。

A. 阳离子　　B. 阴离子

C. 两性离子　　D. 以上选项均不正确

二、判断题

1. 有机物是指碳氢化合物及其衍生物。(　　)

2. 含有手性碳原子的分子一定是手性分子。(　　)

3. D 型或者 *R* 构型的手性物质一定是右旋体。(　　)

4. 化合物 $CH_3CH_2COCH_2CH_3$ 能与 2,4-二硝基苯肼反应生成黄色沉淀,但不能发生银镜反应和碘仿反应。(　　)

5. 醛类化合物中只有乙醛能发生碘仿反应。(　　)

6. 内消旋体可以被拆分。(　　)

7. 烯烃与卤素的反应属于亲电加成反应。(　　)

8. 构成蛋白质的二十种氨基酸中,含硫元素的只有半胱氨酸。(　　)

9. 在旋光异构中,D 构型对应右旋,L 构型对应左旋。(　　)

10. 油脂所含甘油酯的平均相对分子质量越大,油脂的皂化值越小。(　　)

三、填空题

1. 麦芽糖分子由两个 D-葡萄糖通过__________组成,蔗糖由一分子__________和一分子__________组成。

2. 胆固醇的结构特点是分子中含有____________________的基本骨架。

3. 正丁烷分子中的部分重叠式与对位交叉式异构体属于__________异构。

4. 烯烃与卤素的反应属于______反应。

5. 油脂水解生成一分子______和三分子______。

6. 乙酰乙酸乙酯能与2,4-二硝基苯肼作用生成黄色沉淀，也能与三氯化铁起显色反应，是因为其存在______。

7. 邻二醇常用______进行鉴别。

四、命名

1. 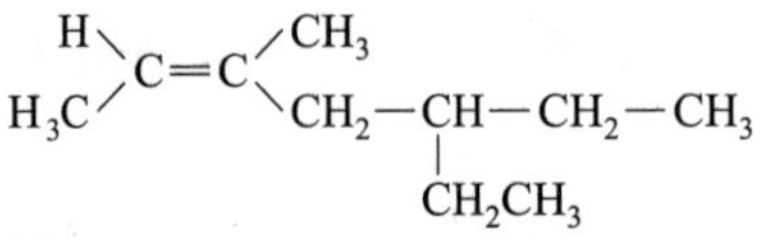 (标出顺反)

2. 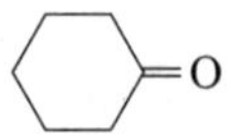

3. 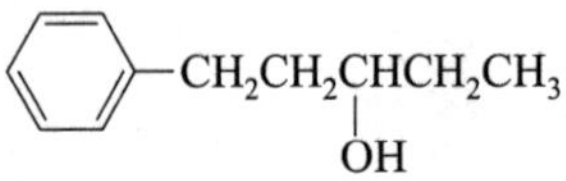

4. 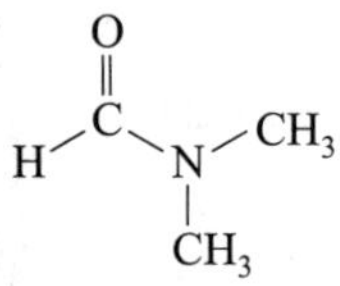

5. 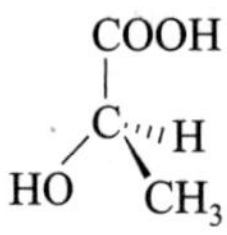 (标出*R*/*S*构型)

五、写出下列各分子的结构式

1. 柠檬酸　　2. β-D-葡萄糖(Haworth 式)　　3. 甲酸乙酯

4. 苯甲醚　　5. 赖氨酸

六、完成下列反应式

1. 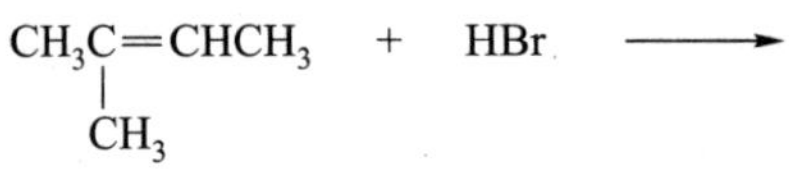

2. 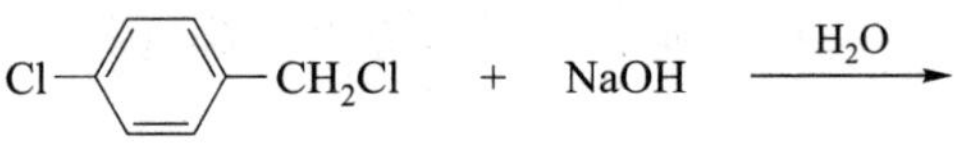

3. 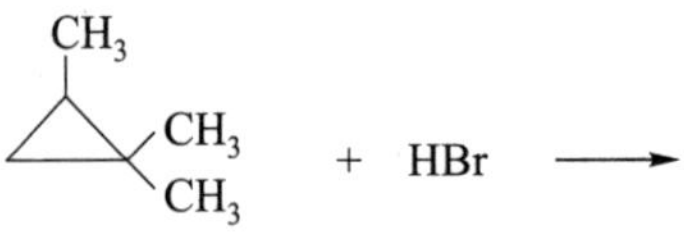

4. 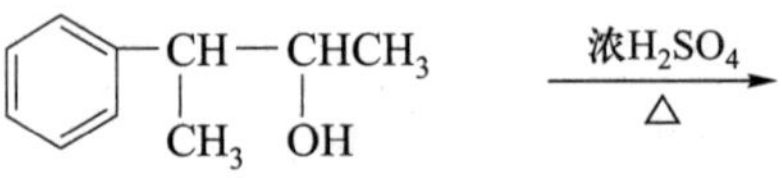

5. 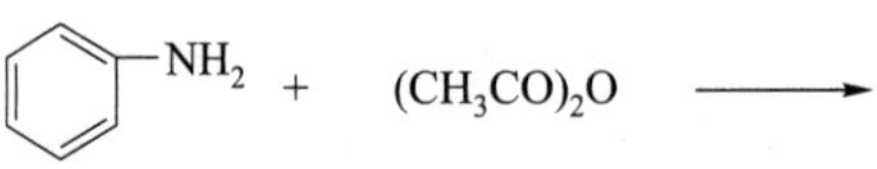

6. $2\,CH_3CHO \xrightarrow{稀OH^-}$

7. $CH_3-\underset{\displaystyle O}{\underset{\|}{C}}CH_2COOH \xrightarrow{\triangle}$

8. $CH_3COCH_3 \xrightarrow[Pt]{H_2}$

9. 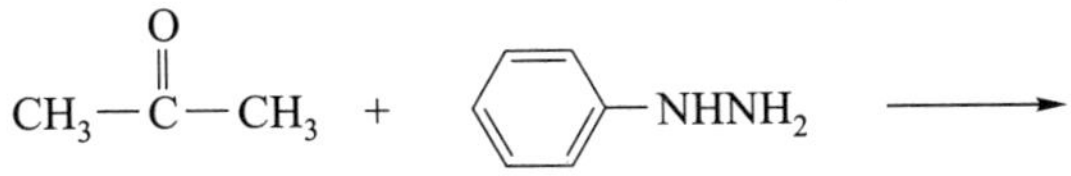

10. 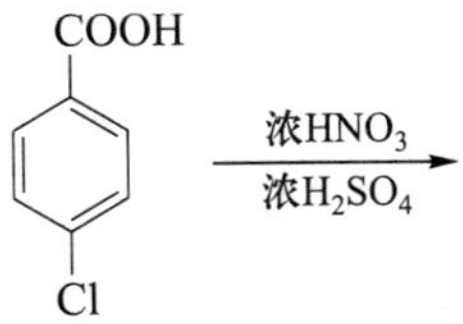

参考答案

一、选择题

1. B　2. D　3. A　4. D　5. D　6. D　7. A　8. D　9. A　10. A　11. B
12. B　13. A　14. D　15. C　16. C　17. A　18. C　19. B　20. B

二、判断题

1. √　2. ×　3. ×　4. √　5. √　6. ×　7. √　8. ×　9. ×　10. √

三、填空题

1. α-1,4-苷键;α- D-葡萄糖;α-D-果糖
2. 环戊烷并多氢菲
3. 构象
4. 亲电加成
5. 甘油;脂肪酸
6. 互变异构
7. 新制的氢氧化铜

四、命名

1. 反-5-乙基-3-甲基庚-2-烯　2. 环己酮　3. 1-苯基戊-3-醇
4. N,N-二甲基甲酰胺　5. (R)-乳酸

五、写出下列各分子的结构式

1. $HO-\overset{\displaystyle CH_2COOH}{\underset{\displaystyle CH_2COOH}{\overset{|}{\underset{|}{C}}}}-COOH$

2. 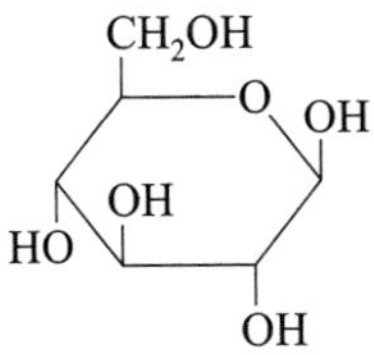

3. $H-\overset{\displaystyle O}{\overset{\|}{C}}-O-CH_2CH_3$

4. 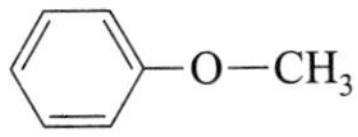

5. $H_2NCH_2CH_2CH_2CH_2\underset{\underset{\displaystyle NH_2}{|}}{C}HCOOH$

六、完成下列反应式

1. $CH_3\underset{\underset{\displaystyle CH_3}{|}}{C}=CHCH_3 + HBr \longrightarrow CH_3\overset{\overset{\displaystyle Br}{|}}{\underset{\underset{\displaystyle CH_3}{|}}{C}}CH_2CH_3$

2. 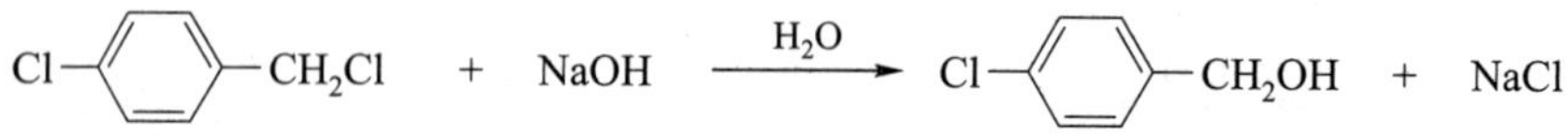

3. 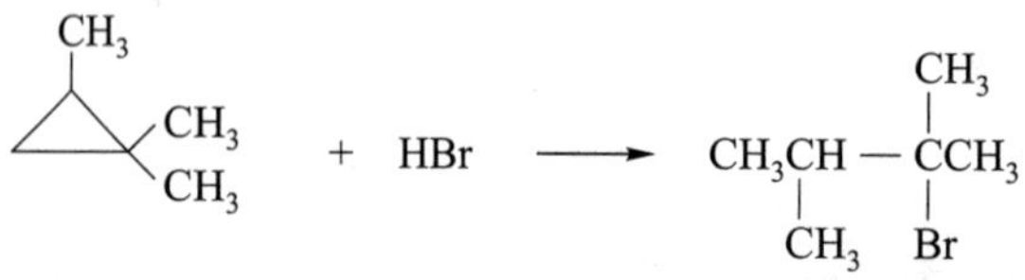

4. 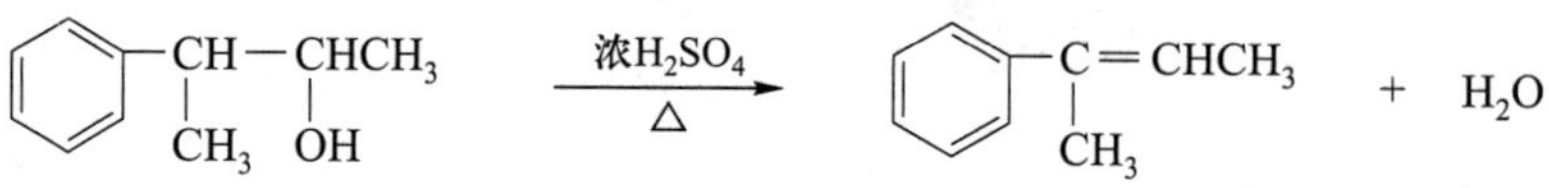

5. 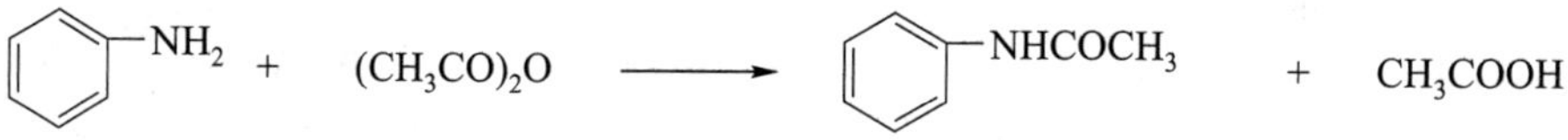

6. $2\,CH_3CHO \xrightarrow{\text{稀}OH^-} CH_3\overset{\overset{\displaystyle OH}{|}}{C}HCH_2CHO$

7. $CH_3-\underset{\underset{\displaystyle O}{\|}}{C}CH_2COOH \xrightarrow{\triangle} CH_3\underset{\underset{\displaystyle O}{\|}}{C}CH_3 + CO_2\uparrow$

8. $CH_3COCH_3 \xrightarrow[Pt]{H_2} CH_3\underset{\underset{\displaystyle OH}{|}}{C}HCH_3$

9. 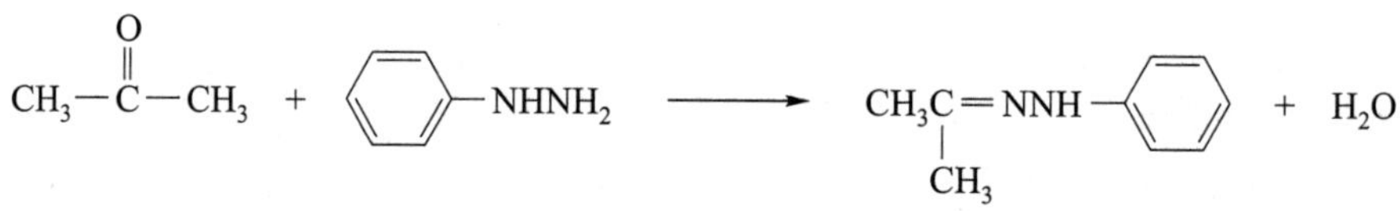

10. 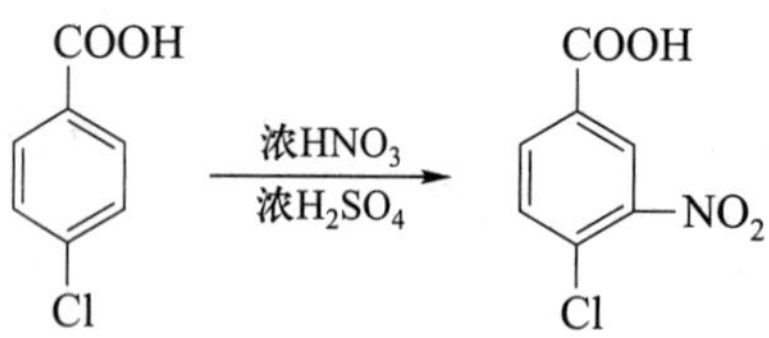

有机化学部分综合测试题(2)

一、命名下列化合物或根据名称写出化合物的结构式

1. 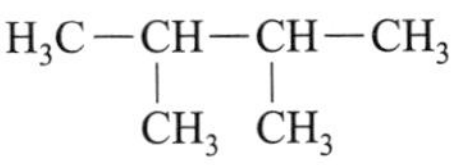

2. 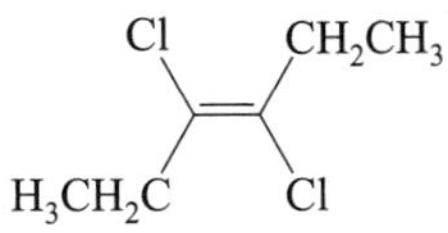

(顺反命名法)

3. 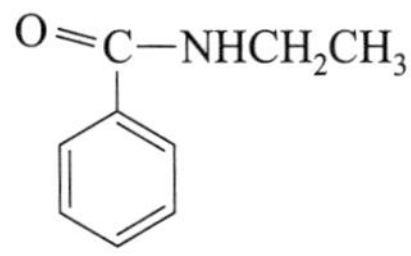

4. 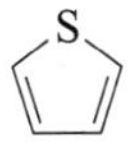

5. 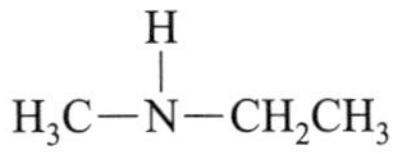

6. 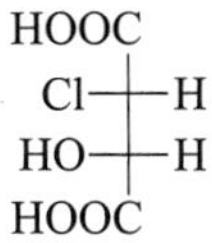

(*R*/*S*命名)

7. 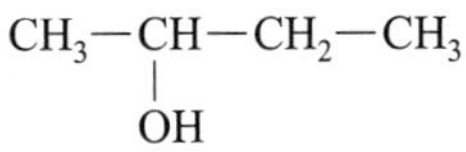

8. $CH_3CH_2OCH_2CH_3$

9. 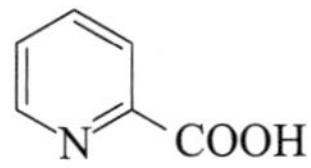

10. $CH_3-CH=CH-CHO$

11. 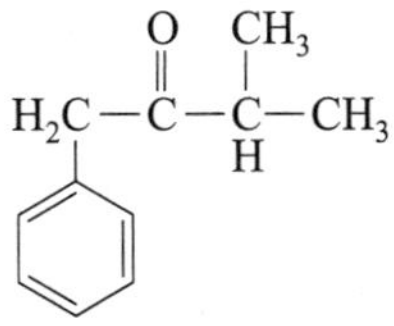

12. $CH_3COOCH_2CH_3$

13. 乙酰水杨酸(阿司匹林)　14. 甘油　15. *N*,*N*-二甲基甲酰胺

二、选择题

(一) 单选题

1. 下列化合物属于叔卤代烃的是(　　)。

A. 三氯甲烷　B. 2-氯丙烷

C. 2-甲基-2-氯丙烷　D. 2,2-二氯丙烷

2. 在乙烯分子中,碳原子采取(　　)杂化轨道成键。

A. sp　B. sp^3　C. sp^2　D. dsp^2

3. 化合物命名中,下列官能团最优先的为(　　)。

A. —CHO　B. —CN　C. $—CONH_2$　D. $—SO_3H$

4. 油脂在空气中长时间放置会产生难闻的气味,是由于油脂的(　　)引起的。

A. 挥发　B. 硬化　C. 皂化　D. 酸败

5. 下列化合物中酸性最弱的是(　　)。

A. 丁酸　B. 2-羟基丁酸　C. 2-羰基丁酸　D. 丁二酸

6. 由苯胺制备一溴苯胺,需将氨基乙酰化后再溴化,将氨基乙酰化的目的是(　　)。

A. 降低氨基的供电子能力　B. 增加空间位阻

C. 改变其定位效应　D. 增加苯环电子云密度

7. 人体内含有仲胺类化合物,能与(　　)反应生成有强烈致癌的 *N*-亚硝基化合物。

A. 亚硝酸　B. 重氮盐　C. 氯化钠　D. 硝酸

8. 下列化合物难溶于水的是(　　)。

A. 甲胺　B. 甲醛　C. 甲醚　D. 甲醇

9. 下列化合物中沸点最高的是(　　)。

A. 乙烷　B. 乙醛　C. 乙酸　D. 乙醇

10. 皂化是指(　　)。

A. 油脂在酸性条件下水解　B. 油脂在碱性条件下水解

C. 油脂的加氢反应　D. 油脂的加碘反应

11. 下列化合物中碱性最强的是(　　)。

A. 三乙胺　B. 乙胺　C. 苯胺　D. 二乙胺

12. 下列化合物属于非还原性二糖的是(　　)。

A. 蔗糖　B. 果糖　C. 葡萄糖　D. 麦芽糖

13. 下列化合物能与 Tollens 试剂发生银镜反应的是(　　)。

A. 2-丁酮酸　B. 丁二酸　C. 丁酸　D. 2-羟基丁酸

14. 关于环烷烃的化学性质,下列说法不正确的是(　　)。

A. 大环烷烃与直链烷烃化学性质类似

B. 环烷烃中的氢原子可被卤素取代

C. 小环烷烃容易发生加成反应

D. 小环烷烃可与高锰酸钾的酸溶液发生氧化还原反应

15. 谷氨酸的等电点为 3.22,它在 pH=7.00 的缓冲溶液中的电泳方向是(　　)。

A. 负极　B. 不移动　C. 自由扩散　D. 正极

(二) 多选题

1. 下列基团属于邻对位定位基的是(　　)。

A. —Cl　B. —OH　C. $—N(CH_3)_2$　D. —COR

2. 卤代烃的取代反应中,卤原子可以被下列(　　)取代。

A. 羟基(—OH)　B. 烷氧基(—OR)

C. 酰基(—COR)　D. 氰基(—CN)

3. 下列化合物中能与低级醛中的羰基发生加成反应的有(　　)。

A. 氢氰酸　B. 格氏试剂　C. 亚硫酸氢钠　D. 醇

4. 下列化合物属于羧酸衍生物的是(　　)。

A. 酰卤　B. 酯　C. 酸酐　D. 酰胺

5. 酮体为人体内脂肪代谢的中间产物,包含(　　)。

A. β-丁酮酸　B. β-羟基丁酸　C. 丙酮　D. 丁酸

三、完成反应方程式

1. 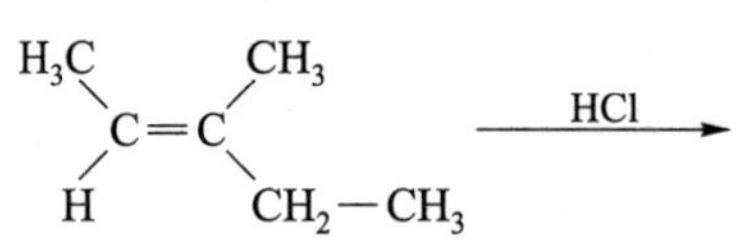

2. 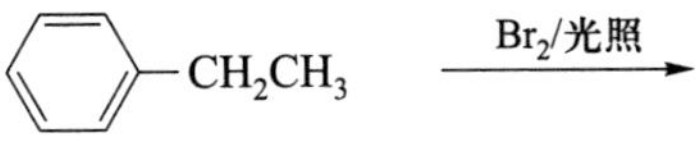

3. 

4. 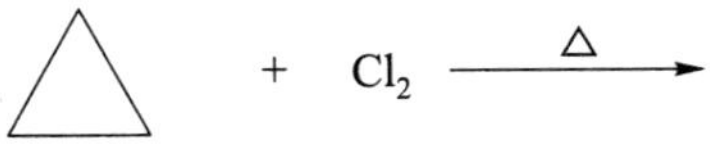

5. 

6. $CH_3-CH_2-\underset{\underset{CH_3}{|}}{C}=CH_2 \xrightarrow{H^+/KMnO_4}$

7. 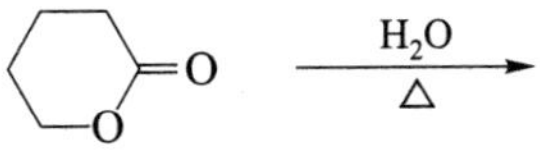

8. $CH_3-CH=CH-CHO \xrightarrow{NaBH_4}$

9. 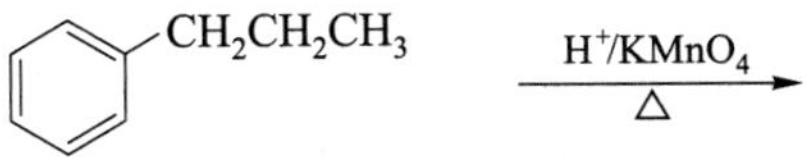

10. $CH_3-\overset{\overset{O}{\|}}{C}-CH_2-COOH \xrightarrow{\triangle}$

11. 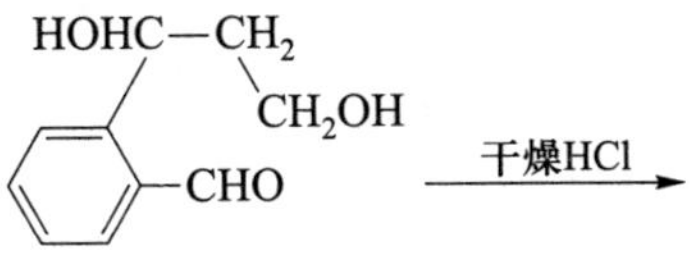

12. 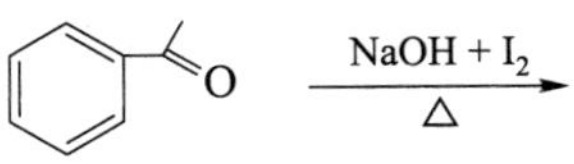

13. 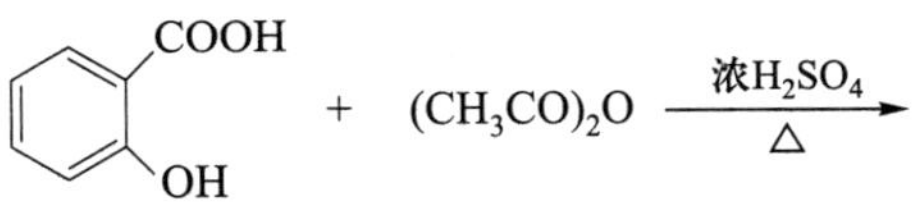

14. $CH_3-\overset{\overset{O}{\|}}{C}-Cl \xrightarrow{HNR_2}$

15. $CH_3CH_2-\overset{H}{N}-CH_3 \xrightarrow{HNO_2}$

四、用化学方法鉴别下列化合物

1. 葡萄糖　果糖　淀粉　蔗糖
2. 乙胺　二乙胺　三乙胺　苯胺
3. 1-氯丁-1-烯　3-氯丁-1-烯　4-氯丁-1-烯　苄基溴
4. 丙烯　丙烷　丙炔　环丙烷

5. 苯甲醛　　苯甲酸　　苯酚　　苯乙酮

五、合成题

1. 苯为初始原料合成 1-氯-4-硝基苯(无机试剂任选)

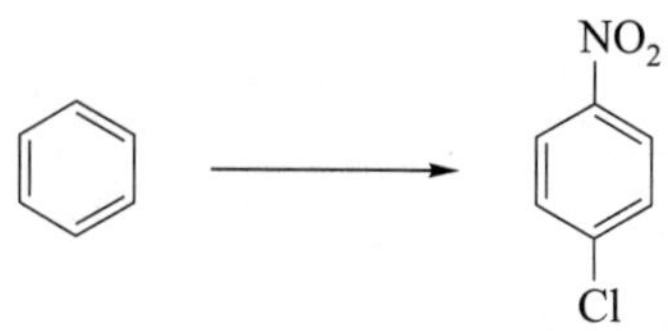

2. 丙烯为起始原料合成丁酸(无机试剂任选)

$$CH_3-CH=CH_2 \longrightarrow CH_3-CH_2-CH_2-COOH$$

3. 氯乙烯为起始原料合成丁-2-醇(无机试剂任选)

$$CH_3-CH_2-Cl \longrightarrow CH_3-\underset{OH}{\overset{H}{C}}-CH_2-CH_3$$

六、推断题

1. 有 A、B、C、D 四种化合物,分子式均为 $C_4H_{10}O$,其中 A、B、C 能与 Lucas 试剂反应,反应后 A 在室温下立即变浑浊,B 需要放置几分钟后才变浑浊,C 需加热才变浑浊,且无支链。D 不能与 Lucas 试剂反应,化学性质稳定。D 在酸性条件下可水解生成乙醇。请写出 A、B、C、D 的结构简式。

2. 烃 A 分子式为 C_4H_8。A 被 $H^+/KMnO_4$ 氧化放出 CO_2,与溴化氢加成生成 B。B 在碱性条件下发生取代反应生成 C。C 在浓硫酸下分子内消除反应得主产物 D。D 被 $H^+/KMnO_4$ 氧化断键后得乙酸。请写出 A、B、C 、D 可能的结构。

参 考 答 案

一、命名下列化合物或根据名称写出化合物的结构式

1. 2,3-二甲基丁烷　　2. (反)-3,4-二氯己-3-烯
3. *N*-乙基苯甲酰胺　　4. 噻吩
5. 乙甲胺　　6. (2*S*,3*S*)-2-氯-3-羟基丁二酸
7. 丁-2-醇　　8. 乙醚
9. 2-吡啶甲酸　　10. 丁-2-烯醛
11. 3-甲基-1-苯基丁-2-酮　　12. 乙酸乙酯

13. 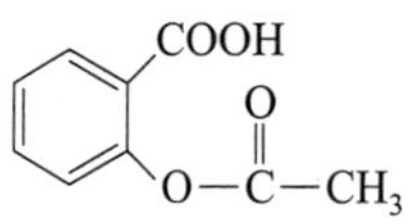

14. 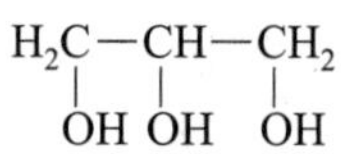

15. 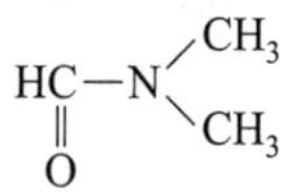

二、选择题

（一）单选题

1. C　2. C　3. D　4. D　5. A　6. A　7. A　8. C　9. C　10. B　11. D
12. A　13. D　14. D　15. D

（二）多选题

1. ABC　2. ABD　3. ABCD　4. ABCD　5. ABC

三、完成反应方程式

1. $H_3C-CH_2-C(CH_3)(Cl)-CH_2-CH_3$

2. 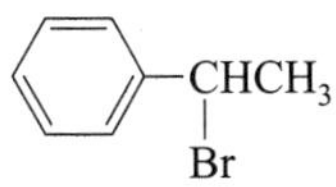

3. 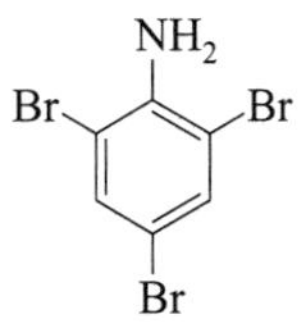

4. $ClCH_2CH_2CH_2Cl$

5. 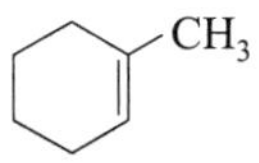

6. $CH_3-CH_2-C(CH_3){=}O + CO_2\uparrow$

7. $HOCH_2CH_2CH_2CH_2COOH$

8. $CH_3-CH{=}CH-CH_2OH$

9. 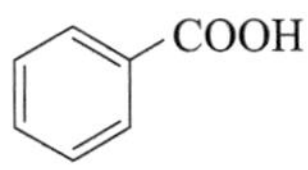

10. $CH_3-C({=}O)-CH_3$

11. 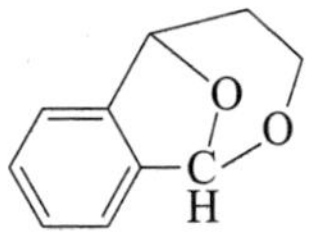

12. 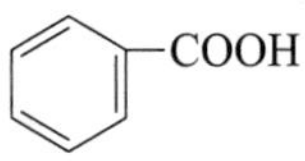

13. 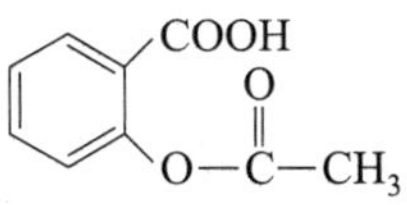

14. CH_3CONR_2

15. $H_3C-H_2C-N(NO)-CH_3$

四、用化学方法鉴别下列化合物

1.

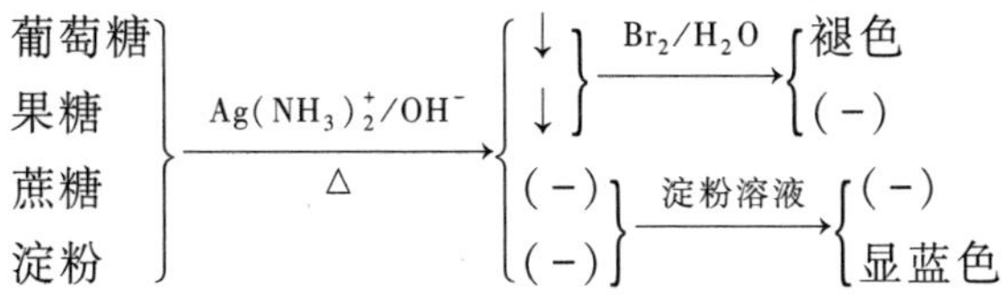

2.

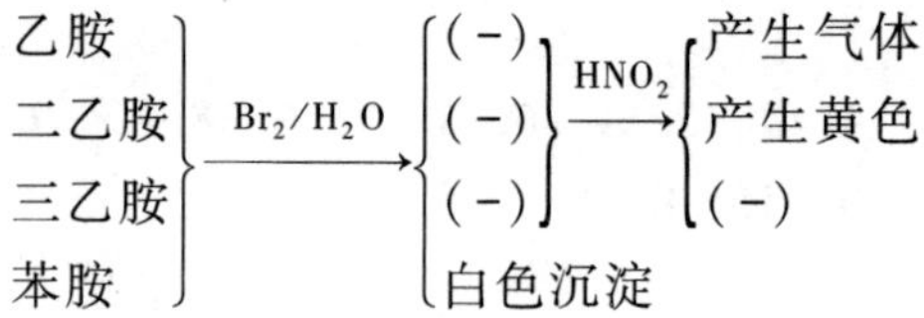

3.

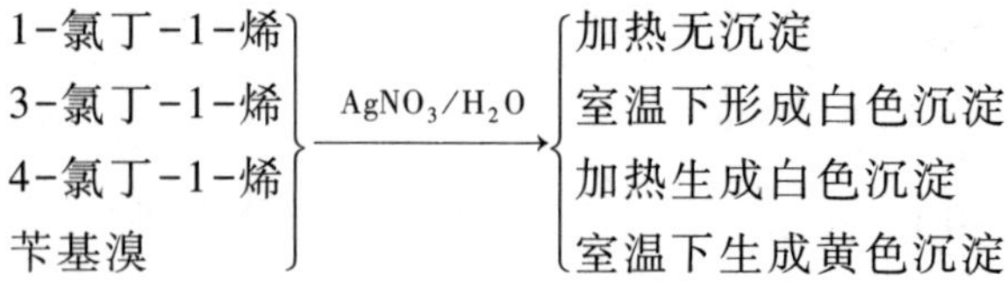

4.

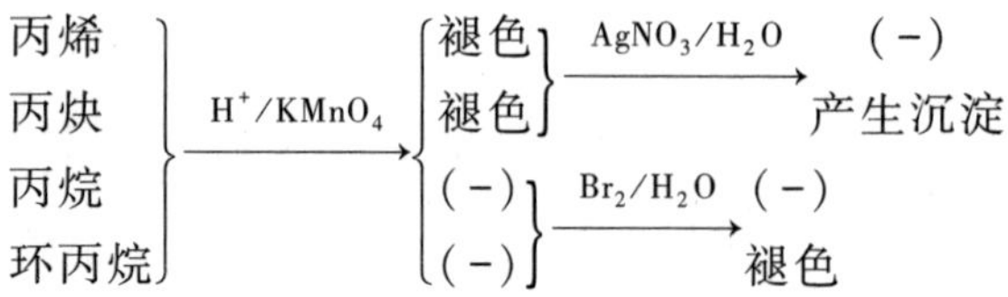

5.

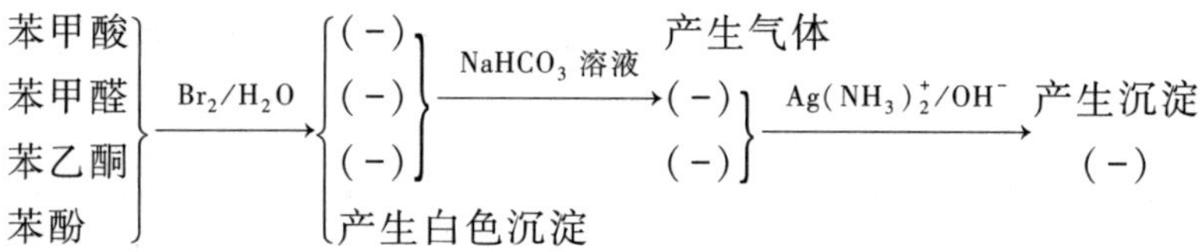

五、合成题

1. 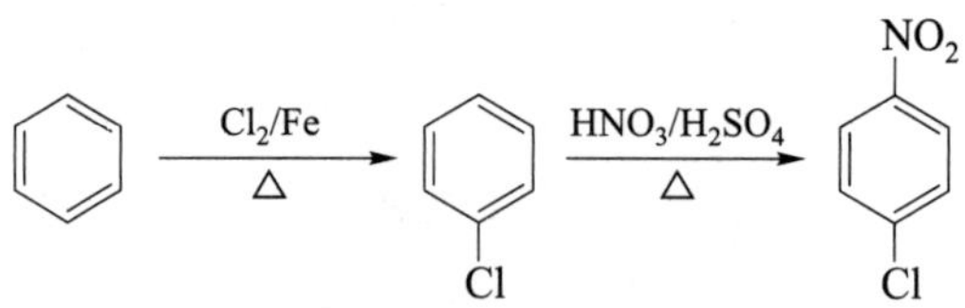

2. $CH_3-CH=CH_2 \xrightarrow{HBr/\text{过氧化物}} CH_3CH_2CH_2Br \xrightarrow{NaCN/H_2O} CH_3CH_2CH_2CN \xrightarrow{H^+/H_2O} CH_3CH_2CH_2COOH$

3. $CH_3CH_2Cl \xrightarrow[\triangle]{NaOH/H_2O} CH_3CH_2OH \xrightarrow[\triangle]{CrO_3/\text{吡啶}} CH_3CHO$

$CH_3CH_2Cl \xrightarrow{Mg/CH_3CH_2OCH_2CH_3} CH_3CH_2MgCl \xrightarrow{CH_3CHO} CH_3-\underset{OMgCl}{\overset{H}{C}}-CH_2CH_3 \xrightarrow{H_2O,\ \triangle} CH_3-\underset{OH}{\overset{H}{C}}-CH_2CH_3$

六、推断题

1.

A. 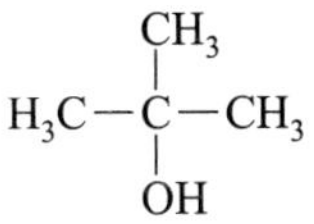

B. 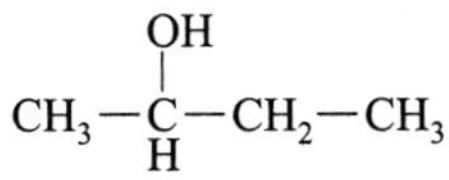

C. $CH_3CH_2CH_2CH_2OH$

B. $CH_3CH_2OCH_2CH_3$

2.

A. $CH_3-CH_2-CH=CH_2$

B. 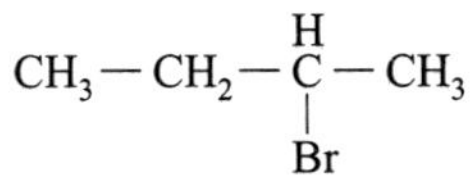

C. 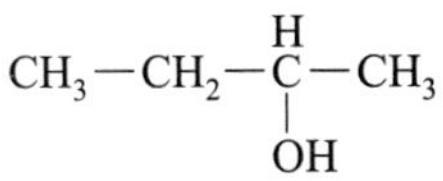

D. 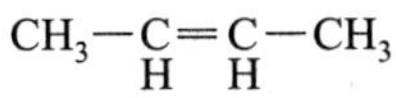

第三部分

主教材习题答案

第一章习题答案

1. 解：$\dfrac{1\ 500\ \text{g}\times 86.0\%}{95.0\%}=1\ 358\ \text{g}$

2. 解：(1) $n(\text{H}_2\text{SO}_4)=\dfrac{1.139\ \text{g}\cdot\text{cm}^{-3}\times 87.8\ \text{mL}\times 20\%}{98\ \text{g}\cdot\text{mol}^{-1}}=0.20\ \text{mol}$

$$c(\text{H}_2\text{SO}_4)=\frac{0.20\ \text{mol}}{87.8\ \text{mL}+766\ \text{mL}}=2.3\times 10^{-4}\ \text{mol/mL}=0.23\ \text{mol}\cdot\text{L}^{-1}$$

(2) $m(\text{H}_2\text{O})=1.139\ \text{g}\cdot\text{cm}^{-3}\times 87.8\ \text{mL}\times(1-20\%)+766\ \text{g}=846\ \text{g}$

$$b(\text{H}_2\text{SO}_4)=\frac{n}{m_\text{A}}=\frac{0.20\ \text{mol}}{846\ \text{g}\times 10^{-3}\ \text{kg}\cdot\text{g}^{-1}}=0.24\ \text{mol}\cdot\text{kg}^{-1}$$

(3) $\rho(\text{H}_2\text{SO}_4)=\dfrac{1.139\ \text{g}\cdot\text{cm}^{-3}\times 87.8\ \text{mL}\times 20\%}{87.8\ \text{mL}+766\ \text{mL}}=0.023\ 4\ \text{g}\cdot\text{mL}^{-1}$

3. 解：$c(\text{C}_6\text{H}_{12}\text{O}_6)=\dfrac{\Pi}{RT}=\dfrac{775\ \text{kPa}}{310\ \text{K}\times 8.314\ \text{kPa}\cdot\text{L}\cdot\text{K}^{-1}\cdot\text{mol}^{-1}}=0.300\ \text{mol}\cdot\text{L}^{-1}$

4. 解：$M_\text{B}=\dfrac{m_\text{B}RT}{\Pi V}=\dfrac{0.101\ \text{g}\times 8.314\ \text{kPa}\cdot\text{L}\cdot\text{K}^{-1}\cdot\text{mol}^{-1}\times 298\ \text{K}}{4.34\ \text{kPa}\times 0.010\ \text{L}}=5\ 765.8\ \text{g}\cdot\text{mol}^{-1}$

则胰岛素的相对分子质量为 5 765. 8。

5. 答：都是等渗溶液。

6. 答：在淡水中游泳，由于眼部组织的渗透压比外界淡水溶液的渗透压高，水从外界向眼组织内部渗透，因此会感到胀痛。

第二章习题答案

1. 答:(1) 各酸的共轭碱是:NH_3、Cl^-、OH^-、HPO_4^{2-}、CO_3^{2-}、HSO_4^-

(2) 各碱的共轭酸是:HS^-、HPO_4^{2-}、NH_4^+、H_3PO_4、H_2CO_3、H_2O

2. 答:酸:HCN、HS^-、HPO_4^{2-}、H_2S

碱:HS^-、HPO_4^{2-}、CO_3^{2-}、CH_3COO^-

两性物质:HS^-、HPO_4^{2-}

3. 答:不是。

4. 答:(1) NaAc 产生同离子效应,HAc 的解离平衡向着逆反应方向移动,H^+浓度减小,溶液 pH 增大。

(2) HAc 浓度增大,HAc 的解离平衡向着解离的方向移动,H^+浓度增大,溶液 pH 减小。

(3) 加入水产生稀释效应,HAc 的解离平衡向着解离的方向移动,但 H^+浓度减小,溶液 pH 增大。

(4) HCl 产生同离子效应,HAc 的解离平衡向着逆反应方向移动,但 H^+浓度增大,溶液 pH 减小。

5. 解:$\dfrac{10^{-1.4}}{10^{-5.0}}=10^{3.6}=3\ 981$

6. 解:弱酸 HB 在水溶液中存在解离平衡:

$$\mathrm{HB} \rightleftharpoons \mathrm{H^+} + \mathrm{B^-}$$

平衡浓度　　0.010−0.000 10　　0.000 10　0.000 10

$$K_a^\ominus=\frac{[\mathrm{H^+}][\mathrm{B^-}]}{[\mathrm{HB}]}=\frac{0.000\ 10\times0.000\ 10}{0.010-0.000\ 10}\approx\frac{1.0\times10^{-8}}{0.010}=1.0\times10^{-6}$$

$$\alpha=\frac{0.000\ 10}{0.010}\times100\%=1.0\%$$

7. 解:稀释后 c(乳酸)= 0.20 mol·L^{-1}

$$K_a^\ominus c=1.37\times10^{-4}\times0.20>20K_w^\ominus,\ \frac{c}{K_a^\ominus}=\frac{0.20}{1.37\times10^{-4}}>500$$

故$[\mathrm{H^+}]=\sqrt{K_a^\ominus c}=\sqrt{1.37\times10^{-4}\times0.20}=5.23\times10^{-3}$

pH = 2.28

8. 解:等体积混合后,NH_3 与 HCl 完全反应生成 0.10 mol·L^{-1} NH_4Cl,NH_4Cl 完全解离生成 NH_4^+ 和 Cl^-,在 0.10 mol·L^{-1} NH_4^+ 溶液中,

由教材表 2-1 知,NH_4^+ 的 $K_a^\ominus=5.68\times10^{-10}$

$$K_a^\ominus c=5.68\times10^{-10}\times0.10>20K_w^\ominus,\ \frac{c}{K_a^\ominus}=\frac{0.10}{5.68\times10^{-10}}>500$$

故$[H^+]=\sqrt{K_a^{\ominus}c}=\sqrt{5.68\times10^{-10}\times0.10}=7.54\times10^{-6}$

pH = 5.12

9. 答:缓冲溶液是指能够抵抗少量外加强酸或强碱,而保持其 pH 基本不变的溶液。缓冲溶液由共轭酸碱对组成,以醋酸-醋酸钠缓冲溶液为例进行说明。在醋酸-醋酸钠溶液中,醋酸是弱酸,部分解离,存在解离平衡。醋酸钠是强电解质,完全解离出钠离子和醋酸根离子。由于醋酸钠解离的醋酸根离子的同离子效应,使得醋酸的解离程度更小。因此,HAc 主要以分子的形式存在于溶液中,溶液中存在较高浓度的 HAc 和醋酸根离子。而 H^+ 由醋酸解离,受同离子效应影响,浓度很小。当体系中,加入少量强酸时,溶液中 H^+浓度增大,溶液中大量存在的醋酸根离子,可与 H^+结合,生成醋酸,使得醋酸的解离平衡向左移动。由于加入的强酸是少量的,当加入的强酸全部被醋酸根离子反应之后,建立新的动态平衡,HAc 浓度增大,Ac^-浓度减小,但溶液的 H^+由醋酸解离,醋酸解离同样受 Ac^-同离子效应抑制,H^+浓度变化不大,pH 变化不大。当体系中加入少量强碱时,氢氧根离子和溶液中的 H^+结合生成水,溶液中 H^+浓度降低,醋酸朝着解离的方向移动,补充减少的 H^+。当加入的强碱完全反应后,醋酸和醋酸根离子会建立新的平衡,HAc 浓度减小,Ac^-浓度增大,但溶液中的 H^+由醋酸解离,醋酸解离同样受 Ac^-同离子效应抑制,H^+浓度变化不大,pH 变化不大。因此,缓冲溶液能抵抗少量外加强酸或强碱,而保持其 pH 基本不变。

10. 答:缓冲溶液的总浓度相同,都是 $0.20\ mol\cdot L^{-1}$,当缓冲比越接近于 1,缓冲容量越大。因为(1)中,缓冲比等于 1,所以它的缓冲容量最大。

11. 答:根据 Henderson-Hasselbalch 方程式:$pH=pK_a^{\ominus}+\lg\dfrac{[B^-]}{[HB]}$

缓冲溶液的 pH 与缓冲溶液中弱酸的 $pK_a^{\ominus}$ 越接近越好,A 和 B 中弱酸的 $pK_a^{\ominus}$ 离 pH 都很远。C 中 $pK_a^{\ominus}=14-4.75=9.25$,$pH-pK_a^{\ominus}=9.8-9.25=0.55$,D 中 $pH-pK_a^{\ominus}=9.8-10.25=0.45$,$0.55>0.45$,所以应该选 D,即 $HCO_3^--CO_3^{2-}$ 缓冲系。

12. 解:根据 Henderson-Hasselbalch 方程式:$pH=pK_a^{\ominus}+\lg\dfrac{[B^-]}{[HB]}$

甲:$pH_{甲}=pK_{a1}^{\ominus}+\lg\dfrac{[HCO_3^-]}{[CO_3^{2-}]}=6.10+\lg\dfrac{24.0}{1.20}=7.40$

乙:$pH_{乙}=6.10+\lg\dfrac{21.6}{1.35}=7.30$

丙:$pH_{丙}=6.10+\lg\dfrac{56.0}{1.40}=7.70$

正常人血液 pH 为 7.35~7.45,根据计算结果知,甲是正常人,乙酸中毒,丙碱中毒。

13. 答:不可以。同种类型难溶强电解质可以直接比较,不同种类型难溶强电解质,不能直接比较。

14. 解:(1) 混合后

$$[Ba^{2+}]=\frac{2\times0.010}{5}=0.004,[SO_4^{2-}]=\frac{3\times0.10}{5}=0.06$$

$$[Ba^{2+}][SO_4^{2-}]=0.004\times0.06=2.4\times10^{-4}>K_{sp}^{\ominus}$$

故有 $BaSO_4$ 沉淀生成。

(2) 混合后

$$[Ag^{+}]=\frac{1\times0.0001}{3}=3.3\times10^{-5},[CrO_4^{2-}]=\frac{2\times0.0006}{3}=4.0\times10^{-4}$$

$$[Ag^{+}]^{2}[CrO_4^{2-}]=(3.3\times10^{-5})^{2}\times4.0\times10^{-4}=4.4\times10^{-13}<K_{sp}^{\ominus}$$

故没有 Ag_2CrO_4 沉淀生成。

15. 答:D

第三章习题答案

1. 答:分散系按分散相粒子直径的大小可分为三类。第一类为低分子(或离子)分散系,如生理盐水、蔗糖水溶液等,第二类为胶体分散系,如氢氧化铁、碘化银溶胶及金、银、硫等单质溶胶,第三类为粗分散系,如乳汁、泥浆等。

2. 答:凡能显著降低相间表面张力的物质称为表面活性剂。表面活性剂一般含有两类基团:一类是极性基团(亲水基),如—OH、—COOH、—NH_2、—SH、—SO_3H 等;另一类是非极性基团(疏水基),如直链或带支链的有机烃基。具有两亲性基团是表面活性剂在分子结构上的共同特征。

3. 答:Brown 运动是分散介质分子热运动的结果。悬浮于介质中的胶粒不断受到周围的分散介质分子从各个方向、不同速度的撞击,使胶粒在每一瞬间受到的合力的方向和大小不断改变,所以,胶粒时刻以不同的方向、不同的速度做无规则运动。胶粒越小,温度越高,Brown 运动就越显著。Brown 运动使胶粒可以抵抗在重力作用下的沉降,这是溶胶能保持相对稳定的原因之一。由于溶胶的胶粒很小,在重力场中的沉降速度很慢,超速离心机可使溶胶或蛋白质溶液的颗粒迅速沉降,加速沉降平衡的建立。

4. 答:明矾是硫酸钾铝复盐,溶于水后产生 K^+、Al^{3+} 等离子。Al^{3+} 在水中发生水解,产生 $Al(OH)_3$ 絮状胶体。浑浊的水中含有大量带负电荷的泥沙胶粒,受 Al^{3+} 作用很快凝聚,并与带正电荷的 $Al(OH)_3$ 胶体发生相互作用而一起下沉。所以明矾能使浑浊的水迅速澄清。

5. 答:溶胶可在一定条件下长期稳定存在,使溶胶稳定的因素如下:溶胶粒子带电荷,同种溶胶中的胶粒带有相同符号的电荷,胶粒相互接近时必然会产生斥力,从而阻止了胶粒间的聚集变大,增加了聚集稳定性。这是使溶胶稳定的主要原因。溶胶表面溶剂化膜的保护作用,这层溶剂化膜可以起到阻碍胶粒相互聚集的作用。当以水为溶剂时,溶胶的溶剂化膜为水化膜。Brown 运动使胶粒不易在重力作用下沉降。胶体体系的分散度越大,Brown 运动越剧烈,胶粒越不易聚沉。

第四章习题答案

1. 答:电子的运动除遵循波粒二象性外,还具有能量量子化和符合不确定原理的特点。一个原子轨道由主量子数 n、角量子数 l 以及磁量子数 m 三个量子数来描述。主量子数 n 是用来描述原子核外电子出现概率最大区域的离核远近,它决定了电子所在的电子层数,主量子数 n 的取值为 1,2,3,…,n 等正整数。角量子数 l 决定原子轨道的形状。l 的取值受主量子数 n 的限制,当 n 给定时,l 可取值为 0,1,2,3,…,($n-1$)等正整数,共 n 个数值。磁量子数 m 决定原子轨道在空间的伸展方向。当 l 给定时,m 的取值为从 $-l$ 到 $+l$ 之间的一切整数(包括 0 在内),表明原子轨道在空间有 $2l+1$ 个伸展方向。另外一个量子数自旋量子数 m_s 描述电子自旋的方向,有 $+\frac{1}{2}$ 和 $-\frac{1}{2}$ 两种取值,分别代表电子逆时针或顺时针两种不同的自旋方向。

2. 答:(1) 错误,正确的说法应该是电子的轨道用电子云描述,s 电子云呈球形,p 电子云为纺锤形。

(2) 错误,正确的说法应该是电子云越密集,电子在这个区域出现的概率密度越大。

(3) 错误,正确的说法应该是主量子数为 4 时,有 4s、4p、4d、4f 共 4 个亚层;主量子数为 1 时,只有一个 1s 轨道。

(4) 正确。

3. 答:原子核外有四个电子层,第一电子层有 1s 一个电子亚层,第二电子层有 2s、2p 两个电子亚层,第三电子层有 3s、3p、3d 共三个电子亚层,第四电子层有 4s、4p 两个电子亚层。该元素原子的核电荷数是 35。

4. 答:能量最低原理,Pauli 不相容原理,Hund 规则和 Hund 规则的补充规则。

5. 答:(1) 错误,违背能量最低原理。

(2) 错误,违背 Pauli 不相容原理。

(3) 错误,违背能量最低原理。

(4) 错误,违背了 Hund 规则。

(5) 错误,违背 Pauli 不相容原理和能量最低原理。

(6) 错误,违背了 Hund 规则的补充规则。

6. 答:(1) 错误,违背 Pauli 不相容原理,正确的电子排布式是 $1s^22s^22p^1$。

(2) 错误,违背 Hund 规则,正确的电子排布式是 $1s^22s^22p_x^12p_y^12p_z^1$。

(3) 错误,违背能量最低原理,正确的电子排布式是 $1s^22s^2$。

7. 答:$_{17}Cl$ $1s^22s^22p^63s^23p^5$,$_{20}Ca$ $1s^22s^22p^63s^23p^64s^2$,$_{24}Cr$ $1s^22s^22p^63s^23p^63d^54s^1$,$_{29}Cu$ $1s^22s^22p^63s^23p^63d^{10}4s^1$,$_{34}Se$ $1s^22s^22p^63s^23p^63d^{10}4s^24p^4$

8. 答:极性分子为 SO_2、H_2S 和 PCl_3,非极性分子为 CO_2 和 CCl_4。

9. 答:易溶于水的为 HF 和 NH_3,易溶于 CCl_4 的为 I_2、S、C_6H_6 和 Br_2。

第五章习题答案

1. 答:(1) 配合物的内界是配合物的特征部分,是由中心原子和配体组成;配合物中与配离子带相反电荷的离子称为配合物的外界。

(2) 只含有一个配位原子的配体称为单齿配体,如 NH_3、H_2O、OH^-、F^-、Cl^-、Br^-等,含有2个或2个以上配位原子的配体称为多齿配体,如 en、EDTA 等。

(3) 简单配合物是由中心原子与单齿配体形成的配合物,螯合物是中心原子与多齿配体形成的具有环状结构的配合物。螯合物的稳定性强于简单配合物。

2. 答:

配合物	名称	中心原子	配体	配位原子	配位数
$Na_4[Fe(CN)_6]$	六氰合铁(Ⅱ)酸钠	Fe^{3+}	CN^-	C	6
$[Zn(NH_3)_4]SO_4$	硫酸四氨合锌(Ⅱ)	Zn^{2+}	NH_3	N	4
$[Ag(NH_3)_2]OH$	氢氧化二氨合银(Ⅰ)	Ag^+	NH_3	N	2
$K[PtCl_3(NH_3)]$	三氯·氨合铂(Ⅱ)酸钾	Pt^{2+}	Cl^-、NH_3	Cl^-、N	4
$H_2[PtCl_6]$	六氯合铂(Ⅳ)酸	Pt^{4+}	Cl^-	Cl^-	6
$[Co(NH_3)_4(H_2O)_2]Cl_3$	氯化四氨·二水合钴(Ⅲ)	Co^{3+}	NH_3、H_2O	N、O	6

3. 答:由于生成螯合环而使配合物的稳定性大大增加的作用称为螯合效应。螯合物的稳定性与螯合环的大小及数目有关。

作为螯合剂应具备两个条件:(1) 配体必须含有两个或两个以上能提供孤对电子的配位原子;(2) 配体的配位原子之间应该相隔2~3个其他原子,以形成稳定的五元环或六元环结构。

4. 答:(1) 错误;(2) 错误;(3) 错误;(4) 错误;(5) 错误;(6) 错误。

5. 答:(1) 反应向生成$[Ag(NH_3)_2]^+$方向移动

(2) 反应向配离子解离方向移动

(3) 反应向生成$[Ag(NH_3)_2]^+$方向移动

(4) 反应向配离子解离方向移动。

6. 解:

$$K_s^{\ominus}=\frac{[Cu(NH_3)_4^{2+}]}{[Cu^{2+}]\cdot[NH_3]^4} \qquad [Cu^{2+}]=\frac{[Cu(NH_3)_4^{2+}]}{K_s^{\ominus}\cdot[NH_3]^4}$$

$$[Cu^{2+}]=\frac{0.10}{4.8\times10^{12}\times(1.0)^4}=2.1\times10^{-13}$$

即 Cu^{2+}的浓度为 $2.1\times10^{-13}\ mol\cdot L^{-1}$。

7. 解:

$$[Ag(CN)_2]^- \rightleftharpoons Ag^+ + 2CN^-$$

$$0.10-x \qquad x \qquad 2x$$

$$K_s^{\ominus}=\frac{0.10-x}{(2x)^2x}=1.3\times10^{21}$$

x 太小，$0.10-x\approx0.10$

故$\dfrac{0.10}{(2x)^2x}=1.3\times10^{21}$，$x=2.68\times10^{-8}$

即$[Ag^+]=2.68\times10^{-8}$，$[CN^-]=2x=5.36\times10^{-8}$

8. 解：该反应的标准平衡常数为

$$\begin{aligned}K^{\ominus}&=\frac{[Ag(S_2O_3)_2^{3-}][NH_3]^2}{[Ag(NH_3)_2^+][S_2O_3^{2-}]^2}\\&=\frac{[Ag(S_2O_3)_2^{3-}][NH_3]^2[Ag^+]}{[Ag(NH_3)_2^+][S_2O_3^{2-}]^2[Ag^+]}\\&=\frac{K_s^{\ominus}[Ag(S_2O_3)_2^{3-}]}{K_s^{\ominus}[Ag(NH_3)_2^+]}=\frac{2.9\times10^{13}}{1.1\times10^{7}}=2.6\times10^{6}\end{aligned}$$

标准平衡常数 $K^{\ominus}$很大，说明上述反应向生成$[Ag(S_2O_3)_2]^{3-}$的方向进行，即反应正向进行，并且进行的比较完全。

第六章习题答案

1. 答：(1) 是氧化还原反应，MnO_2 是氧化剂，HCl 是还原剂。

(2) 是氧化还原反应，$KMnO_4$ 是氧化剂，HCl 是还原剂。

(3) 是氧化还原反应，$FeCl_3$ 是氧化剂，$SnCl_2$ 是还原剂。

(4) 是氧化还原反应，HNO_3 是氧化剂，Cu 是还原剂。

(5) 是氧化还原反应，I_2 是氧化剂，$Na_2S_2O_3$ 是还原剂。

2. 答：(1) 强氧化剂：Br_2，强还原剂：I^-；

(2) 强氧化剂：Ag^+，强还原剂：Zn；

(3) 强氧化剂：$Cr_2O_7^{2-}$，强还原剂：Fe^{2+}；

(4) 强氧化剂：Sn^{2+}，强还原剂：Mg。

3. 答：氧化剂的氧化能力：$MnO_4^- > Cr_2O_7^{2-} > Hg^{2+} > Fe^{2+} > Zn^{2+}$；

还原剂的还原能力：$Sn > Fe^{2+} > Ag > Cl^-$。

4. 解：正极反应：$MnO_4^- + 8H^+ + 5e^- \longrightarrow Mn^{2+} + 4H_2O$

负极反应：$Zn \longrightarrow Zn^{2+} + 2e^-$

电池反应：$2MnO_4^- + 16H^+ + 5Zn \longrightarrow 2Mn^{2+} + 8H_2O + 5Zn^{2+}$

5. 答：(1) 能；(2) 不能；(3) 不能；(4) 不能。

6. 解：$\varphi(Cu^{2+}/Cu) = \varphi^{\ominus}(Cu^{2+}/Cu) + \frac{0.059\ V}{2}\lg[Cu^{2+}] = 0.337\ V + \frac{0.059\ V}{2}\lg 0.1 = 0.31\ V$

$$\varphi(Fe^{3+}/Fe^{2+}) = \varphi^{\ominus}(Fe^{3+}/Fe^{2+}) + 0.059\ V\frac{[Fe^{3+}]}{[Fe^{2+}]} = 0.771\ V + 0.059\ V\frac{0.1}{0.01} = 0.83\ V$$

$E = 0.83\ V - 0.31\ V = 0.52\ V$

负极反应：$Cu \longrightarrow Cu^{2+} + 2e^-$

正极反应：$Fe^{3+} + e^- \longrightarrow Fe^{2+}$

电池反应：$Cu + 2Fe^{3+} \longrightarrow Cu^{2+} + 2Fe^{2+}$

7. 解：$c_{HAc} = 0.10\ mol \cdot L^{-1}$ 时，醋酸溶液的 H^+ 浓度为

$$[H^+] = \sqrt{c_{HAc}K_a} = \sqrt{0.10 \times 1.76 \times 10^{-5}} = 1.33 \times 10^{-3}(mol \cdot L^{-1})$$

氢电极的电极电势为

$$\varphi(H^+/H_2) = \varphi^{\ominus}(H^+/H_2) + \frac{0.059\ 16\ V}{2}\lg\frac{[H^+]^2}{\frac{p(H_2)}{p^{\ominus}}}$$

$$= \frac{0.059\ 16\ V}{2}\lg\frac{(1.33 \times 10^{-3})^2}{\frac{100}{100}}$$

$$= -0.17\ V$$

8. 解：

$$\begin{aligned}pH_x &= pH_s + \frac{E_x - E_s}{0.059\ 16\ \text{V}}\\ &= 3.57 + \frac{0.340\ \text{V} - 0.095\ 4\ \text{V}}{0.059\ 16\ \text{V}}\\ &= 7.70\end{aligned}$$

第七章习题答案

1. 答:(1) 4 位;(2) 3 位;(3) 2 位;(4) 2 位。

2. 答:(1) 11.3;(2) 1.2×10^{6}。

3. 答:滴定分析的化学反应须满足三个条件:(1) 反应定量完成,即反应按一定的化学方程式进行(有明确的化学计量关系),反应的完全程度达到 99.9%以上;(2) 反应必须迅速;(3) 有合适的指示滴定终点的方法。

4. 答:误差是测量值与真实值之间的差值;偏差是测量值与平均值之间的差值。准确度是描述测量值与真实值之间的符合程度,精密度是描述多次平行测定结果之间相互接近的程度。精密度是保证准确度的前提。

5. 答:常用酸碱指示剂有甲基橙(3.1~4.4)、甲基红(4.4~6.2)和酚酞(8.0~9.6)。

6. 解:无水碳酸钠 Na_2CO_3标定盐酸的化学反应为

$$Na_2CO_3+2HCl \xlongequal{} 2NaCl+H_2O+CO_2$$

$$c(HCl)=\frac{0.135\,0\times2\times1\,000}{106.0\times25.02}\ mol\cdot L^{-1}=0.101\,8\ mol\cdot L^{-1}$$

$$c(NaOH)=0.101\,8\times1.047\ mol\cdot L^{-1}=0.106\,6\ mol\cdot L^{-1}$$

故标定得到盐酸的浓度是 $0.101\,8\ mol\cdot L^{-1}$,氢氧化钠溶液的浓度是 $0.106\,6\ mol\cdot L^{-1}$。

7. 答:乙二胺四乙酸的二钠盐 $Na_2H_2Y\cdot2H_2O$,也称作 EDTA,用 H_4Y 表示。它可以精制成基准试剂,直接配制标准溶液。金属离子与 EDTA 配合的稳定性、金属离子的水解以及指示剂的适用的 pH 范围,共同决定了配位滴定的酸度。因此,滴定过程要选择使用合适的缓冲体系,以控制滴定过程中酸度保持不变。

8. 解:$CaCO_3$ 的相对分子质量为 100.1。

$$c(EDTA)=\frac{0.230\,0\times1\,000\times25.00}{100.1\times250\times22.74}\ mol\cdot L^{-1}=0.010\,10\ mol\cdot L^{-1}$$

故 EDTA 标准溶液的浓度 $0.010\,10\ mol\cdot L^{-1}$。

9. 答:碘量法用淀粉作指示剂,需在近终点时加入。若过早加入淀粉,溶液中有大量 I_2 存在时,会导致滴定终点变化不敏锐。

10. 解:草酸 $H_2C_2O_4\cdot2H_2O$ 的相对分子质量为 126.1,MnO_2 的相对分子质量为 86.94。

$$MnO_2+H_2C_2O_4+2H^+ \xlongequal{} Mn^{2+}+2CO_2+2H_2O$$

$$5C_2O_4^{2-}+2MnO_4^-+16H^+ \xlongequal{} 2Mn^{2+}+10CO_2+8H_2O$$

$$w=\left(\frac{0.850\,0}{126.1}-\frac{0.020\,00\times45.00\times5}{1\,000\times2}\right)\times\frac{86.94}{0.500\,0}\times100\%=78.08\%$$

故样品中 MnO_2 的质量分数为 78.08%。

第八章习题答案

1. 答：Lambert-Beer 定律的物理意义是：当一束平行的单色光通过单一均匀的、非散射的吸光物质溶液时，溶液的吸光度与溶液的浓度和厚度的乘积成正比；透光率(T)指透射光强度(I)占入射光强度(I_0)的百分数，$T=I/I_0$；吸光度(A)指溶液对光吸收的程度，$A=\lg(I_0/I)=-\lg T$；吸光率与透光度是负对数关系。

2. 答：主要有光学因素和化学因素。光学因素主要有：单色光引起的偏离，非平行入射光引起的偏离，介质不均匀引起的偏移。化学因素主要有：溶液浓度过高引起的偏离，化学反应引起的偏离。

3. 解：$c_{\min}=\dfrac{A_{\min}}{\varepsilon\cdot l}=\dfrac{0.2}{1.7\times10^4\times2}\ \text{mol}\cdot\text{L}^{-1}=5.88\times10^{-6}\ \text{mol}\cdot\text{L}^{-1}$

$c_{\max}=\dfrac{A_{\max}}{\varepsilon\cdot l}=\dfrac{0.7}{1.7\times10^4\times2}\ \text{mol}\cdot\text{L}^{-1}=2.06\times10^{-5}\ \text{mol}\cdot\text{L}^{-1}$

$m_{\min}=5.88\times10^{-6}\ \text{mol}\cdot\text{L}^{-1}\times314.47\ \text{g}\cdot\text{mol}^{-1}\times10^3=1.9\ \mu\text{g}\cdot\text{mL}^{-1}$

$m_{\max}=2.06\times10^{-6}\ \text{mol}\cdot\text{L}^{-1}\times314.47\ \text{g}\cdot\text{mol}^{-1}\times10^3=6.5\ \mu\text{g}\cdot\text{mL}^{-1}$

适宜浓度范围 1.9~6.5 $\mu\text{g}\cdot\text{mL}^{-1}$。

4. 解：$c=\dfrac{0.06}{50}\times1.00=0.001\,2\ (\text{g}/100\ \text{mL})$

$A=E_{1\,\text{cm}}^{1\%}\cdot c\cdot l=560\times0.001\,2\times1=0.672$

$w=\dfrac{c_x}{c}\times100\%=\dfrac{A_x}{A}\times100\%=\dfrac{0.558}{0.672}\times100\%=83.0\%$

维生素 C 的质量分数为 83.0%。

5. 解：$c=\dfrac{A}{\varepsilon l}=\dfrac{0.520}{2.6\times10^{-4}\times1}\ \text{mol}\cdot\text{L}^{-1}=2\times10^{-5}\ \text{mol}\cdot\text{L}^{-1}$

$M=\dfrac{m}{c\cdot V}=\dfrac{0.854\,0}{2\times10^{-5}\times100}\ \text{g}\cdot\text{mol}^{-1}=427\ \text{g}\cdot\text{mol}^{-1}$

药物的相对分子质量为 427。

第九章习题答案

1. 答:(1) 有机物种类繁多;

(2) 同分异构现象普遍;

(3) 有机物易燃,对热不稳定;

(4) 熔点低;

(5) 难溶于水,易溶于有机溶剂;

(6) 有机物反应速率较慢,并常伴随副反应。

2. 答:有机物种类众多的原因在于 C 原子外层有四个电子,可与 C、H、O、N、P、S、卤素原子等通过共用电子对形成四个共价键。C 原子间相互结合形成有机物分子骨架,骨架的连接方式也多种多样,不仅可以形成碳碳单键,还可以形成碳碳双键或碳碳三键;不仅可形成直链,还可形成支链以及相互连接形成环状化合物等。

3. 答:

(1) 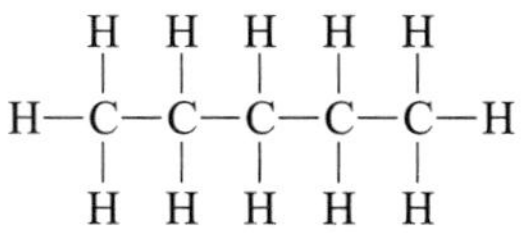

(2) 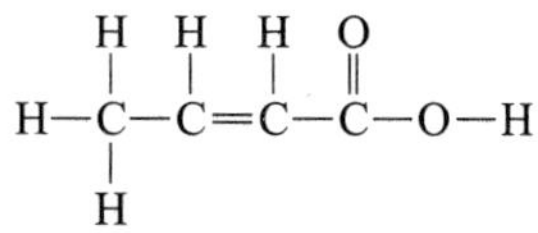

(3) 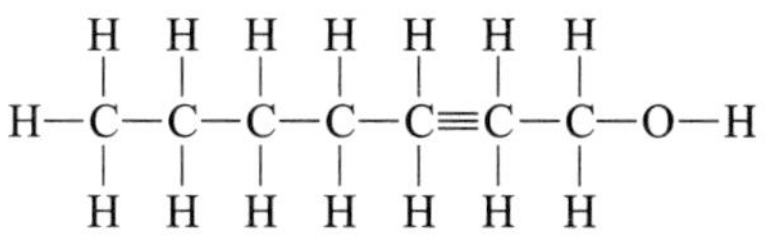

(4) 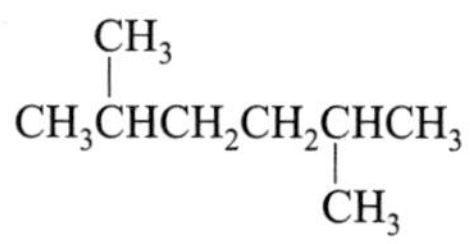

(5) 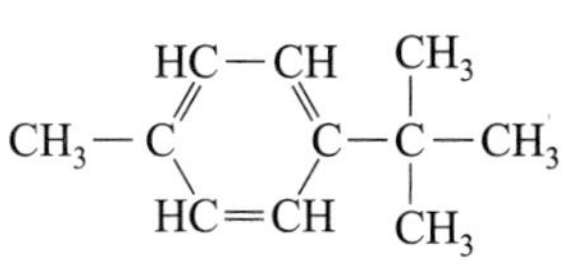

(6) 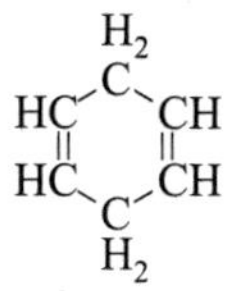

4. 答:(1) 双键,烯烃;(2) 醛基,醛;(3) 羟基,醇;(4) 醚键,醚;(5) 羰基,酮;(6) 酯基,酯;(7) 酚羟基,酚;(8) 氨基,胺;(9) 酰胺基,酰胺

5. 答:常见的反应类型有取代反应、加成反应、消去反应、氧化还原反应。

取代反应是有机分子中的一个原子或基团被其他原子或基团替换的反应;加成反应是有机物分子中不饱和键中的 π 键断裂、两端成键原子与其他原子或基团结合形成新有机物的反应;消去反应是指有机物脱去一个小分子生成不饱和键的反应;氧化还原反应是指有机物分子加氧或去氢、加氢或去氧的反应。

第十章习题答案

1. 答:(1) 4-乙基-6-异丙基壬烷　　(2) 3-甲基-4-乙烯基庚烷

(3) (2Z,4Z)-4-甲基庚-2,4-二烯　　(4) 3-甲基丁-1-炔

(5) 4-乙基己-1-烯-5-炔　　(6) 2,6,6-三甲基-5-丙基辛烷

2. 答:(1) 无

(2) 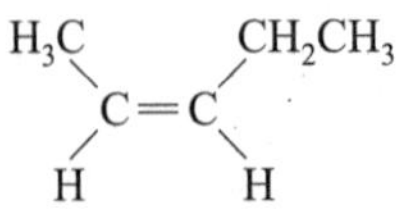 (Z)/顺-戊-2-烯， 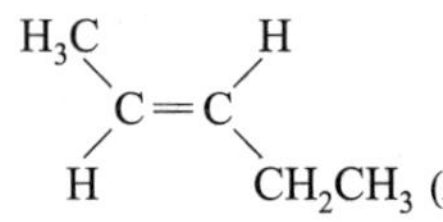 (E)/反-戊-2-烯

(3) 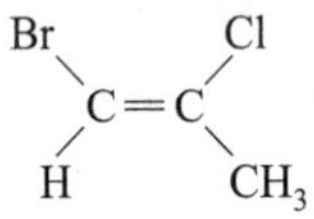 (Z)-1-溴-2-氯丙烯， 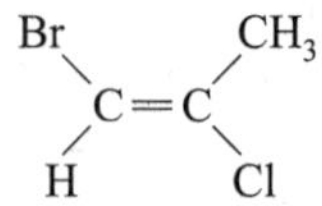 (E)-1-溴-2-氯丙烯

(4)

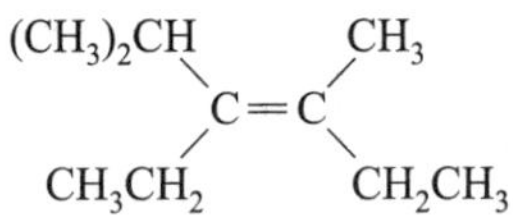 (E)/顺-3-乙基-2,4-二甲基己-3-烯，

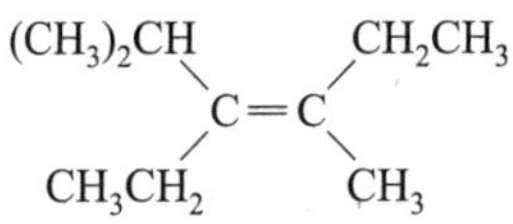 (Z)/反-3-乙基-2,4-二甲基己-3-烯

3. 答:(1) $CH_2{=}C(CH_3)_2$　　(2) 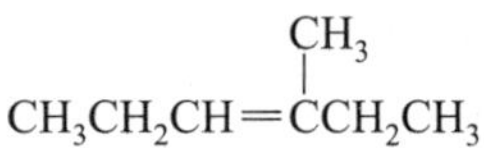

(3) $CH_2{=}CHCH{=}CH_2$　　(4) 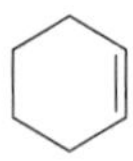

4. 答:(1) 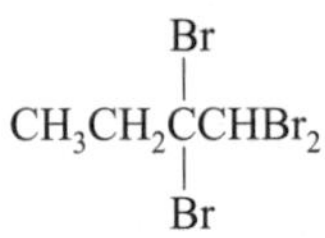　　(2) $CH_3CH_2C{\equiv}C{-}Ag$

(3) 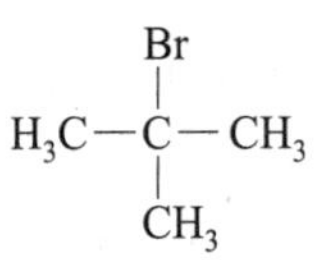　　(4) 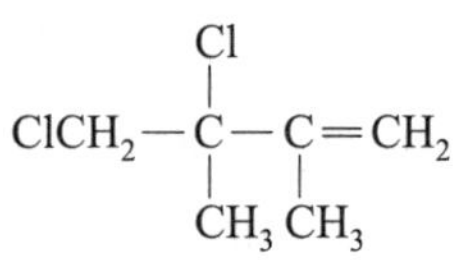 + 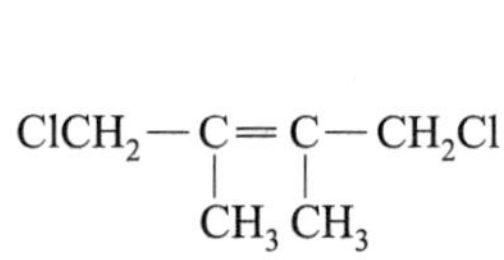

(5) 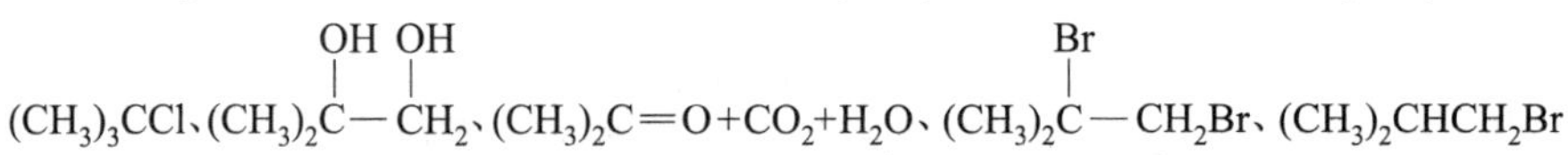

5. 答:

(1) 己-1-炔、己-1,3-二烯、己烷 $\xrightarrow{Br_2/CCl_4}$ 己-1-炔：褪色，己-1,3-二烯：褪色，己烷：不褪色；褪色者 $\xrightarrow{Ag(NH_3)_2NO_3}$ 白色沉淀（己-1-炔），无沉淀（己-1,3-二烯）

(2)
3-甲基丁炔
2-甲基丁-2-烯
2-甲基丁烷
$\xrightarrow{Br_2/CCl_4}$
褪色
褪色
不褪色
（褪色者）$\xrightarrow{Ag(NH_3)_2NO_3}$
白色沉淀
无沉淀

6. 答：

A. 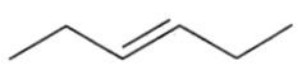
B. 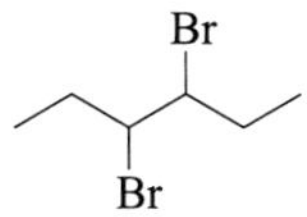
C. 

D. 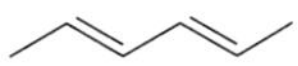
E. 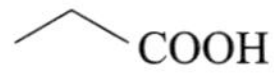

第十一章习题答案

1. 答:(1) 4-环丁基-2-甲基己烷　　(2) 反-1-异丙基-4-甲基环己烷

(3) 顺-1-异丙基-3-硝基环己烷　　(4) 1-溴-3-乙基萘

(5) 5-异丁基-2-硝基苯酚　　(6) 3-(2-氯苯基)丙-1-烯

2. 答:(1) 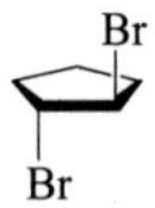

(2) 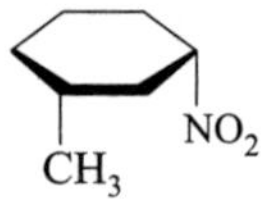

(3) 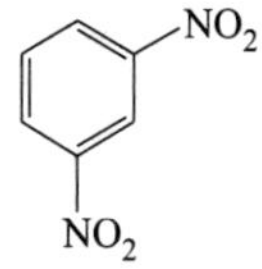

(4) 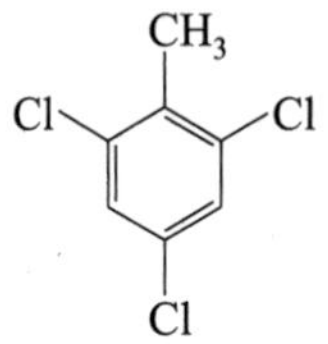

(5) 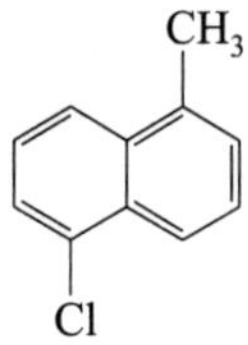

(6) 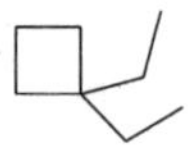

3. 答:(1) 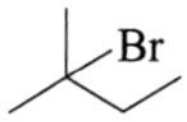

(2) $AlCl_3$;浓 H_2SO_4+浓 HNO_3 加热

(3) 浓 H_2SO_4; 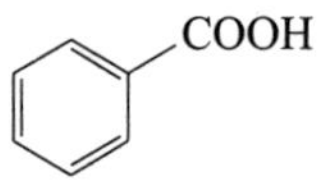

4. 答:(1) 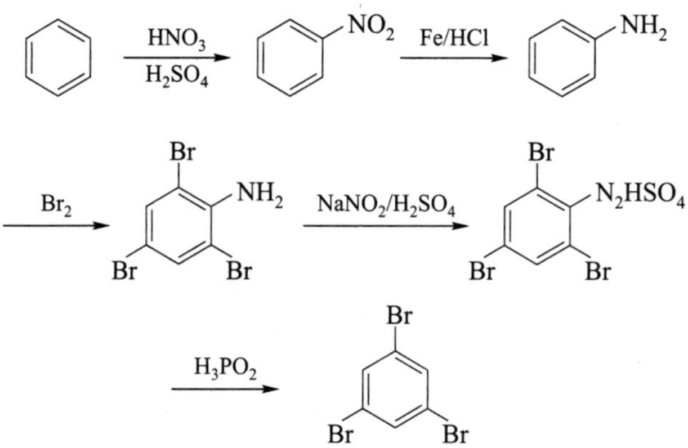

(2) 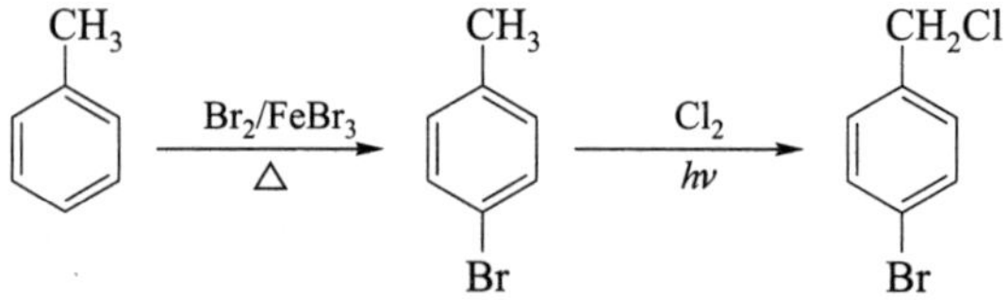

(3) 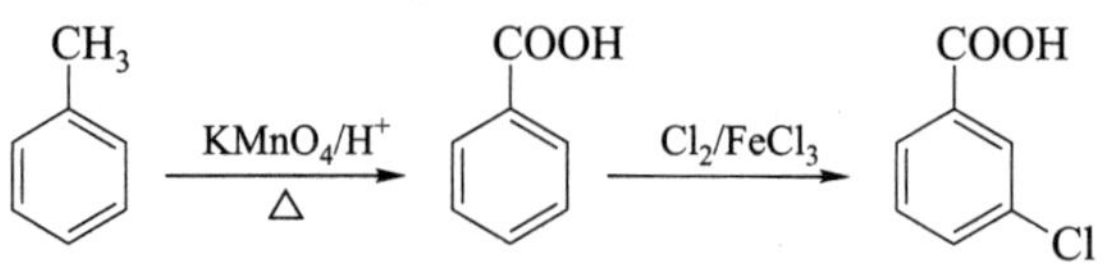

5. 答：

（1）$\left.\begin{array}{l}\text{环丙烷}\\ \text{丙烯}\end{array}\right\}\xrightarrow{KMnO_4+H_2SO_4}\left\{\begin{array}{l}\text{不褪色}\\ \text{褪色}\end{array}\right.$

（2）$\left.\begin{array}{l}\text{苯}\\ \text{环丙烯}\end{array}\right\}\xrightarrow{Br_2}\left\{\begin{array}{l}\text{不褪色}\\ \text{褪色}\end{array}\right.$

第十二章习题答案

1. 答：(1) 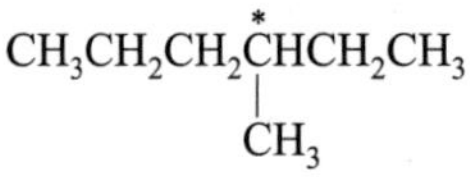　(2) $C_6H_5\overset{*}{C}HClCH_3$　(3) 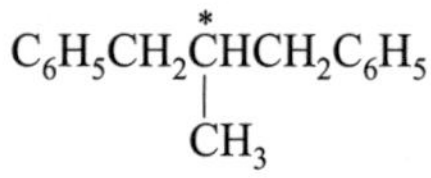

(4) 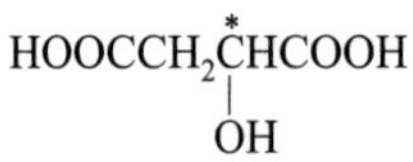　(5) 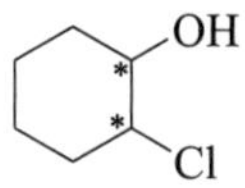

2. 答：化合物(1)(3)和(4)有对称面。化合物(1)(2)有对称中心

3. 答：

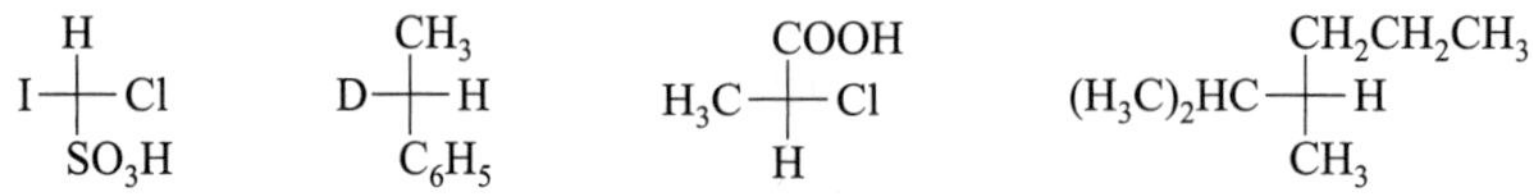

A　　B　　C　　D

A 为 R 构型，B 为 R 构型，C 为 S 构型，D 为 S 构型。

4. 答：(1) 非对称性物质使通过该物质的偏振光振动平面发生旋转的性质称为旋光性。

(2) 偏振光通过某物质时，能使偏光振动平面发生旋转的物质称为旋光物质。

(3) 比旋光度是使用钠光(也称 D 线，波长 589 nm)和 1 dm 的盛液管在溶液浓度为 1 $g \cdot mL^{-1}$ 时的旋光度数。

(4) 物体与其镜像不能重叠的现象叫手性。两个立体异构体若满足互为实物与镜像且不能重叠的关系，则两者都是手性分子且互为对映异构体。

(5) 彼此之间不能重合，又不成镜像关系，但具有旋光性的同分异构体称为非对映体。

(6)由等量的互为对映异构体的两种化合物组成的混合物称为外消旋体。外消旋体是混合物。

(7) 含多个手性碳原子但不具旋光性的化合物称为内消旋体，又称为内消旋化合物。内消旋体是纯净物。

5. 答：2-溴-3-氯丁烷有两个手性中心，至多应有 $2^2=4$ 个构型异构体：

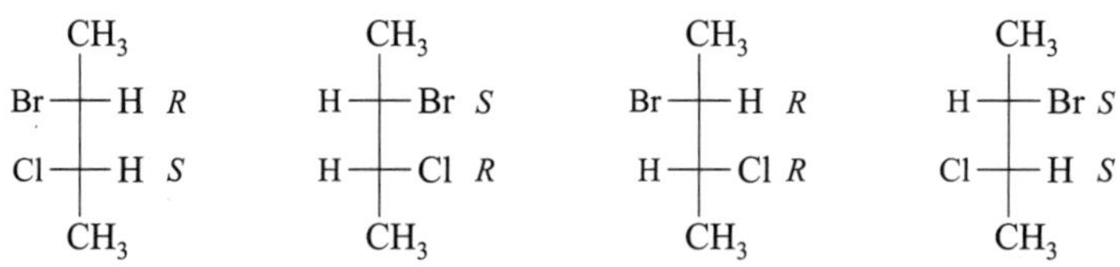

(Ⅰ)　(Ⅱ)　(Ⅲ)　(Ⅳ)

(Ⅲ)与(Ⅳ)、(Ⅰ)与(Ⅱ)互为对映体；

（Ⅰ）与（Ⅲ）、（Ⅰ）与（Ⅳ）、（Ⅱ）与（Ⅲ）、（Ⅱ）与（Ⅲ）互为非对映体。

6. 答：(1) 同一化合物，(2) 对映体，(3) 对映体，(4) 非对映体

7. 答：

	A. 熔点或沸点	B. 旋光性	C. 溶解度
(1)	相同	旋光度相同，方向不同	相同
(2)	不相同	都没有旋光性	不相同

第十三章习题答案

1. 答：(1) 叔丁基溴(2-溴-2-甲基丙烷)　　(2) 4-氯环己烯

(3) 烯丙基溴(3-溴丙烯)　　(4) 1-氯-3-苯基丁烷

2. 答：

(1) 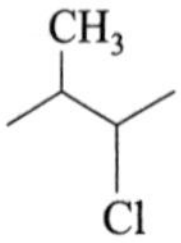　(2) 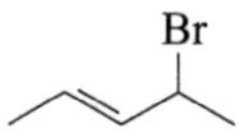　(3) 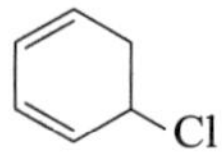　(4) 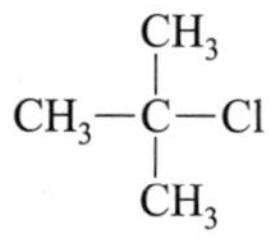

3. 答：(1) 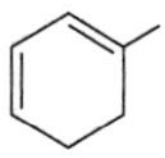　　(2) $CH_3CH_2CH_2CN$；$CH_3CH_2CH_2COOH$

4. 答：

(1) 1-氯戊-1-烯、3-氯戊-1-烯、4-氯戊-1-烯 $\xrightarrow{AgNO_3\ 醇溶液}$ 加热也无沉淀；室温有沉淀；加热有沉淀

(2) 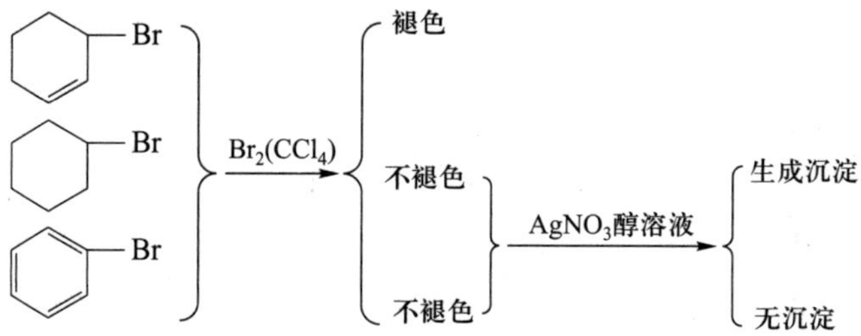

5. 答：A. 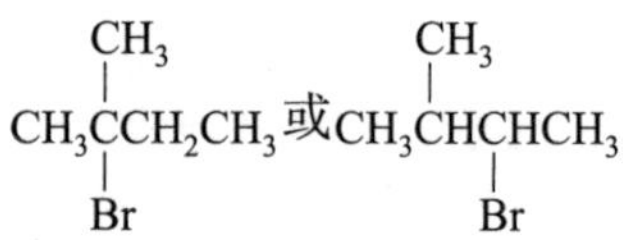　　B. $CH_3CH{=}C(CH_3)_2$

6. 答：A. $CH_3CH_2CH{=}CH_2$　　B. 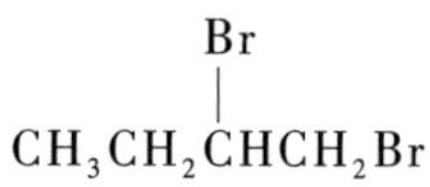　　C. $CH_3CH_2C{\equiv}CH$

第十四章习题答案

1. 答：(1) 2-乙基-3-甲基-戊-1-醇 (2) (*E*)-5-甲基己-3-烯-2-醇或反-5-甲基己-3-烯-2-醇 (3) 苯乙醚 (4) 萘-1,2-二酚 (5) 2-羟基苯甲醛 (6) 4-异丙基-2-甲基环己醇

2. 答：

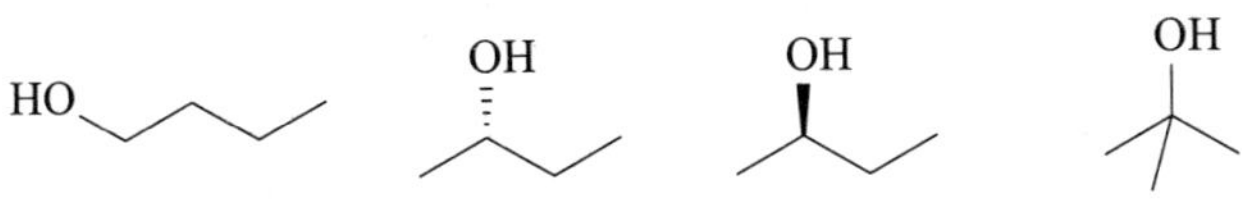

丁-1-醇 (*S*)-丁-2-醇 (*R*)-丁-2-醇 2-甲基丙-2-醇 2-甲基丙-1-醇

3. 答：

(1) 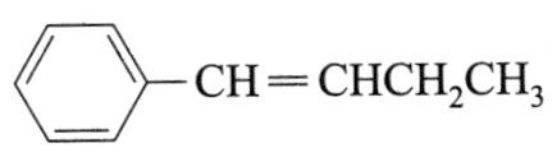

(2) 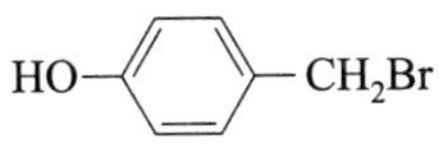

(3) $CH_3CH_2CH_2COOH$

(4) $CH_3CH(CH_3)CH_2ONO_2$

(5) 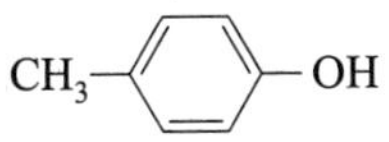

+ CH_3I

4. 答：(5)>(4)>(6)>(1)>(3)>(2)

5. 答：

(1) 丁-2-醇、乙醚、1-氯丁烷 $\xrightarrow{\text{浓硫酸}}$ 溶解、溶解、不溶；溶解者 $\xrightarrow{K_2Cr_2O_7/H^+}$ 黄色变绿色（丁-2-醇）、不变色（乙醚）

(2) 乙二醇、苯甲醇、对甲苯酚 $\xrightarrow{FeCl_3}$ ×、×、显色；× 者 $\xrightarrow{\text{新制 } Cu(OH)_2}$ 蓝色（乙二醇）、×（苯甲醇）

6. 答：

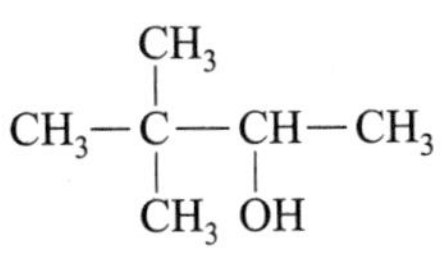

7. 答：

A. 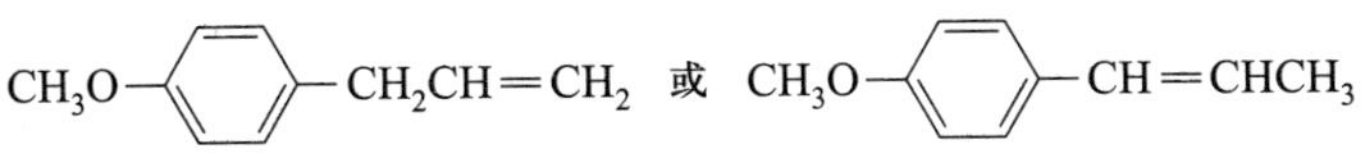

B. 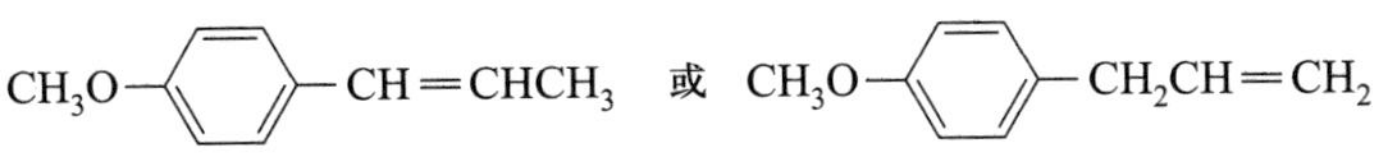

8. 答:结构:

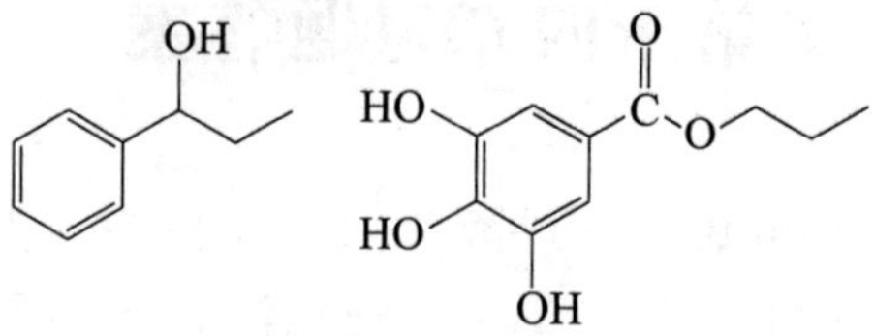

1-苯基丙-1-醇　3，4，5-三羟基苯甲酸丙酯

鉴别方法:加氯化铁溶液显色的鉴别原料药棓丙酯(3,4,5-三羟基苯甲酸丙酯),不显色的是1-苯基丙-1-醇。

第十五章习题答案

1. 答：(1) 2-乙基-3,4,5-三甲基己醛　　(2) 环戊基甲醛

(3) 5-甲基庚-3-酮　　(4) 环己酮

(5) 丁-2-烯醛

2. 答：(1) 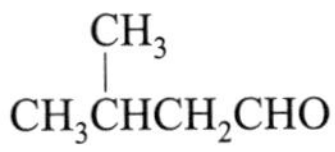　　(2) 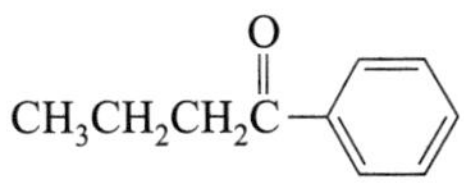

(3) 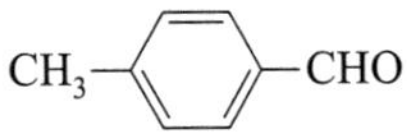　　(4) 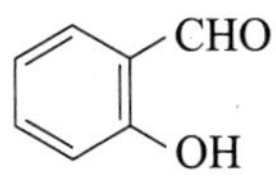

(5) 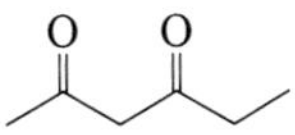

3. 答：(1) 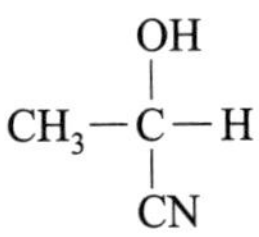　　(2) 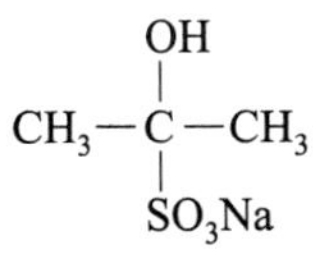

(3) 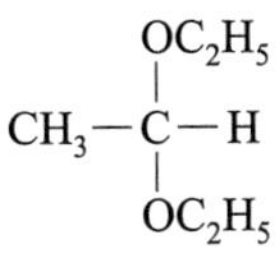　　(4) 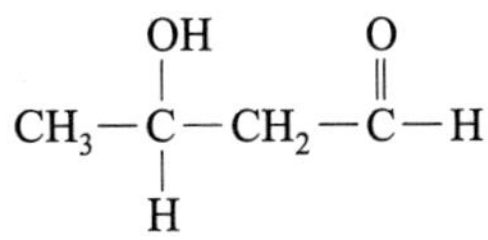

(5) 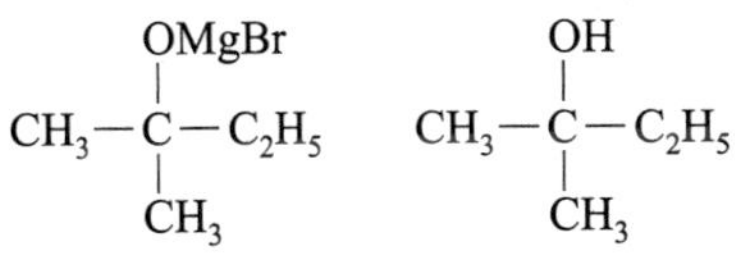

4. 答：

	Tollens 试剂	Fehling 试剂	$NaOH/I_2$
乙醛	Ag↓	砖红色↓	黄色↓
丙醛	Ag↓	砖红色↓	×
苯甲醛	Ag↓	×	
丙酮	×		

5. 答：A. CH_3CH_2CHO

B. $CH_3CH_2CH_2OH$

C. $CH_2CH{=}CH_2$

6. 答：

A. 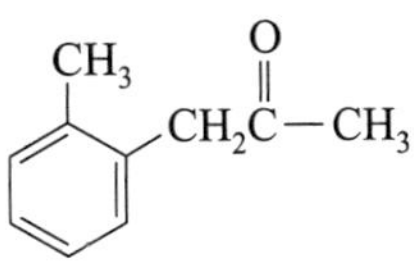　B. 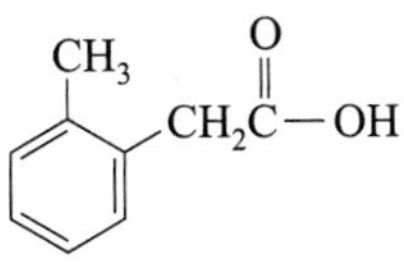　C. 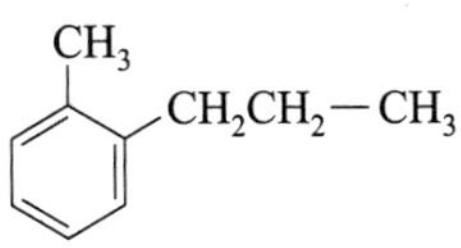

7. 答：

A. 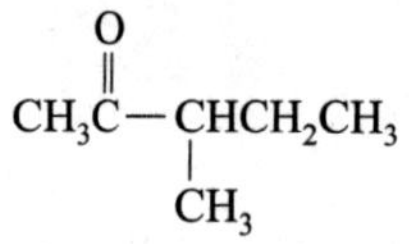　B. 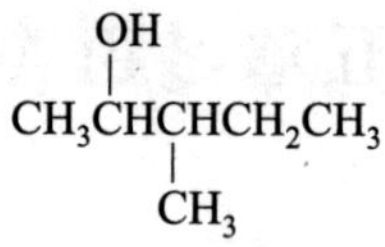　C. 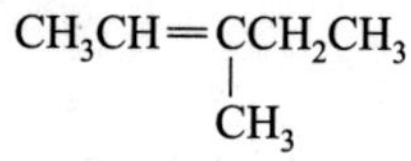

第十六章习题答案

1. 答:(1) 3-溴-2 甲基丁酸

(2) (2*E*,4*E*)-己-2,4-二烯酸

(3) 丁二酸酐

(4) 2-甲基丁酰氯

2. 答:(1) 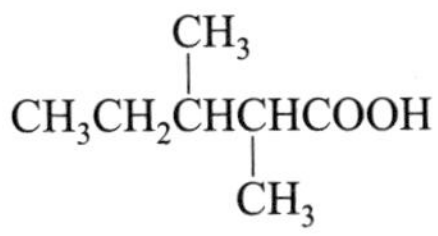

(2) 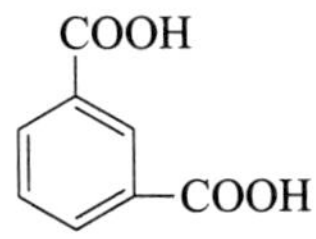

(3) 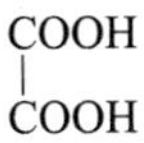

(4) 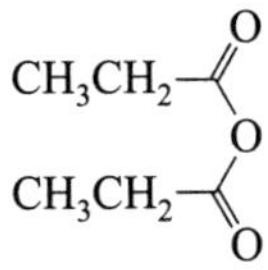

3. 答:(1) 三氯乙酸>二氯乙酸>氯乙酸>乙酸

(2) α-氟代丙酸>α-氯代丙酸>α-溴代丙酸>α-碘代丙酸

4. 答:(1) 戊-2,4-二酮>乙酰乙酸>丙酮

(2) 1-苯基丁-1,3-二酮>乙酰乙酸乙酯>丙二酸

5. 答:

(1) 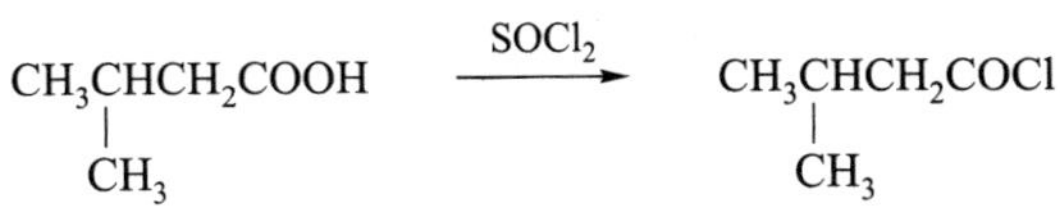

(2) 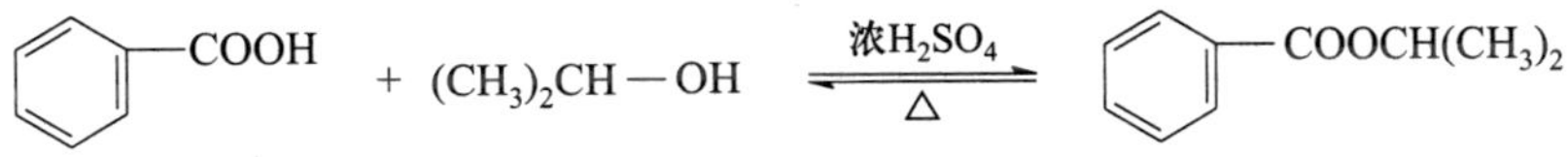

(3) 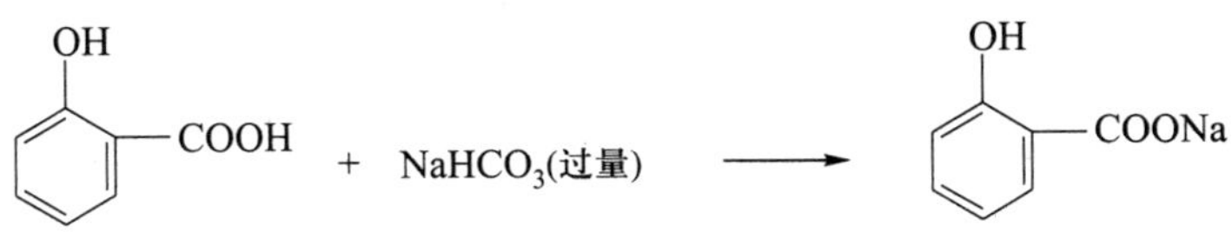

(4) 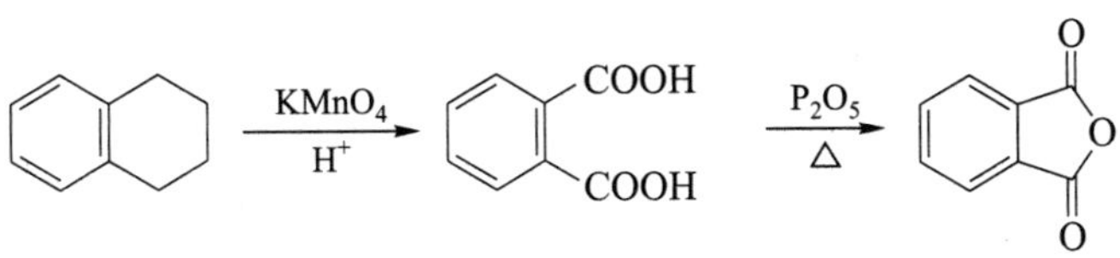

(5) 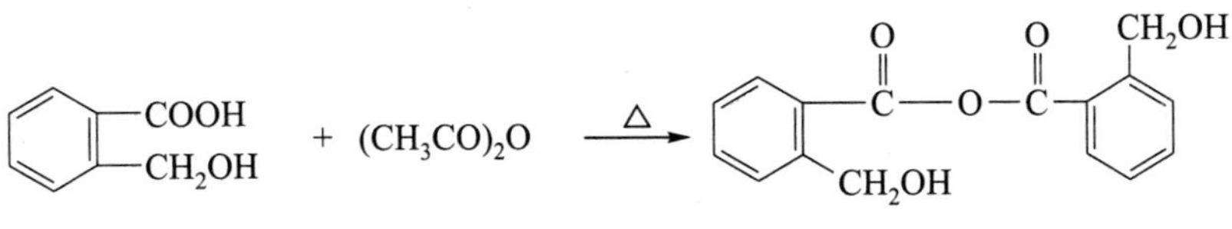

(6) 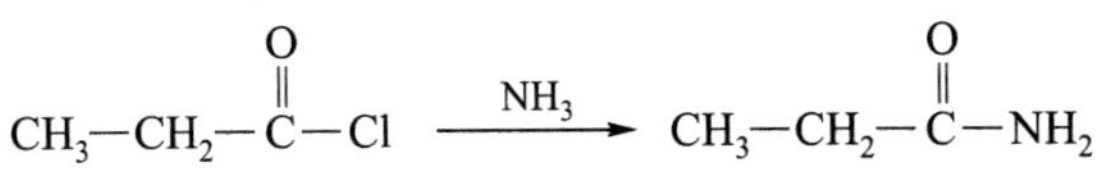

6. 答：

（1）乙酸、乙醇、乙醛 $\xrightarrow{Na_2CO_3}$ $\begin{cases} CO_2\uparrow \\ 无气体 \\ 无气体 \end{cases}$（后两者）$\xrightarrow{Na}$ $\begin{cases} H_2\uparrow \\ 无气体 \end{cases}$

（2）苯酚、苯甲酸、水杨酸 $\xrightarrow{NaHCO_3}$ $\begin{cases} 无气体 \\ CO_2\uparrow \\ CO_2\uparrow \end{cases}$（后两者）$\xrightarrow{FeCl_3}$ $\begin{cases} 不变色 \\ 紫色 \end{cases}$

7. 答：（1）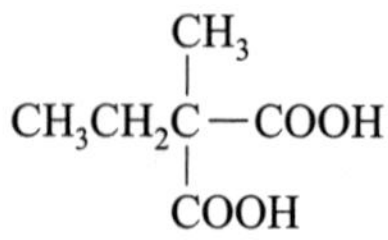 （2）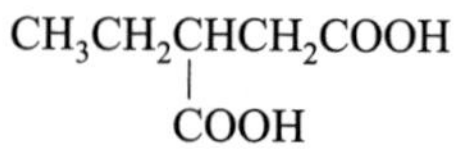 （3）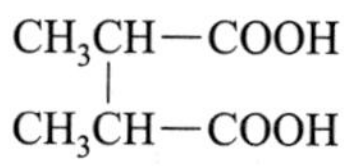

第十七章习题答案

1. 答:(1) 正丙胺　　(2) 三乙胺

(3) 1,4-丁二胺　　(4) 3-呋喃甲醛(或 β-呋喃甲醛)

(5) *N*,*N*-二乙基苯胺　　(6) 邻甲基苯胺

(7) 苯甲酰胺　　(8) *N*,*N*-二甲基乙酰胺

2. 答:

(1) 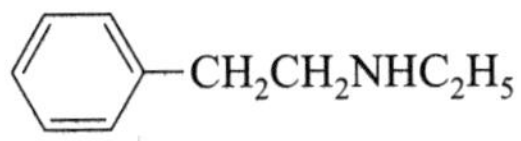

(2) 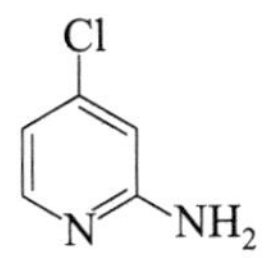

(3) 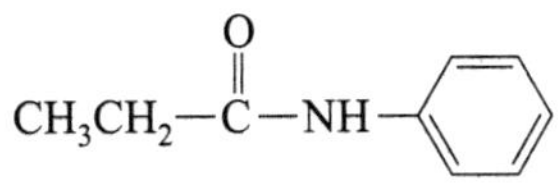

(4) 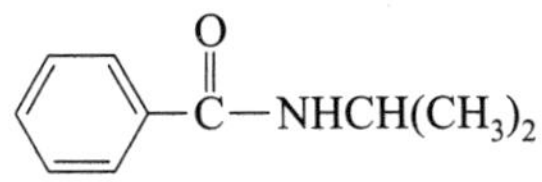

(5) 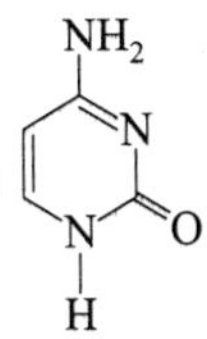

(6) 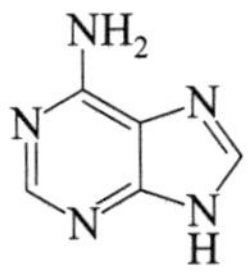

3. 答:

(1) 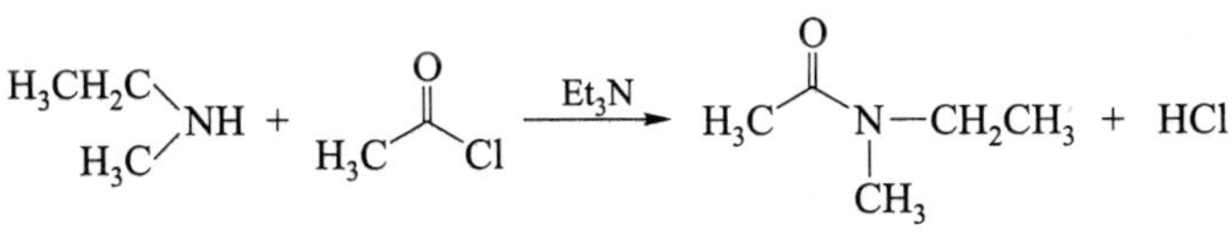

(2) 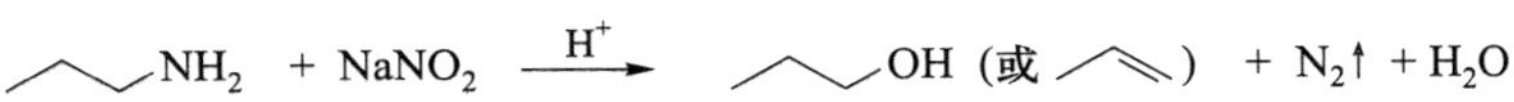

(3) 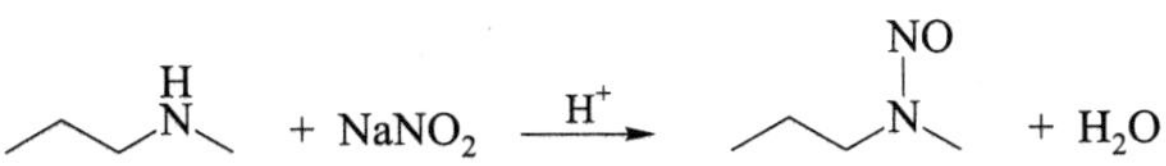

(4) 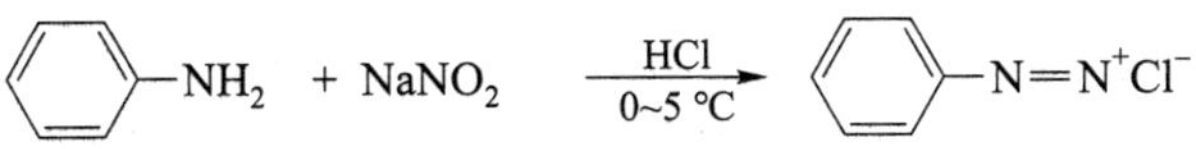

4. 答:(1) 乙酰胺< 三乙胺 <二乙胺

(2) 2,4,6-三硝基苯胺 <对硝基苯胺 <苯胺< 对甲基苯胺

5. 答:

$$\left.\begin{array}{r} NH_2CH_2CH_2NH_2 \\ C_2H_5NHC_2H_5 \\ (C_2H_5)_3N \end{array}\right\} \xrightarrow{NaNO_2+HCl} \left\{\begin{array}{l} \text{有气泡} \\ \text{有黄色油状分层} \\ \text{不分层} \end{array}\right.$$

6. 答:四氢吡咯为饱和的脂环仲胺,sp^3 杂化的 N 原子上有一对孤对电子,能与 H^+结合而具有较强的碱性。吡咯中 C、N 原子均为 sp^2 杂化,N 原子未杂化 p 轨道上(一对电子)与四个碳上未杂化 p 轨道(各一个电子)彼此“肩并肩”重叠形成五原子六电子的大 π 键,使 N 原子不再有孤对电子,所以吡咯没有碱性,相反 N 原子上的 H 具有一定的酸性。

第十八章习题答案

1. 答:(1) $CH_3(CH_2)_{14}COOH$

(2) $CH_3(CH_2)_4CH{=}CHCH_2CH{=}CH(CH_2)_7COOH$

(3) 卵磷酯

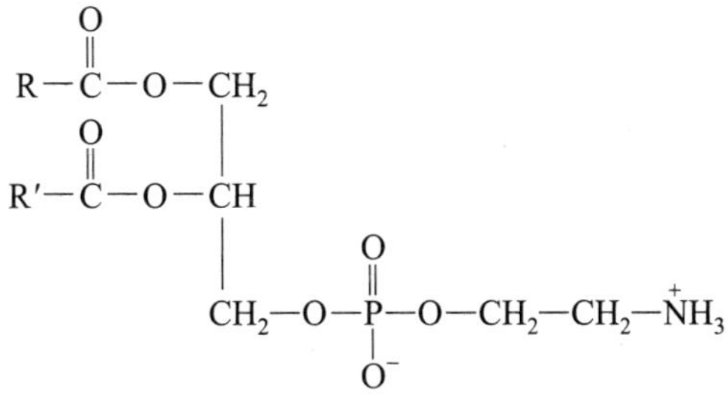

(4) 胆酸

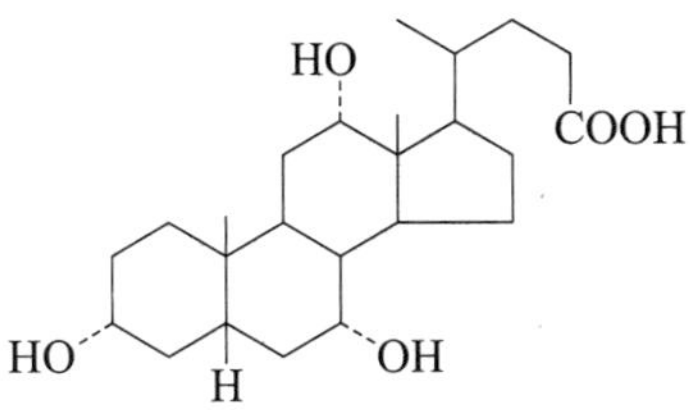

2. 答:

(1)

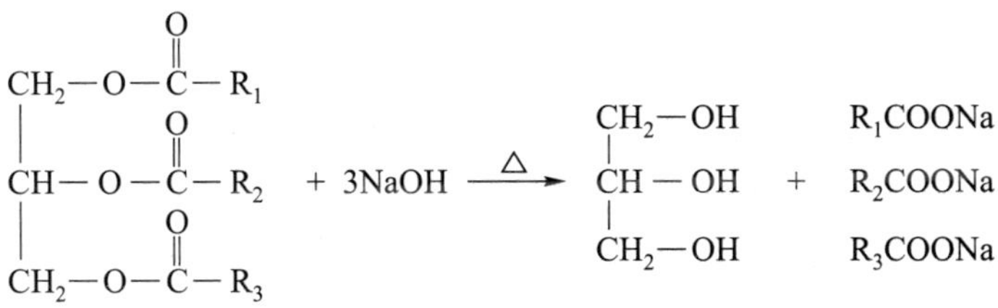

(2)

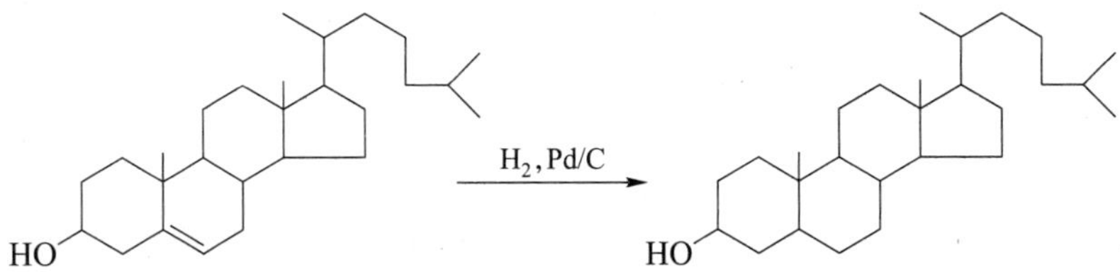

3. 答:卵磷脂和脑磷脂都是甘油三酯。卵磷脂水解产物有脂肪酸、甘油、磷酸和胆碱;脑磷脂水解产物有脂肪酸、甘油、磷酸和胆胺。

4. 答:甾族化合物的四个碳环之间,B、C 两环都是反式的,C、D 两环也几乎都是反式的,只有 A、B 两环有顺反两种稠合方式。如 A、B 两环以顺式稠合、用实线表示时,称为正系(或 5β-);如 A、B 两环以反式稠合、用虚线表示,称为异系(或 5α-)。

甾族化合物环上若有其他取代基,则它们在空间也有两种取向,环上取代基与两个角甲基取向相同的(即都在环平面上方)则称为 β 构型,用实线表示;环上取代基与两个角甲基取向相反的(即在环平面下方)则称为 α 构型,用虚线表示。

第十九章习题答案

1. 答：(3) 是碳水化合物。

2. 答：D、L、α、β 都用于表示糖的构型。其中 D、L 表示糖分子中距羰基最远的手性碳原子的构型：以葡萄糖为例，若 C-5 上的羟基在 Fischer 投影式右边为 D 构型，该羟基在左边为 L 构型；α、β 表示环状糖分子中半缩醛羟基的方向：葡萄糖分子中半缩醛羟基与 C-5 羟基在同侧为 α 构型，在异侧则为 β 构型；+、-表示旋光方向：能使平面偏振光向右旋转的为"+"，向左旋转的为"-"。

3. 答：β-D-脱氧核糖：

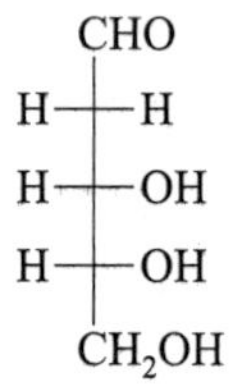

Fischer投影式

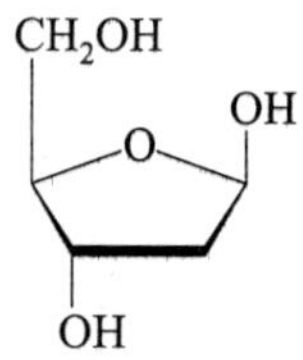

Haworth结构式

α-D-甘露糖：

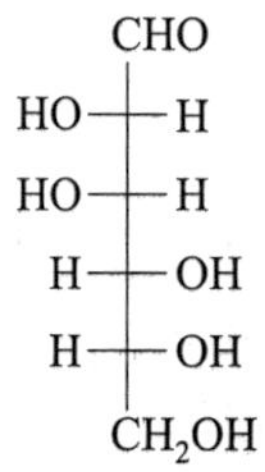

Fischer投影式

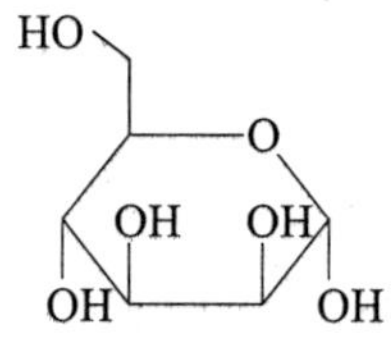

Haworth结构式

4. 答：葡萄糖溶液发生比旋光度改变的主要原因是葡萄糖具有不同的环状结构，当葡萄糖由开链结构变为环状结构时，Cl 原子同时变成不对称碳原子，同时产生了两个新的旋光异构体。一个叫 α-D-吡喃葡萄糖，另外一个叫 β-D-吡喃葡萄糖，这两种物质互为异头物，在溶液中可以通过开链式结构发生相互转化，达到最后的平衡，使得比旋光度自行转变的现象就叫变旋光现象。

5. 答：含有两个或两个以上手性中心的化合物分子中，若只有一个手性中心的构型相反，而其他手性中心的构型完全相同的，则互称为差向异构体(epimer)。如 D-葡萄糖和 D-甘露糖，它们仅只是 C-2 的构型相反，所以互为 C-2 的差向异构体。

6. 答：能被碱性弱氧化剂(如 Benedict 试剂、Fehling 试剂等)氧化的糖为还原糖，反之为非还原糖。结构区别：还原糖含有游离的半缩醛羟基，非还原糖则不含。不是一切糖都有还原性。

7. 答：成苷反应是环状单糖的半缩醛的碳(C-1)或半缩酮的碳上的羟基与醇或

酚的羟基作用，一个糖只能成一个糖苷键。

成酯作用是某一个羟基被酯化生成酯；一个单糖可以成多个酯键。

8. 答：在溶液中，糖的链状结构和环状结构（α、β）之是可以相互转变，最后达到一个动态平衡，称为变旋光现象。糖苷结构中已没有半缩醛羟基，在溶液中不能再转变成开链的醛式结构，所以糖苷无还原性，也没有变旋光现象。

9. 答：果糖是一种单糖，在 20 ℃水溶液中大约有 20%呋喃型果糖，而在经过高温的加热后吡喃型果糖转化为更稳定的呋喃型果糖，从而降低了甜度。这是利用了果糖在溶液中链状结构和环状结构之间的互换。

10. 答：果糖、半乳糖、核糖、乳糖、麦芽糖有还原性。蔗糖、乳糖、麦芽糖、糖原、纤维素有苷键，并能水解，对应水解产物为 D-葡萄糖和 D-果糖、D-半乳糖和 D-葡萄糖、D-葡萄糖、D-葡萄糖、D-葡萄糖。

11. 答：糖原和支链淀粉都是以葡萄糖为结构单位，通过 α-1,4-糖苷键连接成短链，短链之间再以 α-1,6-糖苷键相连而成的支链多糖。不同之处：糖原约 10 个葡萄糖单位 1 个分支，分支短而密。支链淀粉约 20 个葡萄糖单位就有一个分支，分支长而疏，各分支卷曲成螺旋结构。

第二十章习题答案

1. 答:(1) 亮氨酸为一氨基一羧基,因羧基解离程度略大小氨基,所以溶于水后呈酸性。

(2) 天冬酰胺为一氨基一羧基,其中酰胺结构为中性,溶于水后呈酸性。

(3) 赖氨酸为二氨基一羧基,溶于水后呈碱性。

(4) 谷氨酸为一氨基二羧基,溶于水后呈酸性。

2. 答:氨基酸在晶体(或等电点)时主要以两性离子存在,加碱,pH 增大,因中和了两性离子的 H^+,主要以阴离子形式存在,加酸,pH 减小,因结合了 H^+,主要以阳离子形式存在。

(1) pH=12的丝氨酸 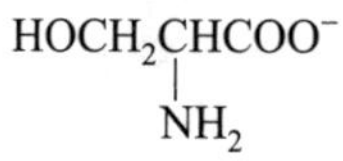

(2) pH=2的酪氨酸 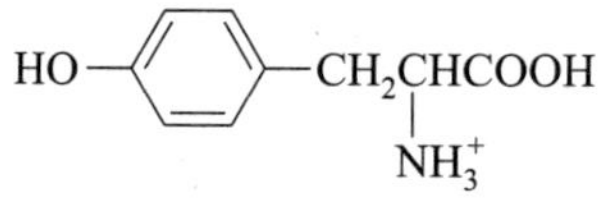

3. 答:有四种二肽,反应为

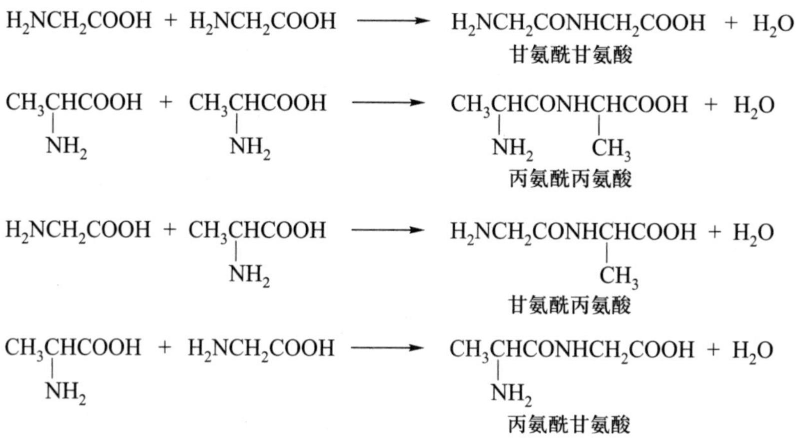

4. 答:(1) 用水合茚三酮溶液,显蓝紫色是丙氨酸。或用 $I_2/NaOH$,有黄色沉淀是 2-羟基丙酸(甲基醇结构,可发和碘仿反应)。

(2) 用水合茚三酮溶液,显蓝紫色是甘氨酸。

(3) 先加碱再加硫酸铜溶液,呈紫色是蛋白质(蛋白质能发生缩二脲反应)。

5. 答:二级结构多肽链之间靠氢键和 van der Waals 力;三级结构多肽之间靠静电引力、氢键、二硫键及 van der Waals 力;四级结构亚基和亚基之间靠静电引力。

6. 答:(1) 因为得到 pH = 8 的蛋白质溶液,说明该蛋白质结合了水解离出的 H^+,使水解离平衡破坏,结果 $c(OH^-) > c(H^+)$,此时蛋白质主要以阳离子形式存在,若要使蛋白质主要以两性离子存在(即等电点时),应加碱,所以该蛋白质的等电点为>8。

(2) 当蛋白质以阴离子形式存在时,电泳时会向阳极移动,故应加碱。

7. 答:核酸完全水解有磷酸、戊糖和碱基三种产物,其中戊糖有核糖和脱氧核糖,碱基有嘌呤碱和嘧啶碱。

8. 答:DNA 和 RNA 在组成上异同如下表。

核酸	戊糖	碱基
DNA	脱氧核糖	腺嘌呤、鸟嘌呤、胞嘧啶、胸腺嘧啶
RNA	核糖	腺嘌呤、鸟嘌呤、胞嘧啶、尿嘧啶

9. 答:根据 DNA 碱基互补配对原则:A═T,G≡C,该 DNA 链互补的碱基序列为 ATTCGAATCCGT

第二十一章习题答案

1. 答:(1) 消毒是杀灭或清除传播媒介上各种病原微生物,使其达到无害化的过程。

(2) 灭菌是杀灭或清除传播媒介上一切微生物,使其达到没有任何微生物的过程。

(3) 消毒剂是能杀灭传播媒介上的微生物使其达到消毒或灭菌要求的制剂。

(4) 有效氯是指与含氯消毒剂氧化能力相当的氯量,含量用 mg/L 或%(g/100 mL)表示,可以定量表示消毒效果。

2. 答:(1) 含氯类,如次氯酸钠(84 消毒液),适用于物体表面、织物等污染物品以及水、果蔬和饮具等的消毒。还可用于室内空气、二次供水设备设施表面、手、皮肤和黏膜的消毒。也适用于疫源地各种污染物,如分泌物、排泄物、垃圾等的消毒处理。

(2) 含碘类,如碘酊适用于手术部位、注射和穿刺部位皮肤及新生儿脐带部位皮肤的消毒。碘伏适用于手、皮肤、黏膜及伤口的消毒。

(3) 过氧化物类:过氧化氢适用于外科伤口、皮肤黏膜冲洗消毒,室内空气的消毒。过氧乙酸适用于耐腐蚀物品、环境、室内空气等的消毒。二氧化氯适用于物品、环境、物体表面、空气的消毒,以及饮水消毒。

(4) 醛类:甲醛适用于不易腐蚀、对湿热敏感、不耐高温高压的医疗物品消毒,以及消毒器械和标本组织的固定。戊二醛适用于不耐热诊疗器械、器具与物品的消毒与灭菌。

(5) 杂环类:环氧乙烷适用于不耐热、不耐湿的诊疗器械、器具和物品的灭菌。

(6) 醇类:乙醇主要用于手和皮肤消毒,也可用于较小物体表面的消毒。

(7) 胍类:氯己定(洗必泰)适用于手、皮肤、黏膜的消毒。

(8) 季铵盐类:苯扎溴铵(新洁尔灭)适用于皮肤黏膜消毒和环境物品消毒,与醇复配的消毒剂可用于外科手消毒。

3. 答:空气消毒:过氧乙酸(常用)、84 消毒液等。

物体表面消毒:84 消毒液(常用)、过氧乙酸、75%酒精等。

4. 答:医用酒精用于手和皮肤消毒;碘伏用于伤口和黏膜消毒;过氧化氢用于清除坏死组织、脓血及血块等。

5. 答:一是二者成分不同:碘酊是碘、氯化钾溶于乙醇中的水溶液,碘伏是碘与表面活性剂及增溶剂形成的配合物。二是碘酊中含有乙醇,一般只用于皮肤消毒,碘伏刺激性小,不仅可用于皮肤消毒,也可用于黏膜消毒。三是碘酊涂擦皮肤消毒,待干燥后必须用 75%乙醇涂擦脱碘,而碘伏消毒不需要脱碘。

6. 解:含氯消毒剂的有效氯含量为 0.5%,即为 0.5 g/100 mL = 5 000 mg · L^{-1}

根据 $c_1V_1 = c_2V_2$

$5\ 000\times V_1=1\ 000\times 10\ \text{L}$

原液体积 $V_1=\dfrac{1\ 000\times 10}{5\ 000}\ \text{L}=2\ \text{L}$

加水量 $10\ \text{L}-2\ \text{L}=8\ \text{L}$

应取消毒剂原液 2 L,加水 8 L。

7. 答:

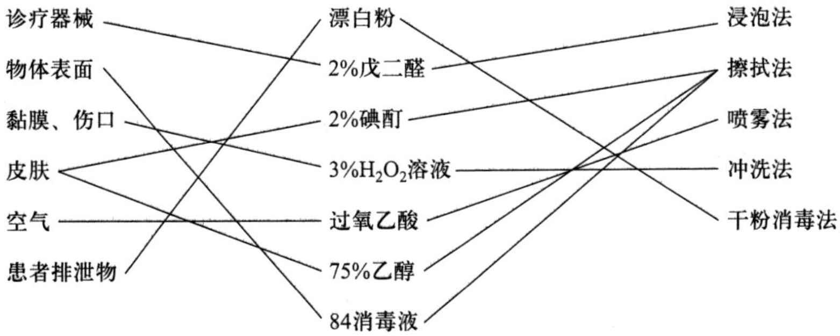